CHART
整形外科

改訂第4版

CHART Series 編集委員会　編

医学評論社

＊正誤情報，発行後の法令改正，最新統計，診療ガイドライン関連の情報につきましては，弊社ウェブサイト（http://www.igakuhyoronsha.co.jp/）にてお知らせいたします。

＊本書の内容の一部あるいは全部を，無断で（複写機などいかなる方法によっても）複写・複製・転載すると，著作権および出版権侵害となることがありますので，ご注意ください。

はじめに

　医師国家試験出題基準の特徴は，重要項目をピックアップするとともに，医師としての基本的な事項を重要視するようになったことです。その理由はいろいろありますが，編者は医師のモラル，基本事項の教育欠如が最も大きな理由と考えます。科目にとらわれず，基本姿勢，悩める人間相手の仕事であることが重要視されます。この本を学ぶ（と言うより利用する）学生はまだ医師としての資格を持たないわけですが，国家試験をパスした途端に，基本的には何をしてもよいことになります。もちろんその結果には責任が伴いますが。はっきり言いまして医師国家試験は大きな関門ですが，さほど難しいものではありません。普通に勉強すれば合格します。すべきです。でもたとえ，1，2年出遅れてもさほど問題ではありません。要は，医師になってからが本当の勉強であります。

　さて，「整形外科」というネーミングは決して適した名前ではありませんが，脊柱および四肢を対象とする運動器学と思ってください。その範囲は非常に広いです。以前，整形外科が選択科目になった時にはそれは大変でした。その頃は外傷領域が主に出題されましたが，現在は外傷および障害として頻度が高い重要な疾患が出題されています。例えばここ数年実際の臨床上，日常遭遇する大腿骨頸部骨折や変形性膝関節症の問題が繰り返し出題されています。また，医師として絶対犯してはいけない行為については禁忌肢として取り上げられています。いわゆる「レッドカード」です。編者はこれは非常に良いこととらえています。昨今，医療過誤が大きな社会問題として取り上げられていますが，医学生の皆さんは心して，正面からこの問題について立ち向かって行って欲しいと思います。

　なお，卒後の研修制度の変化に伴い，若い医師は総合的な力の蓄積を求められています。医局制度も大きく変わります。個人としての力を十分に身につけてください。

2007年5月

CHART Series編集委員会

Color Atlas

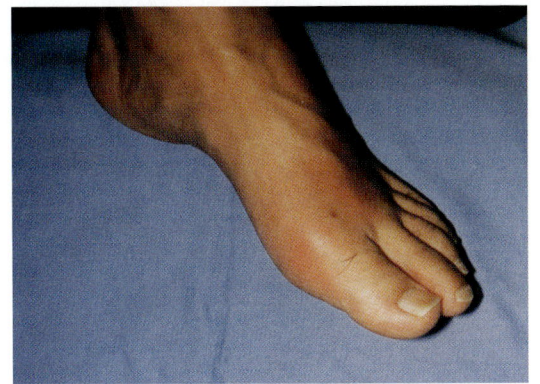

写真1　痛風の母趾臨床所見　☛ p.64

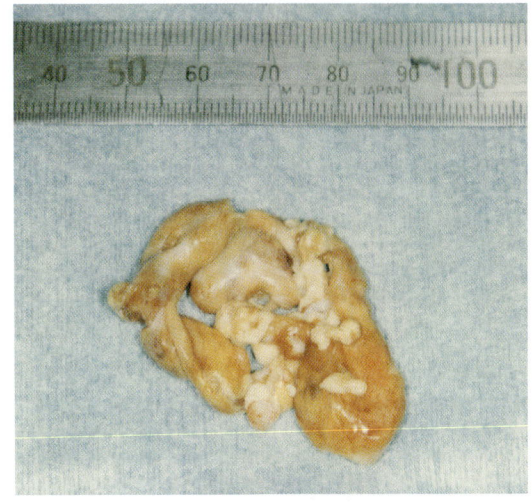

写真2　PVS（結節型）の摘出腫瘤　☛ p.67

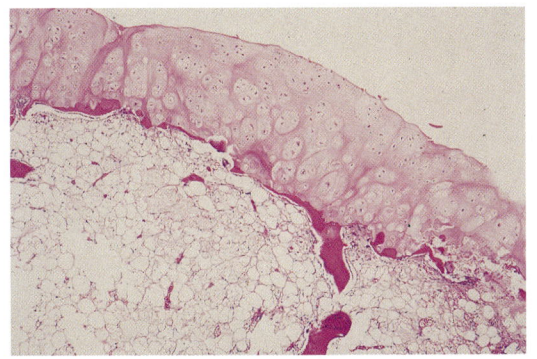

写真3　骨軟骨腫・組織像　☛ p.90

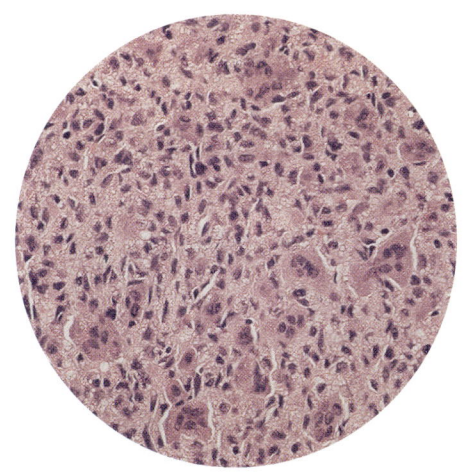

写真4　骨巨細胞腫・組織像　☛ p.91

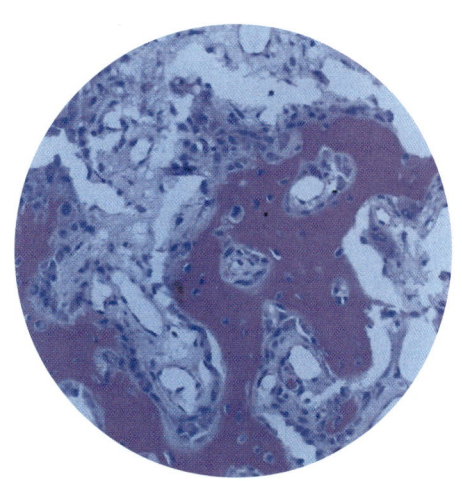

写真5　類骨骨腫・組織像　☛ p.92

Color Atlas

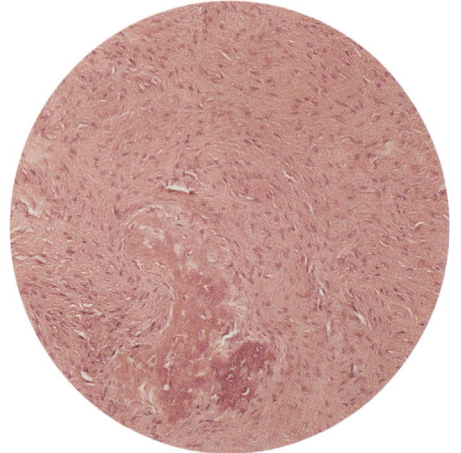

写真6　線維性骨異形成症・組織像　p.95

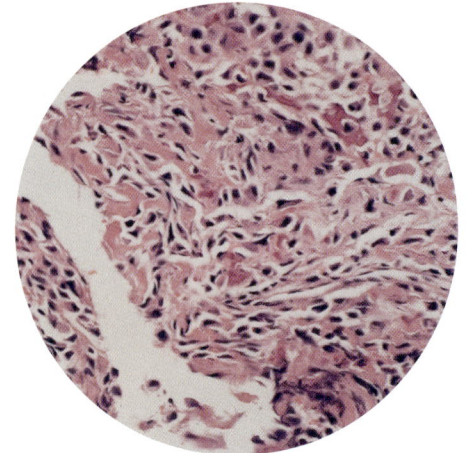

写真7　骨肉腫・組織像　p.97

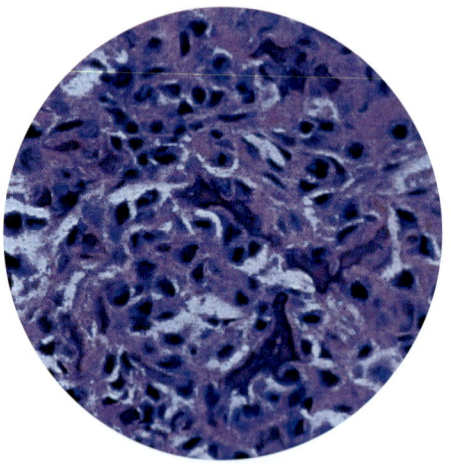

写真8　骨肉腫・組織像　p.97

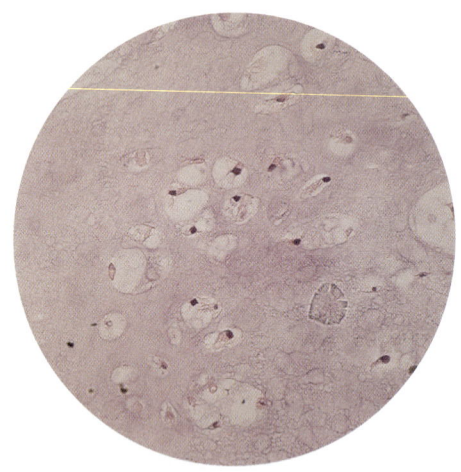

写真9　軟骨肉腫・組織像　p.98

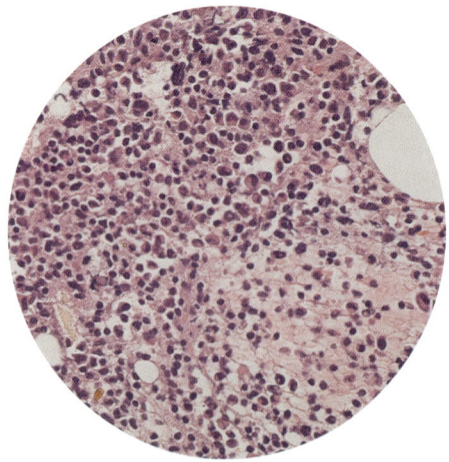

写真10　Ewing 肉腫・組織像　p.100

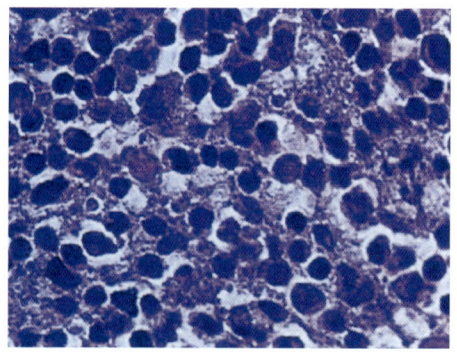

写真11　Ewing 肉腫・組織像　p.100

Color Atlas

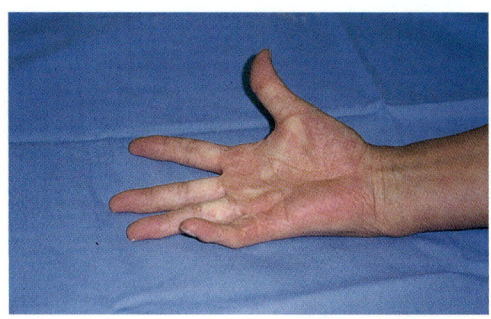

写真12　Dupuytren 拘縮　☞ p.140

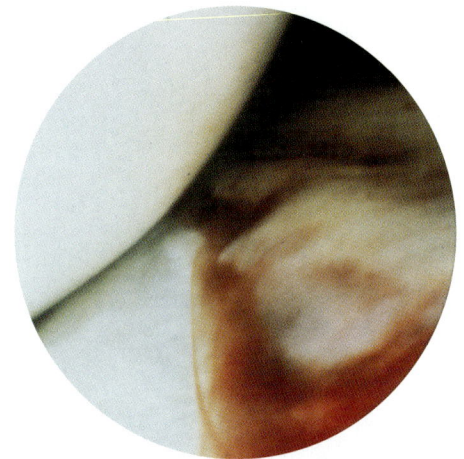 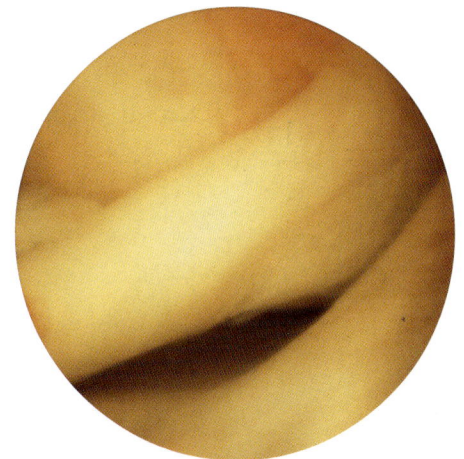

写真13　内側半月板新鮮断裂（右膝）　☞ p.201　　　写真14　内側半月板 locking（左膝）　☞ p.201

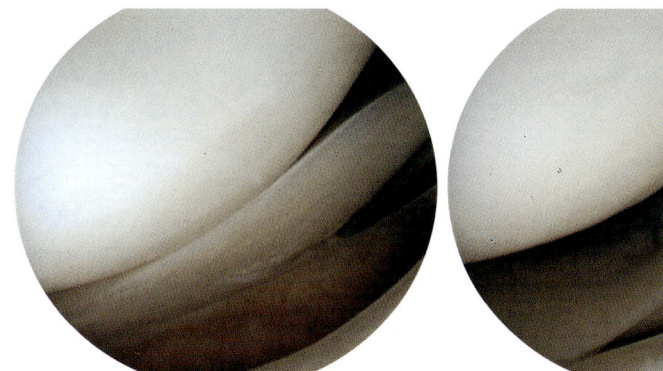

写真15　外側半月板断裂　☞ p.202

Color Atlas

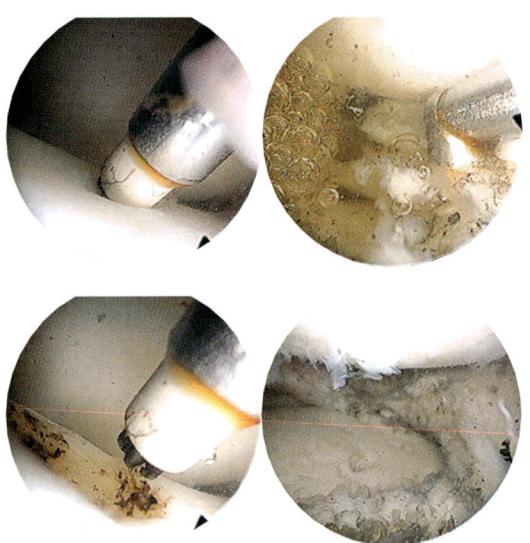

写真16　外側円板状半月板の部分切除　☛ p.202

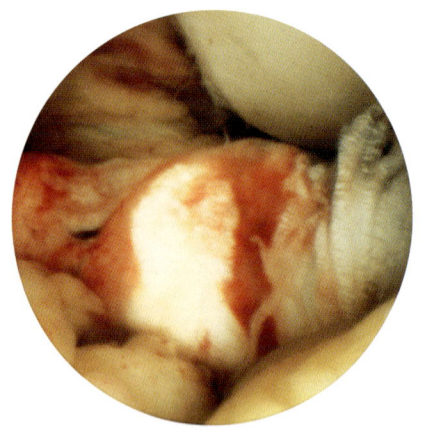

写真17　前十字靱帯断裂・関節鏡　☛ p.204

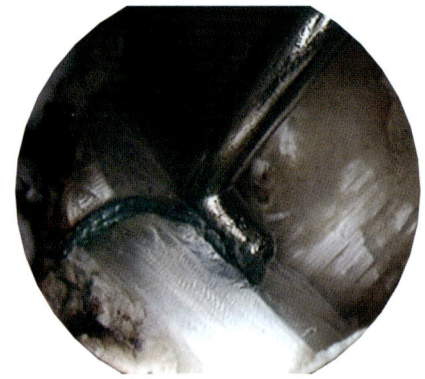

写真18　靱帯再建術　☛ p.204

CHART 整形外科

ページガイド

CHART
重要ポイントの簡潔な
まとめ！
最終チェックに便利！

> CHART 5
> 脊髄造影では，特定の造影剤のみを使う
> 　決して，他の造影剤で代用してはいけない
> 　　→ ショック死する
> 骨シンチグラフィは，癌の骨転移，疲労骨折の早期診断に有用

イラスト＆写真
本文をよりよく理解する
ためのサポート！

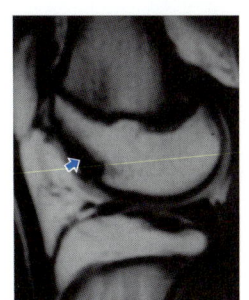

大腿骨内側顆，膝蓋大腿関節面で低信号域がみられる：↑
図3.8.3　離断性骨軟骨炎・MRI（T_1強調像）

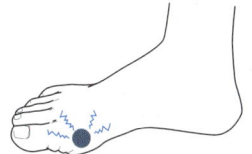

図2.3.3　痛風発作（母趾MTP関節）

本文二色刷り
学習のポイントを青字で
明記！　キーワードがひ
と目でわかる！

③ 肩腱板断裂

棘上筋の大結節付着部での損傷が最も多いです。ときに，棘下筋，肩甲下筋でも起こります。
▶症　状
疼痛，脱力がみられます。
painful arc 徴候　→　他動的に肩関節を外転させると，60〜120°付近で疼痛を生じます。
drop arm 徴候　→　疼痛のため，外転の保持ができず，上肢がすぐに下垂します。
▶確定診断
関節造影において，肩峰下滑液包への露出が認められます。
最近，超音波やMRI（高信号T_2）にて腱断裂を把握できます。

Check Test
学習の到達度を一問一答
形式の問題でチェック！

1　正常構造と機能

Check Test

☐ 1　長管骨の長軸方向の成長に最も関係するのは，関節軟骨である。
☐ 2　長管骨の長軸方向の成長に最も関係するのは，骨端である。
☐ 3　長管骨の長軸方向の成長に最も関係するのは，骨端軟骨である。
☐ 4　長管骨は，骨端軟骨の増殖によって長軸成長する。
☐ 5　軟骨内骨化は，長管骨の成長の基本過程である。
☐ 6　長管骨の成長は，骨再造形を伴う。

☐ 7　皮質骨と海綿骨の区別は，骨再造形の有無による。

☐ 8　皮質骨では骨梁構造がみられる。

×
×
○
○
○
○　一生を通じて骨形成・吸収・再
　　造形が行われる
×　骨再造形は海綿骨も皮質骨も行
　　われ，海綿骨から皮質骨への再
　　造形も行われる
×　骨梁構造があるのは海綿骨であ
　　る

目　次

1および青字タイトル：「医師国家資格試験出題基準」必修項目

I　医学総論

1　正常構造と機能

骨の構造，生理，化学，形成…………………3
　1 細胞と機能 ……………………………3
　2 骨の構造 ………………………………3
　3 骨の年齢 ………………………………4
　4 骨代謝マーカー ………………………4
　5 関節の構造と生化学 …………………5
筋の構造，生理，化学 ………………………6
　Check Test ………………………………7

2　骨と関節の病態生理

骨の病態生理 …………………………………8
　1 骨過剰状態 ……………………………8
　2 骨減少状態 ……………………………8
　3 骨壊死 …………………………………8
　4 骨硬化 …………………………………9
　5 骨萎縮 …………………………………9
　6 骨溶解 …………………………………9
関節の病態生理 ………………………………9
　1 関節軟骨 ………………………………9
　2 滑　膜 …………………………………10
　3 関節包，靱帯 …………………………10

3　主要症候

　1 骨　折 …………………………………11
　2 脱　臼 …………………………………12
　3 捻　挫 …………………………………12

4　診　察

　1 全身の診察 ……………………………13
　2 筋骨格系の診察 ………………………14
　3 徒手筋力テスト〈MMT〉 ……………14
　Check Test ………………………………16

5　検　査

検体検査 ………………………………………17
　1 血液・尿・生化学検査，免疫学検査……17
　2 関節液検査 ……………………………17
　3 脳脊髄液検査 …………………………18
　4 生　検 …………………………………19
　5 微生物学検査 …………………………19
生体機能検査 …………………………………19
　1 電気生理検査 …………………………19
画像検査 ………………………………………20
　1 単純X線画像 …………………………20
　2 CT画像 ………………………………21
　3 造影検査 ………………………………21
　4 超音波画像 ……………………………21
　5 関節鏡検査 ……………………………22
　6 MRI〈磁気共鳴画像〉 ………………22
　7 骨シンチグラフィ ……………………22
　Check Test ………………………………24

6　治　療

保存療法 ………………………………………26
　1 安　静 …………………………………26
　2 薬物療法 ………………………………26
　3 理学療法 ………………………………26
手術療法 ………………………………………28

- 1 創傷の処置 …………………… 28
- 2 皮膚移植 ……………………… 29
- 3 筋・腱の手術 ………………… 29
- 4 末梢神経の手術 ……………… 30
- 5 骨の手術 ……………………… 31
- 6 関節の手術 …………………… 33
- 7 関節鏡視下手術 ……………… 34
- 8 手術材料 ……………………… 34
- 9 マイクロサージャリー
  〈顕微外科，微小外科〉など … 34

リハビリテーション ……………………… 35
- 1 理学療法 ……………………… 35

切 断 ……………………………………… 37
- 1 四肢切断の要因 ……………… 37
- 2 切断術 ………………………… 37
- 3 断端の合併症 ………………… 37
- 4 義肢の装着訓練 ……………… 37

Check Test …………………………… 40

II 疾患総論

1 感染症

骨髄炎 …………………………………… 45
- 1 急性化膿性骨髄炎 …………… 45
- 2 慢性化膿性骨髄炎 …………… 46
- 3 骨髄炎の治療 ………………… 46

慢性骨髄炎の特殊型 …………………… 47
- 1 Brodie 骨膿瘍 ………………… 47
- 2 Garré（ガレー）硬化性骨髄炎 … 47
- 3 感染性偽関節 ………………… 47

骨関節結核 ……………………………… 48
- 1 結核性脊椎炎 ………………… 48
- 2 関節結核 ……………………… 49

非定型抗酸菌症 ………………………… 49
骨関節梅毒 ……………………………… 49
感染性関節炎 …………………………… 50
- 1 化膿性関節炎 ………………… 50
- 2 淋菌性関節炎 ………………… 50
- 3 結核性関節炎 ………………… 50

- 4 真菌性関節炎 ………………… 50
- 5 スピロヘータ関節炎 ………… 50

人工関節置換術後の感染 ……………… 51
MRSA〈メチシリン耐性黄色ブドウ球菌〉感染
……………………………………………… 51

その他 …………………………………… 51
- 1 破傷風 ………………………… 51
- 2 ガス壊疽 ……………………… 52
- 3 壊死性筋膜炎 ………………… 52

Check Test …………………………… 53

2 リウマチおよび類似疾患

関節リウマチ〈RA〉 …………………… 54
- 1 症 状 ………………………… 54
- 2 検査所見 ……………………… 56
- 3 診 断 ………………………… 57
- 4 治 療 ………………………… 58

悪性関節リウマチ〈MRA〉 …………… 60
若年性関節リウマチ〈JRA〉 ………… 60
- 1 全身型（Still 病） …………… 60
- 2 多関節型 ……………………… 60
- 3 少関節型 ……………………… 60

成人 Still 病 …………………………… 60
強直性脊椎炎〈AS〉 …………………… 61
乾癬性関節炎 …………………………… 61
掌蹠膿疱症性関節骨炎 ………………… 61
リウマチ性多発筋痛症 ………………… 61
Reiter 症候群 …………………………… 62

Check Test …………………………… 63

3 慢性関節疾患および類似疾患

痛 風 …………………………………… 64
偽痛風 …………………………………… 65
結晶誘発性滑膜炎 ……………………… 66
神経病性関節症〈Charcot 関節〉 …… 66
血友病性関節症 ………………………… 66
色素性絨毛結節性滑膜炎〈PVS〉 …… 66
血液透析による骨・関節症 …………… 67

滑膜骨軟骨腫症 ·· 67
　強直性脊椎骨増殖症〈全身性特発性骨増殖症〉
　　 ··· 67
　異所性骨化，骨化性筋炎 ································ 68
　腱鞘炎 ··· 68
　滑液包炎 ··· 68
　ガングリオン ·· 68
　　Check Test ·· 69

4　血行障害および類似疾患

血行障害 ·· 70
　1 閉塞性血栓血管炎〈Buerger病〉〈TAO〉
　 ··· 70
　2 閉塞性動脈硬化症〈ASO〉 ·························· 70
　3 血栓性静脈炎 ·· 70
　4 Raynaud症候群 ·· 70
　5 外傷による血行障害 ···································· 70
骨壊死 ·· 71
骨端症 ·· 72
離断性骨軟骨炎 ·· 72
　　Check Test ·· 74

5　先天性疾患（骨系統疾患・先天異常）

総　論 ·· 75
整形外科的合併症 ·· 75
各　論 ·· 76
　1 骨異形成症 ·· 76
　2 異骨症 ·· 78
　3 先天性結合組織疾患 ···································· 78
　　Check Test ·· 80

6　代謝性疾患

くる病，骨軟化症 ·· 81
骨Paget病 ··· 82
骨粗鬆症 ·· 83
　　Check Test ·· 85

7　骨・軟骨腫瘍と類似疾患

総　論 ·· 86
　1 骨腫瘍の診断 ·· 86
　2 補助診断 ·· 87
　3 病理組織診断 ·· 88
　4 血液生化学所見 ·· 88
　5 骨腫瘍の治療 ·· 88
原発性良性骨腫瘍 ·· 90
　1 骨軟骨腫 ·· 90
　2 軟骨腫，内軟骨腫 ·· 90
　3 骨巨細胞腫〈GCT〉 ······································ 91
　4 良性軟骨芽細胞腫 ·· 92
　5 類骨骨腫 ·· 92
　6 骨腫 ·· 93
　7 良性骨芽細胞腫 ·· 93
　8 非骨化性線維腫，線維性骨皮質欠損 ········ 93
骨腫瘍の類似疾患 ·· 94
　1 単発性骨嚢腫 ·· 94
　2 動脈瘤様骨嚢腫 ·· 94
　3 線維性骨異形成症 ·· 94
　4 Langerhans細胞性骨組織球症 ···················· 95
原発性悪性骨腫瘍 ·· 95
　1 骨肉腫 ·· 95
　2 軟骨肉腫 ·· 98
　3 骨悪性線維性組織球腫〈MFH〉 ·················· 99
　4 Ewing肉腫 ·· 99
　5 悪性リンパ腫 ·· 100
　6 脊索腫 ·· 100
　7 骨髄腫 ·· 101
転移性骨腫瘍 ·· 102
良性骨腫瘍の悪性変化 ······································ 102

軟部腫瘍
　総　論 ·· 103
悪性軟部腫瘍 ·· 103
　1 悪性線維性組織球腫〈MFH〉 ···················· 103
　2 脂肪肉腫 ·· 104
　3 Kaposi肉腫 ·· 104
　4 滑膜肉腫 ·· 104

良性軟部腫瘍……………………………………104
　①脂肪腫……………………………………104
　②血管腫……………………………………105
　③グロムス腫瘍……………………………105
　④神経線維腫，神経線維腫症……………105
　⑤神経鞘腫…………………………………105
　⑥腱鞘巨細胞腫……………………………106
　⑦色素性絨毛結節性滑膜炎………………106
　⑧ガングリオン……………………………106
Check Test……………………………………107

III 疾患各論

1 肩関節

機能解剖………………………………………111
先天性疾患……………………………………111
　①先天性肩甲骨高位症〈Sprengel変形〉…111
　② Poland 症候群……………………………111
外傷①…………………………………………112
　①鎖骨骨折…………………………………112
　②肩甲骨骨折………………………………112
　③肩鎖関節脱臼……………………………112
肩関節不安定症………………………………114
　①肩関節脱臼………………………………114
　②動揺性肩関節……………………………115
軟部組織の変性疾患…………………………115
　①石灰沈着性腱板炎………………………115
　②肩峰下インピンジメント症候群………115
　③肩腱板断裂………………………………116
　④肩関節周囲炎〈五十肩〉………………117
　⑤上腕二頭筋腱炎…………………………117
　⑥上腕二頭筋断裂…………………………117
スポーツによる障害…………………………118
　①投球肩……………………………………118
　② swimmer shoulder ………………………118
その他の疾患…………………………………118
　①三角筋拘縮症……………………………118
外傷②…………………………………………118
　①上腕骨近位端骨折………………………118

　②上腕骨骨幹部骨折………………………119
Check Test……………………………………120

2 肘関節

機能解剖………………………………………121
肘内障…………………………………………121
内反肘…………………………………………121
外反肘…………………………………………122
上腕骨外側上顆炎……………………………122
上腕骨内側上顆炎……………………………123
離断性骨軟骨炎………………………………123
野球肘…………………………………………124
肘の関節炎……………………………………125
　①関節リウマチ……………………………125
　②結核性関節炎，化膿性関節炎…………125
　③変形性肘関節症…………………………125
　④肘頭滑液包炎……………………………125
肘部管症候群…………………………………126
骨化性筋炎……………………………………126

外　傷
上腕骨顆上骨折………………………………127
上腕骨外側上顆骨折…………………………128
上腕骨内側上顆骨折…………………………128
肘頭骨折………………………………………128
橈骨近位端骨折………………………………129
肘関節脱臼……………………………………129
前腕骨骨折……………………………………131
　①橈骨・尺骨骨幹部骨折…………………131
　② Galeazzi 脱臼骨折………………………131
　③ Monteggia 脱臼骨折……………………131
　④ Colles 骨折………………………………131
　⑤ Smith 骨折〈逆 Colles 骨折〉…………131
　⑥ Barton 骨折………………………………132
Check Test……………………………………134

3 手関節・手指

機能解剖………………………………………136

1️⃣正中神経……………………136
　　　2️⃣尺骨神経……………………136
　　　3️⃣橈骨神経……………………136
　　　4️⃣手特有の徴候・検査………136
　先天異常………………………………137
　外傷①…………………………………138
　腱損傷…………………………………138
　　　1️⃣槌指〈屈指症〉……………138
　　　2️⃣屈筋腱損傷…………………139
　　　3️⃣屈筋腱皮下損傷（断裂）…139
　　　4️⃣三角線維軟骨複合体〈TFCC〉損傷……139
　手の拘縮と変形………………………140
　　　1️⃣Volkmann拘縮（上腕骨顆上骨折後）…140
　　　2️⃣反射性交感神経性ジストロフィー〈RSD〉…140
　　　3️⃣Dupuytren（デュピュイトラン）拘縮…140
　　　4️⃣ボタン穴変形………………141
　　　5️⃣スワンネック変形…………141
　炎症性疾患……………………………141
　　　1️⃣狭窄性腱鞘炎, de Quervain(ドゥケルバン)病…141
　　　2️⃣ばね指〈弾撥指〉…………142
　　　3️⃣関節リウマチによる手指の変化………142
　　　4️⃣母指CM関節変形性関節症…142
　　　5️⃣Heberden（ヘバーデン）結節………142
　瘭　疽…………………………………143
　Kienböck（キーンベック）病〈月状骨軟化症〉
　　　……………………………………143
　手の神経麻痺…………………………144
　　　1️⃣橈骨神経麻痺………………144
　　　2️⃣正中神経麻痺………………144
　　　3️⃣尺骨神経麻痺………………145
　外傷②…………………………………146
　　　1️⃣舟状骨骨折…………………146
　　　2️⃣月状骨周囲脱臼……………146
　　　3️⃣中手骨骨折…………………147
　　　4️⃣ボクサー骨折………………147
　　　5️⃣指骨骨折……………………147
　　　6️⃣指関節脱臼…………………147
　その他…………………………………149
　　　1️⃣書　痙……………………149
　　　2️⃣振動障害……………………149

　　　3️⃣hypothenar hammer症候群……149
　　　Check Test………………………150

4　頸　椎

　機能解剖………………………………151
　頸椎の先天異常………………………151
　　　1️⃣歯突起異形成………………151
　　　2️⃣Klippel-Feil症候群…………151
　先天性筋性斜頸………………………151
　回旋不安定性〈回旋位固定〉………152
　頸椎椎間板ヘルニア…………………153
　頸椎症，頸部骨軟骨症………………155
　頸椎後縦靱帯骨化症…………………156
　リウマチ性脊椎炎……………………156

　外　傷
　脊椎損傷………………………………157
　　　1️⃣上位頸椎損傷………………157
　　　2️⃣中・下位頸椎損傷…………157
　　　3️⃣胸椎以下の損傷……………158
　頸髄損傷………………………………158
　脊髄損傷………………………………159
　腕神経叢損傷…………………………160
　その他…………………………………160
　　　1️⃣頸肩腕症候群………………160
　　　Check Test………………………161

5　胸　郭

　胸肋鎖骨肥厚症………………………162
　Tietze（ティーツェ）病……………162
　胸郭出口症候群………………………162

6　胸椎，腰椎

　胸　椎
　脊柱側彎症……………………………164
　　　1️⃣特発性側彎症………………164
　　　2️⃣他の側彎症…………………165

目　次　xv

結核性脊椎炎············166
化膿性脊椎炎············167
強直性脊椎炎············167
強直性脊椎骨増殖症〈Forestier病〉············167

腰　椎

腰椎椎間板ヘルニア〈LDH〉············168
Schmorl結節と椎体辺縁分離············170
急性腰痛症〈腰椎捻挫，ぎっくり腰〉············170
脊椎分離症············170
脊椎すべり症············171
変形性脊椎症············172
腰部脊柱管狭窄症············172
脊髄腫瘍············173
脊椎の奇形············175
胸椎・腰椎の損傷············175
　　　Check Test············176

7　股関節

機能解剖············178
先天性股関節脱臼〈先天股脱〉············178
先天性大腿骨欠損············180
Perthes（ペルテス）病············180
大腿骨頭すべり症············181
単純性股関節炎············182
化膿性股関節炎············182
変形性股関節症············182
大腿骨頭壊死症············185
色素性絨毛結節性滑膜炎〈PVS〉············186
滑膜骨軟骨腫症············186
弾撥股············186
一過性大腿骨頭萎縮症············187
骨　盤············187
　①骨盤環不安定症············187
　②恥骨骨炎············187
　③硬化性腸骨骨炎············187

外　傷

股関節脱臼・骨折············188
　①前方脱臼············188
　②中心性脱臼············188
大腿骨頸部骨折············189
　①大腿骨頸部内側骨折············189
　②大腿骨頸部外側骨折············191
大腿骨骨幹部骨折············191
　　　Check Test············193

8　膝関節

機能解剖············195
内反膝〈O脚〉，外反膝〈X脚〉············196
反張膝············196
Blount病············197
離断性骨軟骨炎············197
ジャンパー膝，膝蓋腱炎〈膝蓋靱帯炎〉············198
Osgood-Schlatter病············198
Sinding-Larsen-Johansson病············199
有痛性分裂膝蓋骨············199
半月板損傷············200
　①半月板嚢胞············203
　②半月板骨化············203
前十字靱帯損傷············203
後十字靱帯損傷············204
内側側副靱帯損傷············205
外側側副靱帯損傷············207
膝蓋軟骨軟化症············207
腸脛靱帯炎············207
鵞足炎············207
タナ障害············208
膝蓋骨脱臼・亜脱臼············208
膝蓋大腿関節障害············209
変形性膝関節症············209
特発性骨壊死症············212
神経病性関節症〈Charcot関節〉············213
血友病性関節症············213
関節リウマチ············214
偽痛風············214
化膿性関節炎············214
結核性関節炎············215

色素性絨毛結節性滑膜炎〈PVS〉･････････215
滑膜骨軟骨腫症･････････････････････････216
膝窩嚢腫〈Baker 嚢腫〉･･････････････････216
滑膜血管腫･････････････････････････････217

外　傷

膝関節周囲骨折･････････････････････････217
　① 大腿骨顆上・顆部骨折･････････････217
　② 膝蓋骨骨折･･･････････････････････218
　③ 外傷性膝関節脱臼･････････････････218
　④ 脛骨近位端骨折･･･････････････････218
下腿骨骨折･････････････････････････････219
下腿骨疲労骨折･････････････････････････220
区画症候群･････････････････････････････220
圧挫〈挫滅〉症候群･････････････････････221
　Check Test･･････････････････････････222

9　足関節と足

機能解剖･･･････････････････････････････224
先天性内反足･･･････････････････････････225
その他の先天性奇形･････････････････････226
　① 先天性外反踵足･･･････････････････226
　② 足根骨癒合症･････････････････････226
　③ 第 4 中足骨短縮症･････････････････226
　④ 外脛骨症･････････････････････････226
　⑤ 三角骨障害･･･････････････････････227
　⑥ 母趾種子骨障害･･･････････････････227
麻痺性変形･････････････････････････････227
扁平足･････････････････････････････････227
有痛性疾患･････････････････････････････228
　① 腓骨筋腱脱臼･････････････････････228
　② 踵骨骨端症〈Sever 病〉･･･････････228
　③ アキレス腱滑液包炎･･･････････････228
　④ 踵骨棘・足底腱膜炎･･･････････････228
　⑤ 第 1 Köhler（ケーラー）病･･････････229
　⑥ 足根管症候群･････････････････････229
　⑦ 外反母趾･････････････････････････229
　⑧ Freiberg 病〈第 2 Köhler 病〉･･･････230
　⑨ 行軍骨折･････････････････････････230
　⑩ Morton 病･･･････････････････････230
その他･････････････････････････････････230
　① 関節リウマチ･････････････････････230
　② 痛風性関節炎･････････････････････230
　③ 血友病性関節症･･･････････････････231
　④ 足部血行障害･････････････････････231
　⑤ 槌　趾･･･････････････････････････231
　⑥ 陥入爪･･･････････････････････････231
　⑦ 爪下外骨腫･･･････････････････････231
　⑧ アキレス腱断裂･･･････････････････231
　⑨ アキレス腱周囲炎・アキレス腱炎･･･233

外　傷

足関節果部骨折･････････････････････････234
脛骨天蓋骨折〈plafond 骨折，pilon 骨折〉･･･234
足関節脱臼骨折･････････････････････････235
足関節捻挫，靱帯損傷･･･････････････････235
距骨骨折・脱臼･････････････････････････236
踵骨骨折･･･････････････････････････････237
Lisfranc 関節骨折・脱臼･････････････････237
中足骨骨折･････････････････････････････238
足趾骨骨折･････････････････････････････238
　Check Test･･････････････････････････239

和文索引･･･････････････････････････････241
欧文索引･･･････････････････････････････249

I 医学総論

1 正常構造と機能   3
2 骨と関節の病態生理   8
3 主要症候   11
4 診　察   13
5 検　査   17
6 治　療   26

1 正常構造と機能

骨の構造，生理，化学，形成

骨は基質と細胞から成り立ちます。類骨に石灰化が起きて通常の骨となります。

基質 matrix は，細胞外基質と骨ミネラルから構成されます。

細胞外基質には，コラーゲンと多種類の蛋白質が含まれます。一方の骨ミネラルは，主にカルシウムから成り立ちます。

骨の表面には骨膜組織があり，中は骨髄組織で構成されます。

1 細胞と機能

a 骨芽細胞

ALP〈アルカリホスファターゼ〉活性が高くなっています。

主な機能は，骨基質蛋白の合成です（Ⅰ型コラーゲン，プロテオグリカン，サイトカイン）。

b 骨細胞

骨芽細胞が骨の中に埋没したもので，骨の表面では骨芽細胞とつながっています。

c 破骨細胞

破骨細胞は，石灰化組織を吸収する多核の巨細胞です。

骨吸収が進むと，やがて核が崩壊して消滅（アポトーシス）します。

2 骨の構造

a 骨の肉眼的構造

▶骨　端 epiphysis
▶骨　幹 diaphysis
▶骨幹端 metaphysis
▶骨端軟骨板（成長軟骨層）epiphysial plate

b 骨の組織的構造

▶皮質骨

皮質骨は骨の外壁をなし，オステオンという骨単位からなります。皮質骨は膜性骨化により作られます。

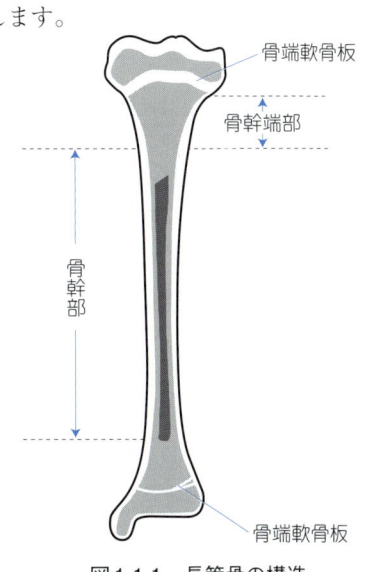

図1.1.1　長管骨の構造

I 医学総論

- 膜性骨化（外骨化）
  厚さを増していきます（横径増大）。
     → 主に骨膜にて
▶海面骨
  海面骨は，内部を形成し，蜂の巣状，多孔性になっています。海面骨は軟骨内骨化により作られます。
- 軟骨内骨化（内骨化）
  長さを増していきます（長径増大）。
     → 主に骨端〜骨幹端にて

3 骨の年齢

各々の骨核の出現や発育は，一定のパターンがあります。
     → 生後2か月で，手根骨は2個（有頭骨，有鉤骨）

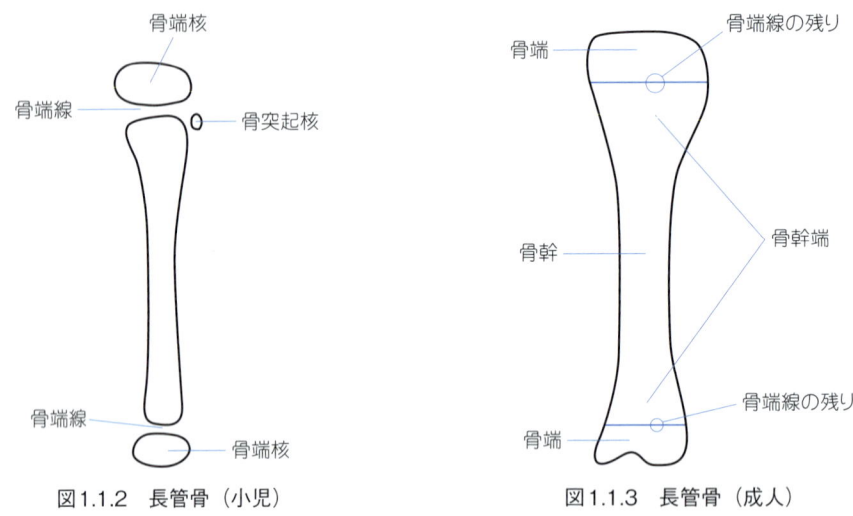

図1.1.2　長管骨（小児）　　　図1.1.3　長管骨（成人）

4 骨代謝マーカー

骨吸収や骨形成を生化学的に評価する指標のことで，最新の知見として注目されています。
▶骨形成マーカー
　ALP，オステオカルシン，1型プロコラーゲンC末端プロペプチド〈P1CP〉，1型プロコラーゲンN末端プロペプチド〈P1NP〉
▶骨吸収マーカー
　ピリジノリン，デオキシピリジノリン（尿），酸性ホスファターゼ〈ACP〉

CHART 1

骨は骨芽細胞，破骨細胞により，絶えず作られ，壊される
「骨は一度作られたら永久に残る」は，間違い！

5 関節の構造と生化学

▶関　節
相対する2つあるいはそれ以上の骨を連結する構造体をいいます。可動関節は骨，関節軟骨，関節包，滑膜，靱帯などからなります。
半月板，関節円板
　→　膝・肩鎖・胸鎖・手関節に存在。膝関節の半月板損傷が最も臨床上問題となります。

a　関節軟骨
硝子軟骨であり，通常，血管，神経，リンパ管はありません。
　→　栄養は滑液によってもたらされ，血管からではありません。痛覚はなく，通常，軟骨組織の自然修復は起こりません。

大部分は細胞外基質（コラーゲンおよびプロテオグリカン）からなり，細胞成分は10％以下です。非石灰化層と石灰化層との間は，tidemarkと呼ばれ，骨成長終了前では，ここで障害部分が分かれることが多くなります。

関節軟骨は，加齢とともにプロテオグリカン（コンドロイチン硫酸）が減少し，少ない細胞はさらに減少します。最も特徴的なのは硝子様軟骨の減少です。

関節軟骨の重要な成分にヒアルロン酸があります。

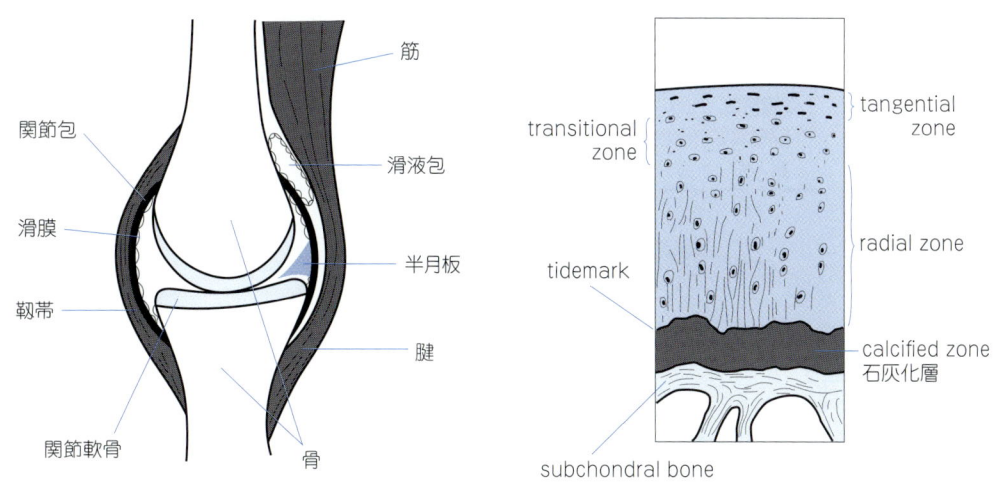

図1.1.4　滑膜関節の構造　　　図1.1.5　関節軟骨の形態

b　軟骨の生化学
コラーゲンの基本分子は，約1,000のアミノ酸のポリペプチド鎖（α鎖）からなります。
プロテオグリカンは，蛋白とムコ多糖類が結合したものであり，巨大分子です。

c　関節包，滑膜
関節を覆っている組織を関節包といい，その内側には滑膜があります。関節に必要な関節液を産生しますが，主要成分はヒアルロン酸などです。

Ⅰ　医学総論

d　滑液（関節液）

　滑液の粘稠度は，ヒアルロン酸の濃度に比例します。正常では，粘稠性は高く，炎症性疾患では粘稠性が下がります（変形性膝関節症より関節リウマチの関節液の方が粘稠性は低い）。

e　半月（半月板）

　血行は辺縁から10～30％のところまでみられ，残りの大部分は軟骨同様，滑液によって栄養されます。
　半月の機能は，主に衝撃吸収作用です。荷重の緩衝と吸収，荷重負荷機能のほかに関節の安定性，回旋運動の許容，潤滑の機能を担います。

f　滑液包

　滑液包は，腱や靱帯，関節包の近傍にあり，生理的な潤滑作用をもっています。

筋の構造，生理，化学

▶筋のボリューム
体重の約40％

表1.1.1　筋線維のタイプとその性質

筋の種類	タイプⅠ	タイプⅡ
	赤筋，遅筋	白筋，速筋
	好気性酸化酵素が豊富	嫌気性解糖酵素が豊富
収縮時間	長い	短い
収縮力	小さい	大きい
疲　労	疲労しにくい	疲労しやすい

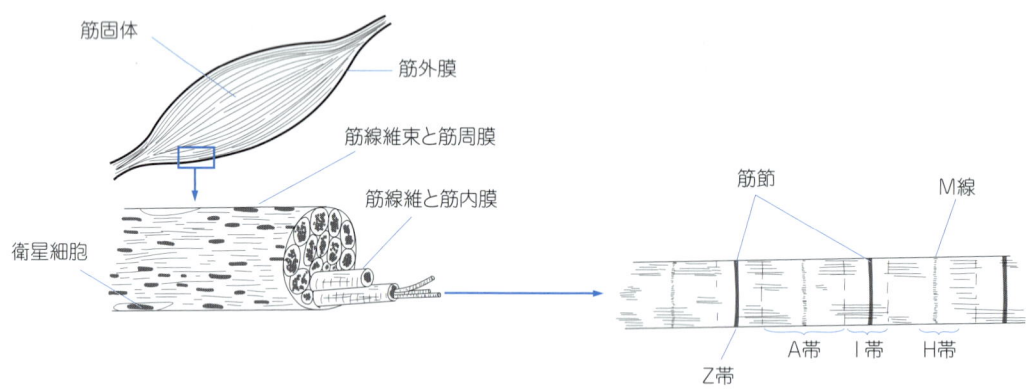

図1.1.6　骨格筋の構造

▶腱・靱帯の構造，機能

　腱は，筋肉からつながり，骨へ付着します。筋肉の収縮力を効率よく骨へ伝え，関節の動きをスムーズにする機能を有します。
　靱帯は，骨と骨を結合する線維性組織であり，関節の安定性に最も重要な役割を担っています。靱帯が断裂すると，関節は不安定になります。

1 正常構造と機能

Check Test

☐ 1 長管骨の長軸方向の成長に最も関係するのは，関節軟骨である。 ×
☐ 2 長管骨の長軸方向の成長に最も関係するのは，骨端である。 ×
☐ 3 長管骨の長軸方向の成長に最も関係するのは，骨端骨である。 ○
☐ 4 長管骨は，骨端軟骨の増殖によって長軸成長する。 ○
☐ 5 軟骨内骨化は，長管骨の成長の基本過程である。 ○
☐ 6 長管骨の成長は，骨再造形を伴う。 ○ 一生を通じて骨形成・吸収・再造形が行われる
☐ 7 皮質骨と海綿骨の区別は，骨再造形の有無による。 × 骨再造形は海綿骨も皮質骨も行われ，海綿骨から皮質骨への再造形も行われる
☐ 8 皮質骨では骨梁構造がみられる。 × 骨梁構造があるのは海綿骨である
☐ 9 皮質骨には同心円性層構造がある。 ○
☐ 10 骨の栄養血管は骨幹から骨髄内へ進入し，骨幹端に到達する。 ○
☐ 11 骨幹端の栄養血管には骨幹からのものと，骨幹端に直接入るものとがある。 ○
☐ 12 骨端核と骨幹端を栄養する血管は，成長軟骨帯を貫通して吻合する。 × 十分な吻合ができるのは骨端線閉鎖後である
☐ 13 骨皮質への栄養血管は，大部分が直接骨外から骨膜を通過して進入する。 × 骨皮質の血液供給は，1/3が骨膜動脈から，2/3が栄養動脈から行われる
☐ 14 硝子様軟骨の菲薄化は関節軟骨の加齢変化である。 ○
☐ 15 プロテオグリカンの増加は関節軟骨の加齢変化である。 × 退行性変化が始まると減少する
☐ 16 ハイドロキシアパタイト結晶が存在すれば，関節軟骨の基底は病的である。 × 関節軟骨の基底には石灰化層があるため，ハイドロキシアパタイトは存在する
☐ 17 ハイドロキシアパタイト結晶が存在すれば，関節滑膜は病的である。 ○ 関節滑膜は正常では骨化機序がなく，ハイドロキシアパタイトは存在しない
☐ 18 ハイドロキシアパタイト結晶が存在すれば，骨端核は病的である。 × 骨端核は骨の成長する所であり，ハイドロキシアパタイトは存在する

2 骨と関節の病態生理

骨の病態生理

1 骨過剰状態

a 先端巨大症 acromegaly
成人期に下垂体腺腫から分泌される過剰な成長ホルモンが起因します。膜性骨化が亢進して骨幅が増加します。

b 大理石骨病 osteopetrosis
骨吸収が全身性に低下したとき，本症状が起こります。破骨細胞の機能不全が生じますが，骨形成は正常です。骨髄腔は，狭小化します。

2 骨減少状態

a 副甲状腺〈上皮小体〉機能亢進症
骨吸収と骨形成の両方が亢進します。骨吸収の亢進が優位です。

b 原発性骨粗鬆症
閉経，加齢が関係します。骨のリモデリング過程で骨吸収量が形成量を上回ります。生化学データは正常です。

c 骨軟化症
石灰化のみ障害されると本症状を来します。骨強度の低下，骨変形がみられます。

3 骨壊死 osteonecrosis

骨への血液供給の途絶が関係すると考えられています。小さな範囲の壊死は修復される可能性がありますが，広い範囲のものは修復反応が周辺部に限られます。
　骨壊死は，大腿骨頸部内側骨折，手の舟状骨骨折，距骨骨折などが問題となります。

4 骨硬化 osteosclerosis

▶変形性膝関節症
過剰な力学的ストレスによる反応性変化がみられます。
▶転移性骨腫瘍の一部
前立腺癌，乳癌の一部，メロレオストーシス，Paget 病

5 骨萎縮 bone atrophy

　X線上，海綿骨骨梁の粗糙化が目立ちます。長期の不動や非荷重，麻痺などで力学的ストレスが減少した状態では，初期には破骨細胞の増加による骨吸収の亢進，次いで骨形成の低下をもたらします。
　　→　局所の急激な骨量減少（廃用性萎縮）が起こります。

6 骨溶解 osteolysis

　X線上，骨濃度の低下，骨透亮像の出現がみられます。前立腺癌や乳癌の一部を除く大部分の転移性骨腫瘍では，腫瘍細胞が TNF-α，IL-1，PGE$_2$ などの破骨細胞促進因子を分泌します。

CHART　2

骨粗鬆症は，閉経後の女性に多くみられる
　　生化学データは正常
転移性骨腫瘍は，前立腺癌や乳癌の一部を除いて通常，溶骨像を呈する

関節の病態生理

1 関節軟骨

　関節軟骨は血管，神経などを欠く特有な組織です。破壊，変性，増殖の3つの反応パターンしかもちません。

a 破　壊
　関節軟骨の破壊は，化膿性関節炎，関節リウマチなどでみられます。

b 変　性
▶一次性変形性関節症
　加齢，過荷重，小外傷が加わり，軟骨の変性が起こると考えられています。

▶二次性変形性関節症
関節面の不適合から，粗糙化，細線維化，骨硬化，象牙質化がみられます。

c 増　殖
骨棘 osteophyte を形成します。

② 滑　膜
滑液の貯留（関節水症）が出現します。膝蓋跳動（膝関節に関節液が溜まった状態）もみられます。

③ 関節包，靱帯

▶靱帯の機能
関節の動的安定性を担っています。
▶関節拘縮
可動域が制限された状態をいいます。関節拘縮はギプス固定，阻血性拘縮（血行障害），変形性関節症などによって生じます。

3 主要症候

　整形外科領域での主な対象疾患は骨折，脱臼，捻挫です。この3つについて主要症候を含めて概略を述べます。

1 骨　折

　骨折の症状は，全身症状と局所症状に分けられます。
　全身症状では，骨折に出血を伴う場合の出血性ショックや，損傷が高度な場合の内臓損傷などがみられます。
　局所症状では，腫脹，疼痛，圧痛，機能障害，変形，異常可動性，軋音，異常姿勢などがみられます。

a　骨折の分類

▶原因による分類
　　外傷性骨折：強い外力が加わって生じます。
　　病的骨折：骨の病変により骨が脆弱化しているため軽微な外力によって生じます。骨腫瘍，骨髄炎などでみられます。
　　疲労骨折：軽微な負荷が繰り返し加わって生じます。過激なスポーツや肉体労働などが原因になります。

▶皮膚の損傷の有無による分類
　　閉鎖骨折：骨が皮膚を破っていません。
　　開放骨折：骨が皮膚を破っています。

▶骨折の程度による分類
　　完全骨折：骨が完全に離断しています。
　　不全骨折：骨の一部で連続性が保たれています。若木骨折などがあります。

▶外力による分類
　　直達外力による骨折：外力が加わった部位に起こります。
　　介達外力による骨折：外力が加わった部位から離れた部位に起こります。

▶骨折線による分類
　　横骨折
　　斜骨折
　　らせん骨折
　　粉砕骨折

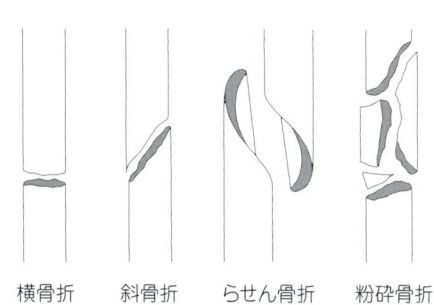

図1.3.1　骨折線による分類

b 骨折の治癒形態

変形癒合：骨癒合の後に変形が残った状態です。
遷延癒合：骨癒合に長時間を要する状態です。
偽関節：骨折部の癒合が止まり，異常な可動性を残した状態です。
拘　縮：関節が硬くなり，可動域が制限されている状態です。

c 骨折の合併症

ショック：多発骨折や骨盤骨折では，ときに失血性ショックを生じます。
脂肪塞栓：多発骨折などでみられます。
Volkmann 拘縮：上腕骨顆上骨折で頻度が高いです。
血管損傷：骨折による血管損傷で血行が遮断されると骨折片が壊死を起こします。
神経損傷：橈骨神経，坐骨神経などでみられます。
関節拘縮：関節周囲や関節内骨折で生じやすいです。

2 脱　臼

　関節面相互の位置関係が完全に失われているものを脱臼，部分的に接触のあるものを亜脱臼といいます。
　また，関節に外力が加わり起こったものを外傷性脱臼，関節包や関節面の骨破壊など，関節自体の病的状態によるものを病的脱臼といいます。
　脱臼では，疼痛，腫脹，変形，機能障害，ばね様固定などがみられます。
　合併症には，関節周囲の骨折，血管損傷，神経損傷，阻血性壊死，拘縮などがあり，整復後には習慣性脱臼，動揺関節が生じることもあります。

3 捻　挫

　捻挫とは，生理的方向以外への外力が加わったために関節包や靱帯が損傷されてはいるが，関節面相互の位置関係は正常に保たれている状態です。
　疼痛，圧痛，腫脹，機能障害が生じます。

4 診 察

1 全身の診察

整形外科的診察では，全身の視診が特に重要です。

a 体　型
やせ型，肥満型，高身長，低身長など，疾患に特有の体型もあります。

b 姿　勢
体幹の状態を前方向，後方向，側方向から観察します。円背，平背，亀背（突背），側彎，斜頸などの有無をみます。

c 歩　行
歩行の周期には，立脚相と遊脚相があり，その移行期に同時踵接地の相があります。
歩行状態をみれば診断のつく特徴的なものがいくつかあります。歩き方の異常を跛行といいます。主なものをあげておきます。

- Trendelenburg 歩行：歩行時，患側肢で立ったとき，健側の骨盤も肩も下がります。先天性股関節脱臼，変形性股関節症，麻痺性疾患でみられます。
- 鶏　歩：つま先が上がらないので，膝を高く上げて歩きます。前脛骨筋の麻痺・筋力低下が原因です。腓骨神経麻痺でみられます。
- 痙性対麻痺歩行〈はさみ歩行〉：両下肢の痙性麻痺で膝を伸ばしたまま足をあまり上げずに両下肢を交差させて歩きます。脳性小児麻痺でみられます。
- 痙性片麻痺歩行〈分回し歩行〉：患肢が硬直しているため，股関節を中心に半円を描くようにつま先を振って歩きます。脳血管障害後の片麻痺でみられる歩行です。
- Parkinson 歩行：前屈姿勢で小刻みにすり足で歩き，加速歩行がみられます。Parkinson 病でみられます。
- 失調歩行

　小脳性失調歩行：両脚を開き（開脚歩行），全身を前後，左右に動揺させながら歩きます。小脳変性症などの小脳障害でみられます。
- 間欠性跛行：しばらく歩くと痛みのために歩行できなくなり，休むとまた歩けるようになります。閉塞性血栓血管炎，腰部脊柱管狭窄症などでみられます。
- 墜落〈墜下〉跛行：3 cm 以上脚長差があるときや筋力低下時にみられます。歩行時，支持側の肩が下がります。先天性股関節脱臼などでみられます。
- 逃避性跛行：疼痛を避けるために跛行になります。腰椎椎間板ヘルニアなどでみられます。

Ⅰ　医学総論

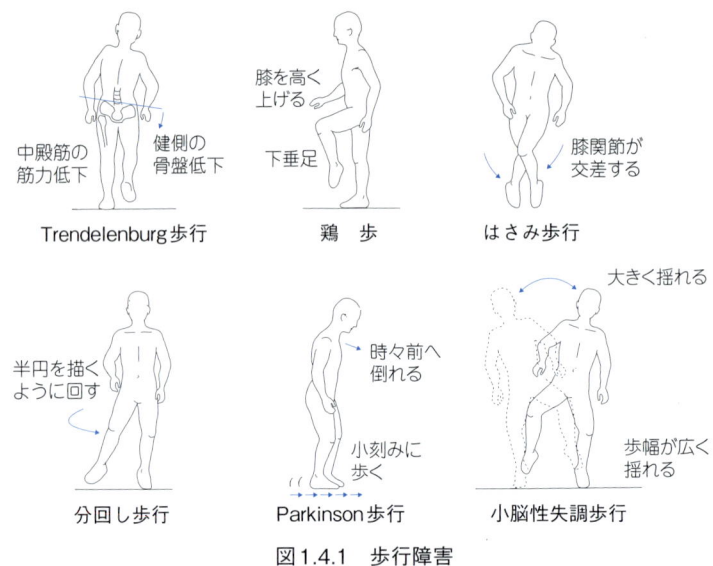

図1.4.1　歩行障害

2 筋骨格系の診察

筋骨格系疾患の診断には次のような診察項目があります。

a　肢位・変形

肢位とは四肢の姿勢のことです。疾患により特徴的な姿勢・変形をとることが多く，診断に重要です。

b　脊柱

脊柱の変形，運動制限を観察します。

c　関節，関節可動域

関節可動域とは，四肢の関節や脊柱が動く範囲のことです。基本肢位を0°とし，関節運動の角度を測定します。前額面，矢状面，水平面の3平面において，屈曲，伸展，外旋，内旋，外転，内転，回外，回内などの関節の運動範囲を評価します。

3 徒手筋力テスト manual muscle testing〈MMT〉

それぞれの筋肉において，筋力の低下の程度を徒手的に評価する検査法を徒手筋力テストと呼びます。テストの結果を正常からゼロまでの6段階で表示します。

▶ 5〈normal〉
　→　強い抵抗にうち勝って関節を動かすことができます。
▶ 4〈good〉
　→　ある程度の抵抗までなら抗して関節を動かすことができます。

▶ 3 〈fair〉
→ 抵抗がなければ，重力に抗して関節を動かすことができます。
▶ 2 〈poor〉
→ 重力に抗して関節を動かすことはできません。
▶ 1 〈trace〉
→ 筋肉の収縮はみられるが関節運動はみられません。
▶ 0 〈zero〉
→ 筋肉の収縮はみられません。

I 医学総論

Check Test

【骨と関節の病態生理】
- [ ] 1　先端巨大症は成人期に下垂体腺腫から過剰に分泌される成長ホルモンが起因する。　〇
- [ ] 2　原発性骨粗鬆症は閉経，加齢が関係する。　〇
- [ ] 3　骨萎縮はX線上，海綿骨骨梁の粗糙化が顕著である。　〇
- [ ] 4　靱帯の機能は関節の動的安定性を担うことである。　〇
- [ ] 5　骨軟化症では骨強度の低下，骨変形がみられる。　〇
- [ ] 6　骨壊死は小さな範囲でも修復されない。　×　修復可能である
- [ ] 7　大理石骨病では骨吸収が全身性に低下している。　〇

【主要症候】
- [ ] 8　多発骨折の合併症として，脂肪塞栓がみられる。　〇
- [ ] 9　悪性骨腫瘍は疲労骨折との鑑別が重要となる。　〇　悪性骨腫瘍と疲労骨折は，鑑別を要する
- [ ] 10　疲労骨折はスポーツが原因で生じることが多い。　〇
- [ ] 11　疲労骨折は，X線写真上，骨折像と修復像が混在する。　〇
- [ ] 12　疲労骨折は，高齢者に多い。　×　若年者に多い
- [ ] 13　疲労骨折は，疼痛が強く歩行不能となる。　×

【診　察】
- [ ] 14　頸椎椎間板ヘルニアでは間欠性跛行がみられる。　×　間欠性跛行は腰部脊柱管狭窄症などでみられる
- [ ] 15　筋骨格系の診察では肢位をみることは重要である。　〇
- [ ] 16　筋骨格系の診察では筋性防御をみる。　×　筋性防御は炎症による腹膜刺激症状の一つで，腹部の所見である
- [ ] 17　筋骨格系の診察では関節可動域を測る。　〇
- [ ] 18　筋骨格系の診察では脊柱の運動性をみる。　〇
- [ ] 19　関節可動域は基本肢位を0度として測定する。　〇
- [ ] 20　筋力テストで，筋収縮は認められるが関節が動かない場合を筋力1と表示する。　〇　徒手筋力テストで，筋力は6段階に分類される
- [ ] 21　徒手筋力テストで重力に抗して完全に運動できる最小の段階は3〈Fair〉である。　〇
- [ ] 22　徒手筋力テストでは「5」が正常である。　〇

5 検　査

検体検査

1 血液・尿・生化学検査，免疫学検査

検査結果の判定に関して，感度と特異性が重要です。
感度とは，有病者の中で陽性の割合。
特異性とは，無病者の中で陰性の割合。
リウマトイド因子は，感度は高いのですが，特異性は低くなっています。

▶赤沈，白血球
　関節リウマチ〈RA〉では，赤沈の亢進，白血球増加を呈します。一般的に，炎症があればこのような所見がみられます。
▶尿中 Bence Jones 蛋白
　多発性骨髄腫の半数で陽性
▶ALP，LDH
　悪性骨腫瘍，癌の骨転移の場合に高値（感度は高いが，特異性は低い）となります。
▶酸性ホスファターゼ
　前立腺癌の骨転移（特異性高い）では，上昇します。
▶高尿酸血症
　痛風，ときに悪性腫瘍，溶血性貧血，サイアザイド系の利尿薬服用の場合に増加します。
▶血清クレアチン
　筋の挫滅や壊死の際に上昇します。
▶リウマトイド因子
　関節リウマチ患者の 70 % で陽性を示しますが，慢性感染症でも陽性となります。
▶CRP
　RA の活動性と相関します。

2 関節液検査

　関節穿刺の際，消毒は十分に行うこと。アルコール綿での消毒は，禁忌！
　関節液は，通常，淡黄色で，関節軟骨を栄養します。
　炎症では，白血球が増加して，ムチンが減少，曳糸性は低下します。

I 医学総論

表1.5.1 関節液の性状

病態	色調	透明性	曳糸性
正常	淡黄色	透明	→
関節内骨折	血性	混濁	→
化膿性関節炎	乳白色	混濁	↓
変形性関節症	黄色	透明	↑
関節リウマチ	黄色	混濁	↓
痛風性関節炎	黄色～乳白色	透明～混濁	↓

▶膝関節（内）血症
　前十字靱帯断裂，膝蓋骨脱臼，骨軟骨骨折，色素性絨毛結節性滑膜炎，血友病
▶偏光顕微鏡検査
　尿酸塩結晶　→　痛風
　ピロリン酸カルシウム結晶　→　偽痛風

3 脳脊髄液検査

▶Queckenstedt 陽性
頸静脈を圧迫しても脊髄圧が上昇しません。

▶xanthochromia
慢性の閉塞による蛋白質含量が増加します（蛋白細胞解離）。

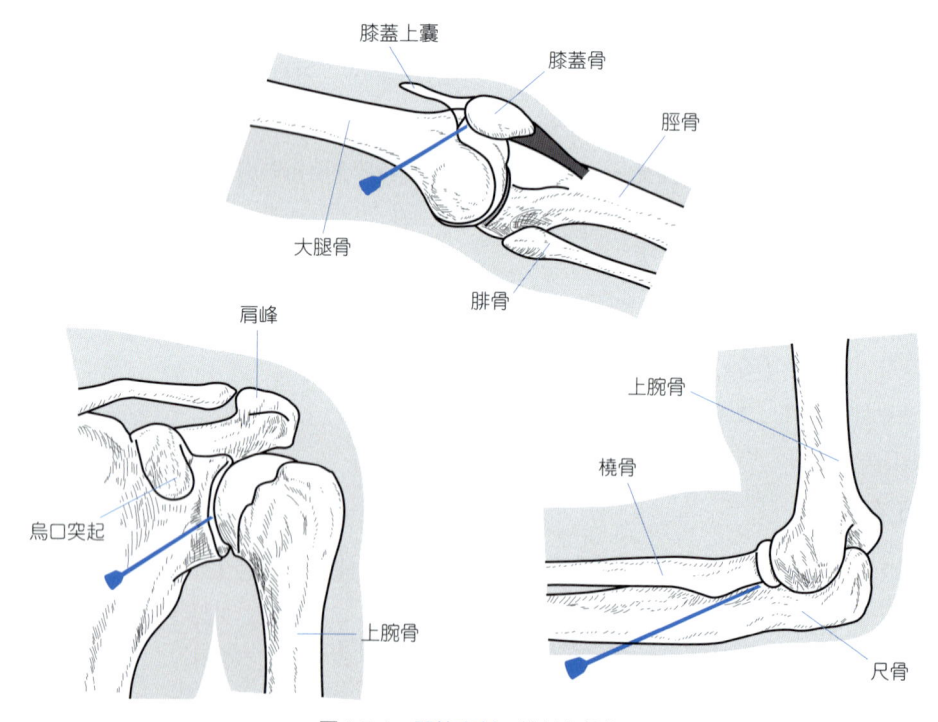

図1.5.1　関節穿刺・針刺入部位

> CHART 3
>
> 血液検査で，酸性ホスファターゼが上昇していたら，
> まず前立腺癌である
> 関節穿刺の際には，感染防止に十分配慮する

4 生 検

病理，免疫病理組織検査などで，診断の確定と治療法の決定を行います。
→ needle biopsy, punch biopsy, open biopsy
主に腫瘍性疾患に対して用います。

5 微生物学検査

急性化膿性関節炎では黄色ブドウ球菌が原因菌としては最も多いですが，MRSA〈メチシリン耐性黄色ブドウ球菌〉などの増加がみられます。抗生物質耐性菌の増加が問題となっています。

生体機能検査

1 電気生理検査

二次ニューロンの障害部位や筋の脱神経の程度を把握するための補助診断法。神経再支配の有無や程度も判定できます。
筋電図，神経伝導速度（尺骨神経で50〜60 m/秒）

a 筋電図

筋肉に針を刺して電位を測定したり，皮膚表面にパッチを当てて測定する方法です。最近は，電気刺激を与えて電位を測定する誘発筋電図法も行われています。神経原性疾患か，筋原性疾患かの鑑別に有用です。

b 末梢神経伝導速度

末梢神経損傷や絞扼性神経障害の診断に用います。

I 医学総論

画像検査

1 単純X線画像

小児期では，骨成長点と骨折線を間違えないこと！

a 全身的な骨陰影の減少・希薄化
骨粗鬆症，骨軟化症，副甲状腺〈上皮小体〉機能亢進症，骨形成不全症，白血病，骨髄腫

b 局所的な骨の希薄化
Sudeck 骨萎縮，骨折などの外傷後（踵骨骨折，Colles 骨折など）

c 局所的な硬化像（図1.5.2参照）
悪性腫瘍（前立腺癌転移，骨髄炎，疲労骨折，類骨腫，メロレオストーシス）

d 骨膜反応
骨折，炎症，悪性骨腫瘍などでみられます。

骨肉腫 → Codman 三角, sunray spicula, sunburst pattern, 玉ねぎの皮様陰影 onion peel appearance

Ewing 肉腫 → onion peel appearance

e 異所性骨化（図1.5.3参照）
外傷性筋肉損傷，脊髄損傷，後縦靱帯骨化症〈OPLL〉

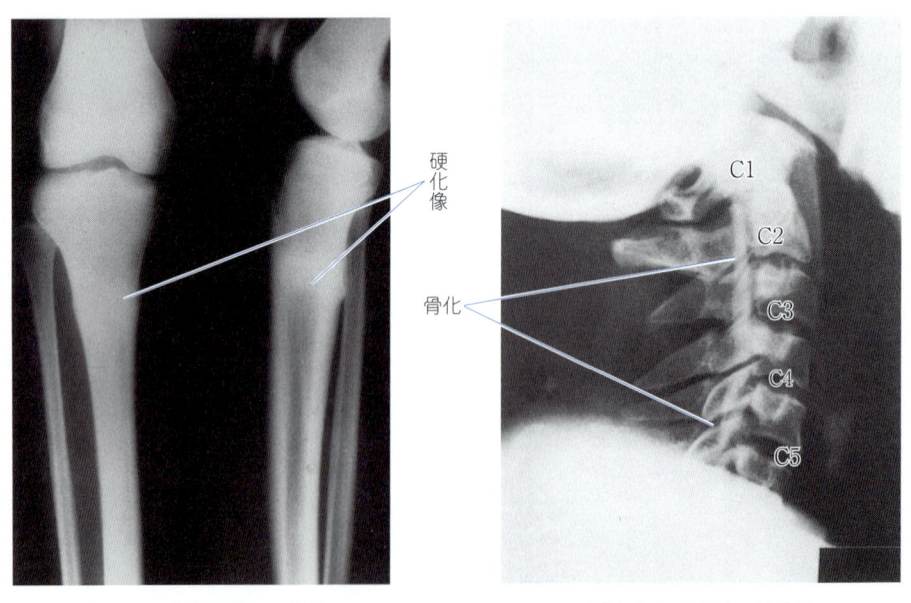

図1.5.2 疲労骨折・X線像

図1.5.3 OPLL・X線像

2 CT画像

脊椎疾患や骨盤骨折，骨片の確認に役立ちます。
脊柱管の広さやヘルニアの神経根圧迫を確認できます。
最近，三次元CT〈3DCT〉にて所見を立体的にみることが可能になりました。

3 造影検査

a 関節造影 arthrography
膝・股・肩・肘・足・手関節などで，関節包や靱帯の断裂，滑膜，関節面の不整などをみます。
最近，関節鏡，MRIの進歩により，適応が減少しています。
→ 空気造影，二重造影（空気と陽性造影剤）

b 脊髄造影 myelography
非イオン性の水溶性ヨード造影剤 イオヘキソール，イオトロランを用います。絶対に血管造影剤を用いてはいけません。
脊髄への圧迫病変を調べたり，ヘルニアや腫瘍の診断に有用です。

c 椎間板造影
造影剤を椎間板に注入し，その変性をみます。椎間板ヘルニアでは，疼痛の誘発を確認できます。

d 神経根造影
X線透視下に行います。神経根の圧迫とともに局所麻酔薬を注入することにより，症状の軽減を確認できます。

e 血管造影 angiography
悪性度の判断や，治療の効果判定，血管損傷の診断に用います。同時に抗腫瘍薬の注入や損傷血管の塞栓術などを行うことができます。

f 瘻孔造影
造影剤を注入して，病変部の深さ，病巣部などをみます。

4 超音波画像

軟部組織の描出に有用です。腫瘍や血腫など。

I 医学総論

5 関節鏡検査

膝・肩・手・股関節などの検査に有用です。以前は検査の色合いが強かったのですが，現在は膝関節では半月や靱帯損傷に対して積極的に鏡視下手術が行われるようになりました。最近は脊椎の手術にも内視鏡手術が行われます。

6 MRI〈磁気共鳴画像〉

正常な場合，MRIでは，骨髄，脂肪組織は高信号で白く描出されます。その一方で，低信号で黒く描出されるのは，骨皮質，靱帯，腱などです。

また，関節液，関節水症はT_2強調像で高信号を示します。

a 脊椎・脊髄疾患

脊髄腫瘍，転移性腫瘍，脊髄空洞症，椎間板ヘルニアなどが描出されます。

b 骨・関節

壊死では，低信号となります。
新鮮骨折では，T_2強調像で高信号を示します。

c 軟部組織

膝十字靱帯，半月板，腱鞘炎などの診断に役立ちます。

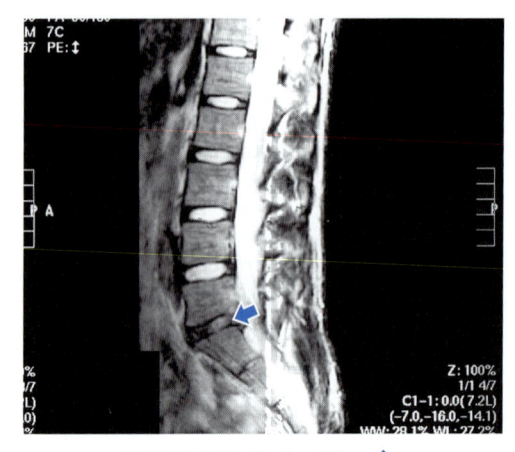

椎間板の突出（ヘルニア）：⬆

図1.5.4　椎間板ヘルニア・MRI

> **CHART 4**
>
> MRIは，非侵襲的な検査であり，今後さらに有用性が増していく
> 脊髄空洞症は，MRIにより飛躍的に診断率が上昇

7 骨シンチグラフィ（図1.5.5参照）

疲労骨折，骨髄炎，骨腫瘍の広がり，骨壊死，悪性骨腫瘍の転移などを早期に調べるのに有用です。骨の変化をみるにはテクネシウム（^{99m}Tc-MDP）を用います。この放射性物質は代謝活性が活発な骨のハイドロキシアパタイトに集積します。単純X線では，検出できない早期に病変部を発見できます。

軟部悪性腫瘍では，ガリウムを用います。

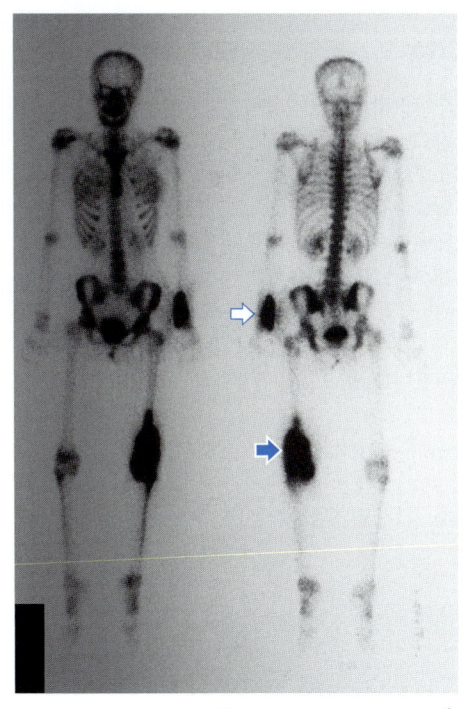

悪性骨腫瘍による集積：⬆　（注射部位の集積：⇧）

図1.5.5　骨シンチグラフィ

> CHART 5
>
> 脊髄造影では，特定の造影剤のみを使う
> 　決して，他の造影剤で代用してはいけない
> 　　　→　ショック死する
> 骨シンチグラフィは，癌の骨転移，疲労骨折の早期診断に有用

I 医学総論

Check Test

☐ 1	外側側副靱帯損傷では，関節鏡検査が診断確定に有用である。	×	関節外の靱帯であり，鏡視できない
☐ 2	膝蓋骨骨折では，関節鏡検査が診断確定に有用である。	×	普通単純X線により診断する
☐ 3	膝関節骨軟骨骨折では，関節鏡検査が診断確定に有用である。	○	
☐ 4	前十字靱帯損傷では，関節鏡検査が診断確定に有用である。	○	
☐ 5	半月板損傷では，関節鏡検査が診断確定に有用である。	○	
☐ 6	関節液の所見で，化膿性関節炎では，曳糸性の減少がみられる。	○	炎症を起こすと関節炎の粘稠度は下がる
☐ 7	関節液の所見で，痛風性関節炎では，針状結晶の存在がみられる。	○	尿酸塩結晶（針状結晶）が認められる
☐ 8	関節液の所見で，血友病性関節症では，凝血塊の存在がみられる。	×	関節液は血性であるが，凝血はしない
☐ 9	関節液の所見で，膝半月損傷では，脂肪滴の存在がみられる。	×	関節内骨折では，骨髄内脂肪による脂肪滴を浮かべる血性関節液を認める
☐ 10	関節液の所見で，変形性関節症では，曳糸性の減少がみられる。	×	関節液は，黄色透明にて曳糸性は高い
☐ 11	関節リウマチでは関節液にムチンの増加がみられる。	×	炎症が強いのでムチンは低下する
☐ 12	偽痛風では関節液にピロリン酸カルシウム結晶の存在を認める。	○	
☐ 13	筋電図検査でみられる neurogenic pattern は，fibrillation potential である。	○	
☐ 14	筋電図検査でみられる neurogenic pattern は，low amplitude voltage である。	×	筋原性を示す所見である
☐ 15	筋電図検査でみられる neurogenic pattern は，positive sharp wave である。	○	等間隔の「ポッポッ」という汽笛のような noise が聴こえる
☐ 16	骨病変の診断に多用される放射性薬物は，^{32}P-無機リン酸ナトリウムである。	×	赤血球増加症の治療に使用する
☐ 17	骨病変の診断に多用される放射性薬物は，^{131}I-ヨウ化ナトリウムである。	×	甲状腺疾患の診断と治療に使用する
☐ 18	骨病変の診断に多用される放射性薬物は，^{99m}Tc-リン酸化合物である。	○	
☐ 19	Perthes 病では，血清アルカリホスファターゼ値が上昇する。	×	Perthes 病は骨端症であり，アルカリホスファターゼ値の病的上昇は認められない
☐ 20	Paget 病では，血清アルカリホスファターゼ値が上昇する。	○	異常高値を示す
☐ 21	骨軟化症では，血清アルカリホスファターゼ値が上昇する。	○	上昇することが多い
☐ 22	大理石骨病では，血清アルカリホスファターゼ値が上昇する。	×	強度の貧血を示すが，上昇はほとんどみられない
☐ 23	単純X線像において，全身的な骨陰影の減少・希薄化がみられるのは，骨粗鬆症や骨軟化症である。	○	その他，骨形成不全症などでみられる
☐ 24	単純X線像において，局所的な骨の希薄化がみられるのは，踵骨骨折，Colles 骨折などである。	○	
☐ 25	MRI において，骨関節の壊死では高信号となる。	×	低信号となる
☐ 26	MRI は膝十字靱帯や半月板損傷の診断に役立つ。	○	
☐ 27	CT は脊椎疾患や骨盤骨折，骨片の確認に役立つ。	○	

5 検査

Check Test

- ☐ 28 骨シンチグラフィは癌の骨転移や疲労骨折の早期診断に有用である。　〇
- ☐ 29 骨の RI 検査（シンチグラフィ）において，^{99m}Tc-リン酸化合物は良性骨腫瘍ではほとんど集積をみない。　×　良性骨腫瘍でも骨の代謝があれば，異常集積像が出現する
- ☐ 30 骨の RI 検査（シンチグラフィ）において，甲状腺濾胞腺癌の骨転移では ^{131}I-ヨウ化ナトリウムが特異性を有する。　〇
- ☐ 31 外傷性骨折と病的骨折との鑑別については，骨シンチグラフィが単純 X 線検査よりまさる。　×
- ☐ 32 疲労骨折では，骨シンチグラフィが初期診断に有用である。　〇　疲労骨折や骨転移の早期診断に役立つ

6 治療

保存療法

① 安　静
臥床，包帯固定，ギプス固定

② 薬物療法
▶ NSAID〈nonsteroidal anti-inflammatory drugs〉非ステロイド性抗炎症薬
　副腎皮質ステロイド薬（プレドニゾロン）　→　大腿骨骨頭壊死，感染の危険
▶ 抗癌薬（アドリアマイシン，メトトレキサート，シスプラチン）
　近年，骨肉腫の治療には強力な化学療法（抗癌薬など）が行われます。
▶ 関節内注射（ヒアルロン酸。副腎皮質ステロイド薬は減少）
　主に膝関節，肩関節の変形性関節症の治療として行われます。
▶ 硬膜外注射
　腰椎捻挫や椎間板ヘルニアの治療に有用です。

③ 理学療法

a　運動療法
▶ 関節可動域訓練
　自動運動　→　徒手筋力テスト〈MMT〉3以上にて適応
　　　　　　　　徒手筋力テスト〈MMT〉2では，自動介助運動が適応
　他動運動　→　自力で動かせないとき，関節拘縮があるときなどに行います。
　　　　　　　　機械を使って絶えず関節を動かす方法を持続的他動運動 continuous passive motion〈CPM〉といいます。他動運動にストレッチングなどを併用することもあります。

▶ 筋力増強訓練
　運動機能の維持，関節の安定性に関与します。

b　物理療法
▶ 温熱療法
　ホットパック　→　約80℃乾布に包みます。
　パラフィン浴　→　55℃にて融解，深達度が高くなります。

▶寒冷療法
ときに温熱療法を併用します。
▶極超短波療法
体内に金属があるときには，発熱するので注意を要します。
▶水治療法
　免荷，マッサージ，温熱　→　ハーバードタンク，渦流浴
▶電気療法
低周波療法：周波数 10,000 Hz 以下の交流などを治療に応用しています。
　禁忌　→　ペースメーカー使用者，妊婦の腹部，悪性腫瘍，出血性疾患などの人たちには利用しないこと！

c　牽引療法
骨折や脱臼の変形の矯正，整復に用いられます。
脊椎疾患における除痛と除圧の目的にて盛んに利用されています。
▶介達牽引（包帯，絆創膏，スポンジゴムなど）
　頚椎　→　Glisson 牽引
▶直達牽引（Kirschner 鋼線を直接骨に刺して牽引）
　頚椎脱臼骨折　→　Crutchfield 牽引

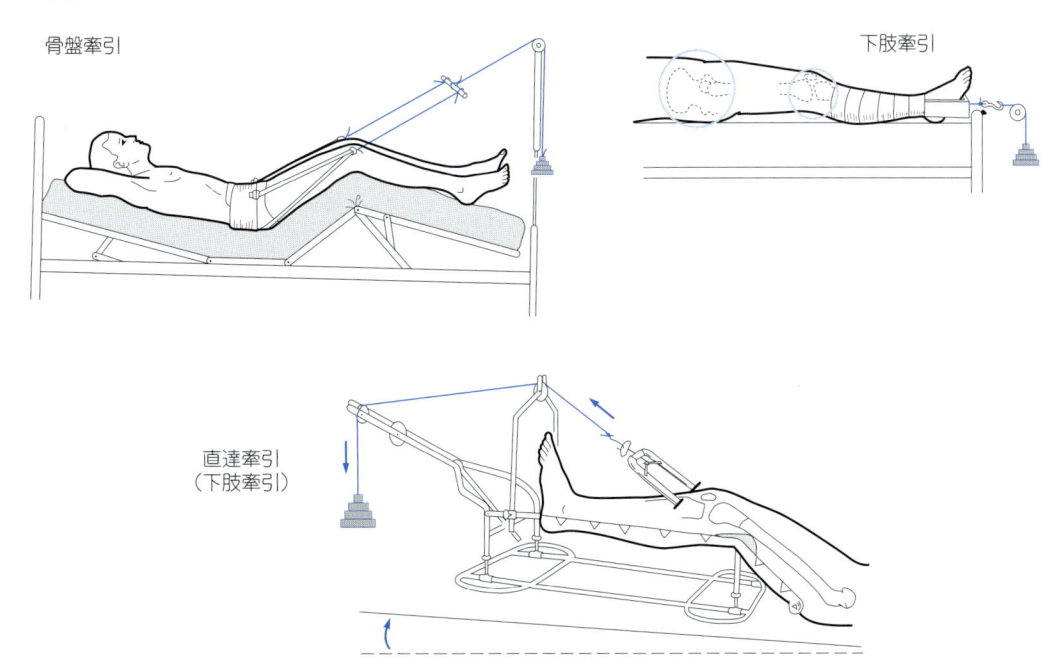

骨盤牽引

下肢牽引

直達牽引
（下肢牽引）

図 1.6.1　牽引療法

d　固定法
　ギプス cast　→　以前は，石膏末（白色の硫酸カルシウムの粉末）が用いられていましたが，現在は合成樹脂が使われるようになっています。
　原則　→　2 関節固定

I 医学総論

▶ギプス固定後のトラブル
→ 骨折受傷直後に，きついギプスを巻くと，のちに生じる腫脹により筋内圧が異常に上昇し（コンパートメント症候群），循環不全を起こし壊死することがあります。ギプスに割を入れたり，副子にして腫脹の逃げ場を作る必要があります。ときに早期に筋膜減張切開を行います。

e 装 具 brace（orthosis）

コルセット（腰椎軟性コルセット），側彎症（Milwaukee brace）

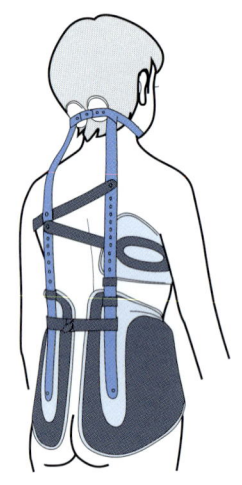

後頭部，右側胸部，骨盤などをカウンターとして固定性を確保する

図1.6.2 Milwaukee brace

f 作業療法
社会復帰を考慮して行われることが多いです。

CHART 6

NSAIDは，胃腸障害などの副作用がある
副腎皮質ステロイド薬の使用は，極力避ける

手術療法

輸血は，自己血輸血が主流です。

1 創傷の処置

創の洗浄，創縁切除，débridement〈デブリドマン：挫滅，汚染された組織の切除〉，可能なら創の閉鎖が基本です。

2 皮膚移植

a 遊離移植
分層植皮は全層植皮より生着は良好ですが，色素沈着や収縮が起こりやすくなります。

b 皮弁 skin flap
有茎皮弁 pedicle flap → 局所皮弁と遠隔皮弁の2つがあります。

遊離皮弁 free flap → 組織を生きたまま生着させるには，マイクロサージャリーの手技が必要です。

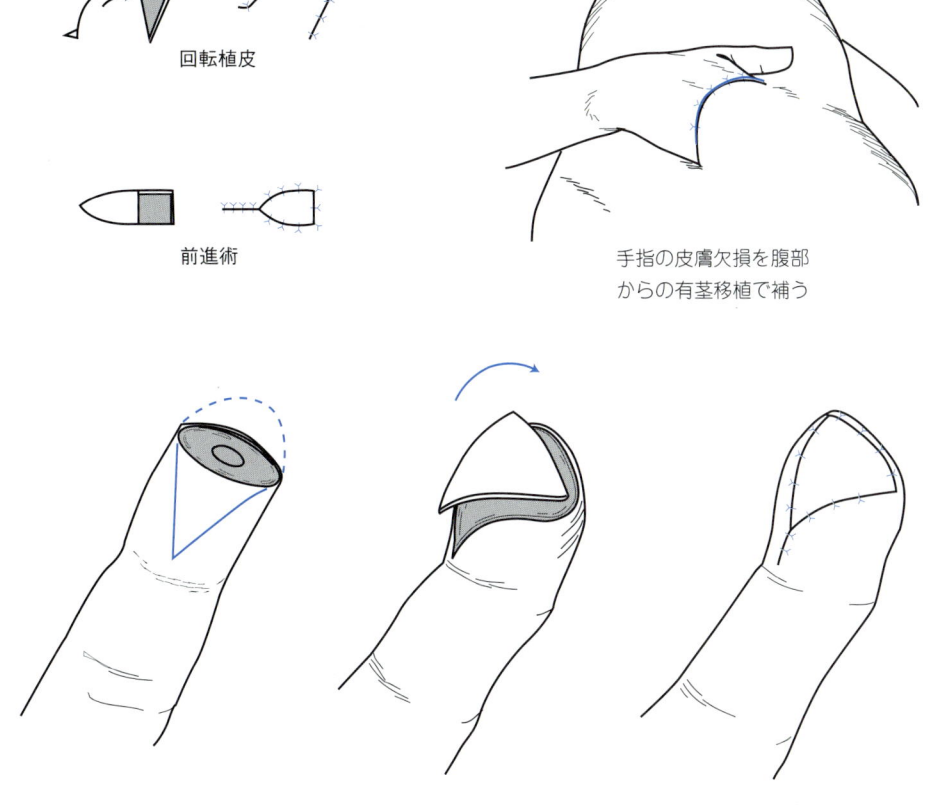

回転植皮

前進術

手指の皮膚欠損を腹部からの有茎移植で補う

中枢側の皮膚をV字型に切り，欠損部を覆い，元の部位は縫縮して，V-Y型の縫合となる

図1.6.3　皮膚移植

3 筋・腱の手術

どのような場合にどんな手術法を用いるのか順を追ってみてみましょう。

a 腱切離術
筋性斜頸の胸鎖乳突筋腱，変形性股関節症の内転筋腱

I 医学総論

b 腱延長術
麻痺性尖足のアキレス腱，先天性内反足の後脛骨筋腱

c 腱縫合術
指の屈筋腱，伸筋腱，アキレス腱

d 腱移植術
陳旧性腱断裂 → 長掌筋腱，足底筋腱などで代用します。

e 腱移行術
麻痺筋の再建

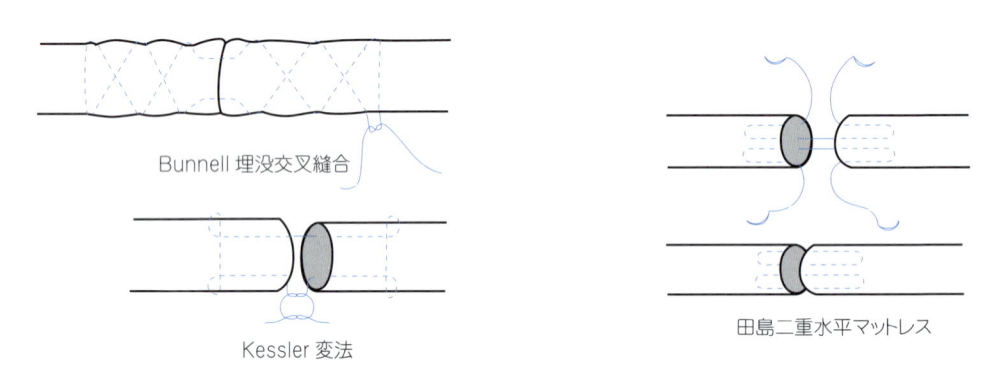

図1.6.4　筋・腱の縫合術

4 末梢神経の手術

神経剝離術，神経縫合術，神経移植術，神経移行術の4種類があります。

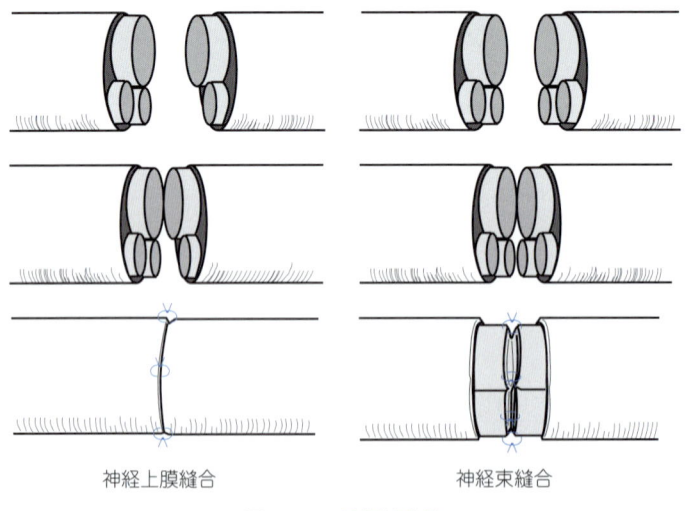

図1.6.5　神経縫合術

5 骨の手術

a 骨穿孔術
血流増加や骨形成の促進など生物学的効果を期待します。

b 骨移植術
骨髄炎や骨腫瘍における掻爬後の骨欠損，骨折の遷延治癒や偽関節の骨欠損の補填，関節固定
→ 同種骨移植，自家骨移植（遊離骨移植，有柄骨移植），人工骨などがあります。

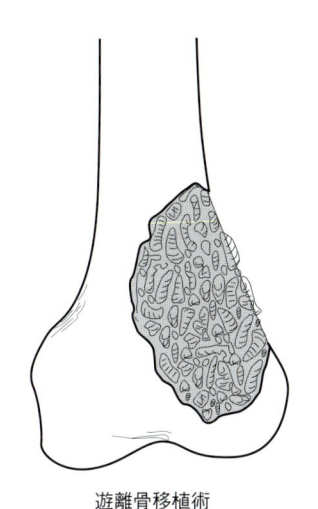

遊離骨移植術
腸骨から採取した海綿骨を，骨腫瘍掻爬後の骨欠損部に移植

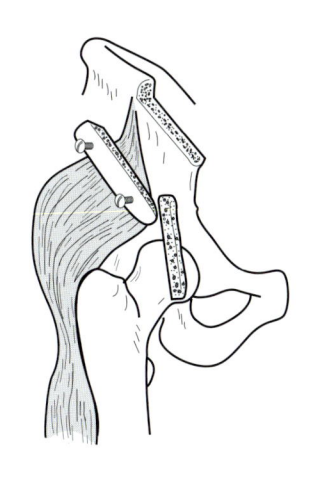

有柄骨移植術
大腿筋膜張筋や中殿筋が付着した状態の腸骨片を移植

図1.6.6　骨移植術

c 骨切り術
変形の矯正，関節適合性の改善（関節機能再建術）を目的とします。
比較的よく行われるいくつかの例をあげておきましょう。

- 内反肘 → 上腕骨顆部骨切り術
- 臼蓋形成不全 → 骨盤骨切り術
- 変形性股関節症 → 内反または外反骨切り術
- 変形性膝関節症 → 脛骨高位骨切り術
- 内反足変形 → 矯正骨切り術

I 医学総論

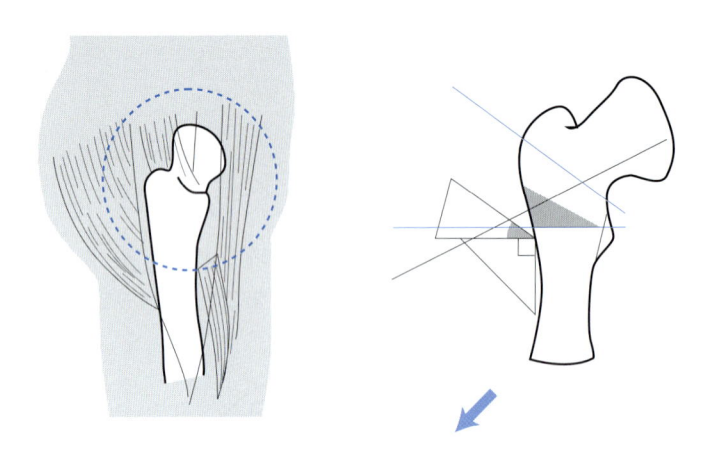

骨切り線を決める

Kirschner 鋼線刺入,
X線コントロール,
骨切り線マーク,骨
切り線の近位と遠位
に前方よりKirschner
鋼線を2本刺入する

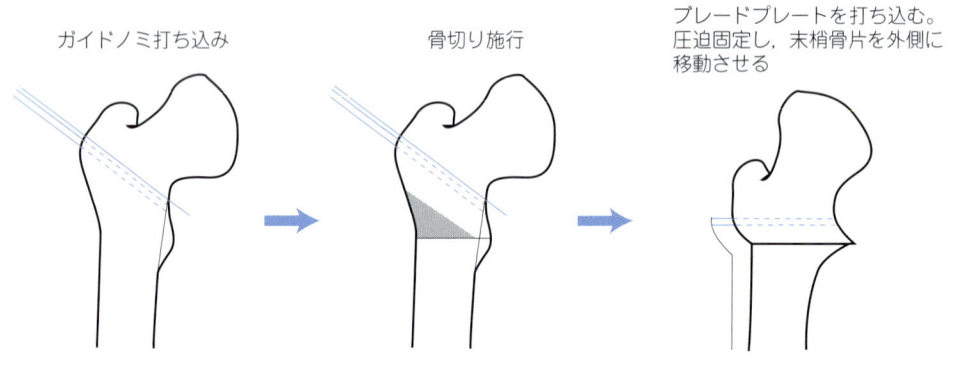

ガイドノミ打ち込み　　骨切り施行　　ブレードプレートを打ち込む。
圧迫固定し,末梢骨片を外側に
移動させる

図1.6.7　骨切り術（股関節外反骨切り術）

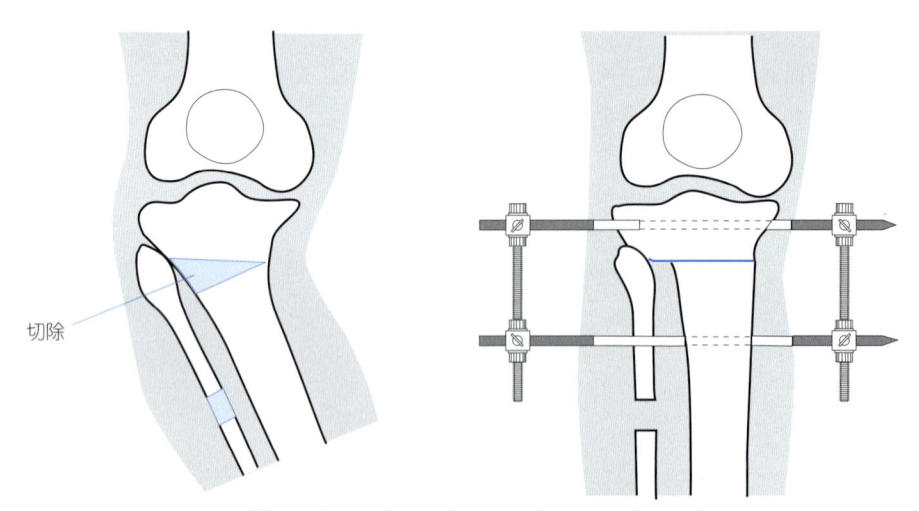

切除

骨片（　）を摘出し,プレートや創外固定などで固定
図1.6.8　骨切り術（脛骨高位骨切り術）

d　骨接合術
骨折に対する観血的整復内固定術
▶主な固定材料
　Kirschner鋼線，螺子 screw，プレート，髄内釘 Küntscher intramedullary rod など
　創外固定　→　解放骨折
　引き寄せ締結法 tension band wiring　→　膝蓋骨骨折
　四肢延長術　→　大腿骨で1cmの延長に平均36日

6　関節の手術

a　滑膜切除術 synovectomy
結核性関節炎，化膿性関節炎，関節リウマチなどによる病変があった場合，滑膜の摘出手術を行います。

b　関節固定術
可動域は消失しますが，除痛や支持性が得られます。良肢位固定が求められます。

c　関節形成術 arthroplasty
▶機能再建術として関節全置換術
変形性膝関節症，変形性股関節症に主に行われます。肘関節にも行われますが，他の部位では術後成績はまだよくありません。
▶人工関節置換術の適応
手術の最終手段として考えるべき方法でしょう。60歳以上の高齢者，日常生活の障害が高度な人，感染がないこと，末期関節症の患者，などのケースが適応の対象となります。
▶人工関節置換術の合併症
　感染
　　→　異物である大きな人工物を使用し，手術侵襲が大きくなるので，感染の危険性が高くなります。これを防ぐために無菌室が必要になります。早期感染，晩期感染があります。
　破損，ゆるみ
　　→　金属コンポーネントの疲労による破損，骨とセメントの間，骨と人工関節の間，ポリエチレン摩耗粉，金属摩耗による骨融解などが生じます。

CHART　7

汚染された組織は，débridement する
人工関節置換術では，感染に十分注意する

Ⅰ　医学総論

7　関節鏡視下手術

関節鏡，テレビシステムの進歩により，近年非常に普及しています。

▶利　点
手術侵襲が少なく，入院期間も短く，社会復帰が早くなります。感染の危険性も少なくなりました。
▶欠　点
特殊な手術器具を必要とします。手術手技に熟練性を要します。
▶適　応
主に膝関節手術に適応。以前は診断のために行われることが多かったのですが，現在は治療手段として非常に有効な方法となっています。膝関節以外，股関節，肘関節，手関節，肩関節にも適応，最近は小関節にも利用されています。

CHART　8

関節鏡視下手術は，患者の退院と社会復帰が早い

8　手術材料

◎生体材料：生物学的に異物反応が少なく，危険性の少ない物質です。
　ステンレス，バイタリウム〈Co-Cr-Mo合金〉，チタン，セラミック，超高分子ポリエチレン〈UHMWPE〉，骨セメント（ポリメチルメタクリレート〈PMMA〉）

9　マイクロサージャリー microsurgery〈顕微外科，微小外科〉など

微小血管縫合，微小神経縫合などがあります。

▶適　応
　→　切断肢，切断指の再接着。再接着可能な阻血時間は常温下で6時間です。受傷後直ちに冷却した場合は，12〜24時間といわれますが，切断状況にもよります。
再接着術の基本：創の洗浄，切断肢の灌流，骨の固定，動脈吻合（血行再開），静脈吻合，筋・腱・神経縫合，皮膚縫合
　→　有茎骨移植や皮弁または筋肉移植（血管柄付き移植 living graft），趾移植術，皮弁移植としては，鼠径皮弁，三角筋皮弁，下腹壁皮弁などが，筋肉を含めた場合は広背筋皮弁などがあります。骨移植としては，腓骨，肋骨，肩甲骨，腸骨などを用います。

6 治療

リハビリテーション

リハビリテーションは，主に傷害された部位の機能回復目的にて行われます。

1 理学療法

a 物理療法 physical therapy
物理刺激に対する生体の反応を利用して機能の回復を図ります。
▶種　類
電磁波，電気（低周波），高周波（極超短波），光線（赤外線，紫外線，低出力レーザー治療），超音波，温熱（ホットパック，パラフィン浴），寒冷（氷，低温ガス），水，牽引，その他（マッサージ，指圧など）
▶生体反応
神経刺激，筋収縮，組織温上昇，血管拡張，血流増加，代謝亢進，軟部組織弾性増加，白血球遊走能亢進，殺菌
▶臨床効果
鎮痛，鎮静，筋力増強，痙性軽減，瘢縮軽減，筋再生，運動機能回復，可動域拡大，柔軟性増加，創傷治癒

b 運動療法
運動・動作の回復や獲得，廃用症候群の予防，体力の維持・回復・増進などの目的で行います。可動域訓練，筋力増強訓練，ストレッチング，持久性訓練，腰痛体操（Williams法），肩関節周囲炎に対するCodman体操などがあります。
▶運動療法を安全に効果的に行うための原則
　　→　過負荷，漸進性，反復性，個別性の4点
①関節可動域訓練（他動的，自動的，自動介助）
②筋力増強訓練
　最大筋収縮の大きさ：遠心性収縮＞等尺性収縮＞求心性収縮
　最大筋力の20％以上の筋収縮を行わないと，筋力は徐々に低下します。
　1週間筋収縮を行わないと，筋力は10〜15％低下します。
　筋パワーは高負荷・少ない反復回数でも，低負荷・多い反復回数でも，疲労するまで素早い運動を繰り返すことで増強します。
　筋持久力は，中程度の負荷運動を繰り返すことで増強します。
　筋力を保持するためには，最大筋力の20〜35％の筋収縮が必要です。
　筋力増強のためには1日おき，または週4,5日の頻度で最低6週間の訓練が必要とされます。
③ストレッチング
　可動域改善，柔軟性の維持，拘縮予防，筋・骨格系の損傷予防などが目的です。
④持久性訓練
　大きな筋群を用いたランニング，水泳，自転車などが望ましいでしょう。

Ⅰ　医学総論

　有酸素能力向上のためには最大酸素摂取量の60〜70％，または最大心拍数（220－年齢）の70〜80％の運動強度の運動を1回につき15〜45分間，週3回以上，数週から数か月続ける必要があるといわれています。
⑤協調性訓練
　疲労を避け，正しい運動パターンをゆっくりと繰り返すことが求められます。
　固有受容性神経筋促通法 proprioceptive neuromuscular facilitation〈PNF〉
⑥日常生活動作〈ADL〉訓練

c　作業療法
　社会復帰を考え，個別にプログラムが組まれます。

> **CHART　9**
>
> 物理療法として，電気，温熱がよく用いられ，これ自体に鎮痛効果もある
> 感染源に温熱を加えていけない
> 運動療法の中心は，筋力増強訓練である

🏉 ハーフタイム 🫖

再接着はよけいなお世話？
　ここ20年，マイクロサージャリーの進歩は素晴らしいものがあります。労働災害などにより切断された指も条件がさほど悪くなければ再接着が可能であり，しかもこれらの技術は特殊なものではなくなりつつあります。でも何でもかんでもつなげば良いというものではありません。
　数年前のことです。災害事故で示指と中指を切断，しかし再接着にて両方の指が残った患者さんが来院されました。関節可動域は悪いものの，みてくれはなんとか，指はしっかりあります。でも「示指の方は邪魔。切り取ってくれ」と。そうなんです。手指をよく使う患者さんにとっては，ときにただの棒指になった示指は仕事上邪魔なんです。ドクターは指をつなげて喜んでいる場合ではない，患者さんのニーズに答える治療をすべきなんですね。
　そうそう，小指をDIP関節で「落とし前」をつけてきた「こわいお兄さん」に断端形成をすることもありますが，中には「先生，自分じゃ指落とせないから，お願い！麻酔かけて痛くないように指切って！」というヤクザやさんもたまにはいます。もちろん切り落とす？　ウソです。私，治すのが稼業ですから。

切　断

1 四肢切断の要因

▶血行障害
閉塞性血栓血管炎〈Buerger 病〉，閉塞性動脈硬化症〈ASO〉，外傷による血管損傷
▶腫　瘍
骨肉腫や軟部悪性腫瘍
▶感染症
ガス壊疽，慢性骨髄炎の難治例
▶外　傷
広範な組織欠損や挫滅
▶先天奇形
先天性絞扼輪症候群
　→　高齢者の閉塞性動脈硬化症，糖尿病による血行障害による切断が増加

2 切断術

血行障害がある下腿切断では，後方皮弁を大きく取ります。
神経は，切断端が筋の中に埋没するようにします。
筋形成術　→　筋の断端処理をきちんとしておかないと，切断部の筋は退縮し切断端に骨の断端が触知され，痛みを生じ，義肢のコントロールも困難となります。

3 断端の合併症

不良切断，幻肢痛（切断された四肢がまだあるように感じ，その部位を痛がる），骨断端の過成長，断端部の皮膚障害などが生じます。

4 義肢の装着訓練

関節の拘縮防止，筋力強化，装具のフィット感などのために，装着訓練はできるだけ早期から行います。

CHART 10

糖尿病や血管炎，動脈硬化などの血行障害に切断が多い
悪性腫瘍による切断は，減少している

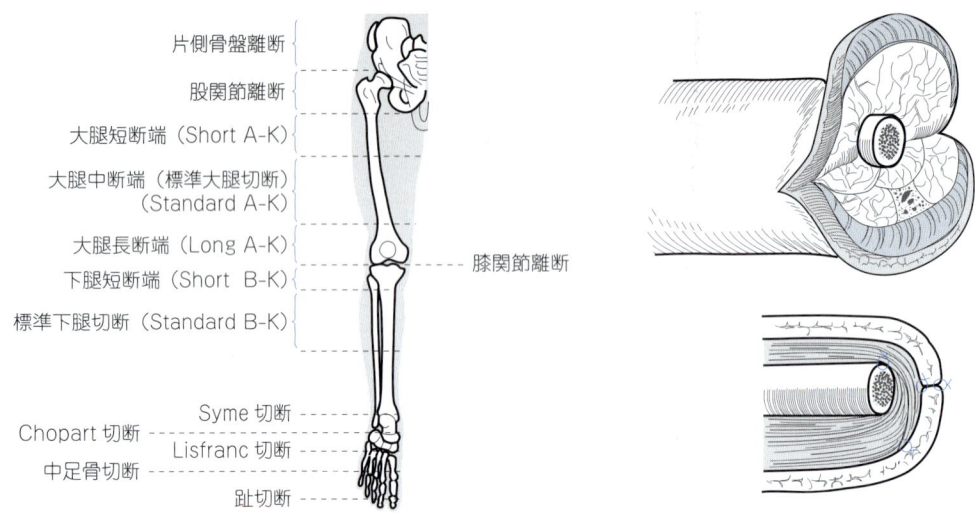

I 医学総論

図1.6.9 切断部位
- 片側骨盤離断
- 股関節離断
- 大腿短断端（Short A-K）
- 大腿中断端（標準大腿切断）(Standard A-K)
- 大腿長断端（Long A-K）
- 下腿短断端（Short B-K）
- 標準下腿切断（Standard B-K）
- 膝関節離断
- Chopart 切断
- Syme 切断
- Lisfranc 切断
- 中足骨切断
- 趾切断

図1.6.10 断端形成術

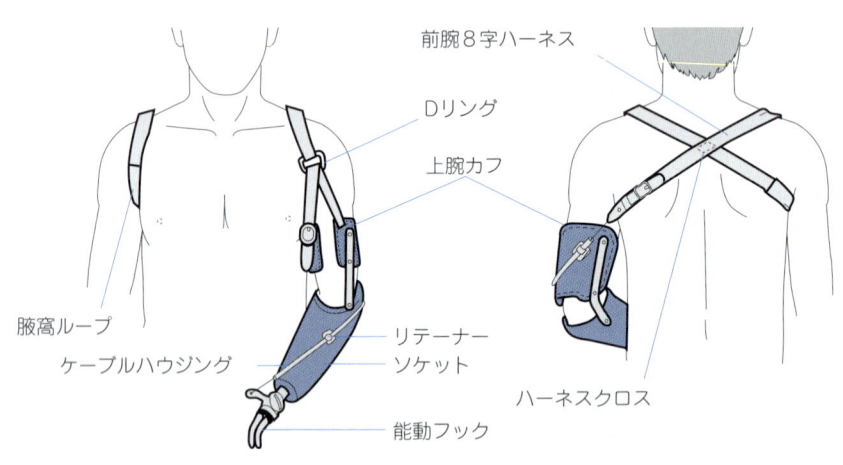

図1.6.11 義手
- 前腕8字ハーネス
- Dリング
- 上腕カフ
- 腋窩ループ
- ケーブルハウジング
- リテーナー
- ソケット
- 能動フック
- ハーネスクロス

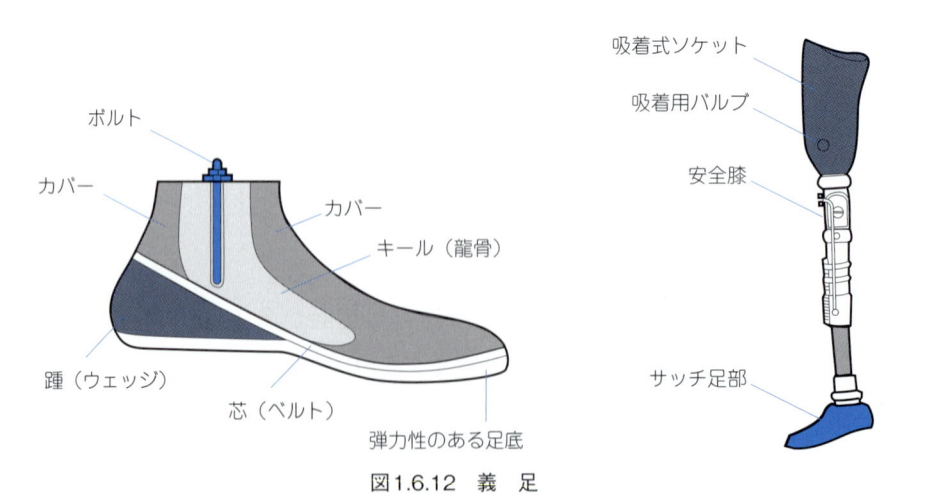

図1.6.12 義足
- ボルト
- カバー
- カバー
- キール（龍骨）
- 踵（ウェッジ）
- 芯（ベルト）
- 弾力性のある足底
- 吸着式ソケット
- 吸着用バルブ
- 安全膝
- サッチ足部

ハーフタイム

何であろうと大病院は大病院？

　ある小さなアルバイト病院で，大きな手術を要する患者さんに，30分以上かけて一生懸命治療の説明を行いました。そうすると，『こんな小さな病院でそんな手術を受けてたまるか，もう一度別の大きな病院で診てもらおう』と，患者さんは内心密かに思って，「○○大学に知り合いの先生がいるのでそちらで診てもらいます。すいませんが紹介状を書いていただけますか」と言われました。こういうとき，私は素直に紹介状を書きます。決して渋ってではありません。無理に手術を薦めたり，転院を嫌がったりすると後でしっぺ返しというか，ろくなことがおきないとも限らないからです。

　しばらくして，大学病院で外来診察をしているときのことでした。久しぶりに比較的早く外来診療が進み，もう終わろうとしているとき，看護師さんが「先生，よそで手術を薦められた患者さんが，そこは信用できないから，ここで専門の先生に診てもらいたくて来ているのですが，分野は今日の外来では先生の領域ですので時間外ですけど，（診療に）回していいですか」と，きました。正直言って時間外の初診はせっかく外来が終わろうとしているときは，すごく嫌なことがあるのですが，『頼まれればしょうがない，今日はまだ時間があるからいいか』などと安請け合いしました。患者さんが入ってきて「どうなさいましたか」と振り向けば，なんと，かの患者さんが……。バツが悪いのはどちらでしょうか。

Check Test

☐ 1	受傷10時間後の開放骨折では開放創内のdébridementを行う。	○	
☐ 2	人工膝関節置換術は，化膿性膝関節炎の治癒後に施行できる。	×	感染再発の危険性が高い
☐ 3	人工膝関節置換術は，術後には日本式正坐ができる。	×	関節可動域は0〜110°ぐらい
☐ 4	人工膝関節置換術は，晩期合併症としてゆるみがある。	○	
☐ 5	自家骨移植には，腸骨が好んで用いられる。	○	腸骨，脛骨，腓骨の順である
☐ 6	変形性膝関節症では，手術に骨切り術が用いられる。	○	高位脛骨骨切り術が用いられる
☐ 7	大腿骨頭すべり症では，手術に骨切り術が用いられる。	○	
☐ 8	大腿骨頸部骨折では，手術に骨切り術が用いられる。	×	人工骨頭や整復固定術
☐ 9	外反母趾では，手術に骨切り術が用いられる。	○	
☐10	内反肘では，手術に骨切り術が用いられる。	○	
☐11	膝関節離断は侵襲が少ないので，小児の下腿悪性腫瘍ではよく行われる。	×	主に膝上部の大腿切断がよく行われる
☐12	下肢の循環障害に対する切断は，Lisfranc関節で行われることが多い。	×	中足骨部切断がよく用いられている
☐13	大腿の短断端は，屈曲・外転拘縮の傾向がある。	○	切断直後より拘縮の予防が重要
☐14	膝蓋骨骨折では，引き寄せ締結法を行う。	○	
☐15	脛骨内果骨折では，海綿骨ねじ固定を行う。	○	
☐16	上腕骨外顆骨折では，Kirschner鋼線固定を行う。	○	
☐17	大腿骨顆部骨折では，Küntscher髄内釘法を行う。	×	nail-plate，ねじ固定が有効
☐18	大腿骨頸部外側骨折では，Ender釘法を行う。	○	最近，本法は非常に減っている
☐19	骨折の牽引療法は，成人長管骨骨幹部横骨折が最もよい適応になる。	×	髄内固定などの手術療法が行われている
☐20	骨折の牽引療法は，高齢者の大腿骨頭部内側骨折の治療に広く用いられる。	×	積極的な手術療法による早期離床が望ましい
☐21	骨折の牽引療法は，幼児大腿骨骨幹部骨折では介達牽引がよく用いられる。	○	保存的牽引治療が主である
☐22	骨折の牽引療法において，頸椎脱臼骨折の整復にはGlisson牽引が最も有効である。	×	Crutchfield直達牽引による整復が最も有効である
☐23	運動療法は，関節拘縮の矯正に効果がある。	○	
☐24	徒手筋力1の筋力増強として，等尺性抵抗運動は適切である。	×	抵抗運動は無理
☐25	徒手筋力3の筋力増強として，自動介助運動は適切である。	×	自動介助運動は普通MMT 2の症例に適応する
☐26	徒手筋力4の筋力増強として，等運動性運動は適切である。	○	等運動性運動は筋力増強，持久力増大にかなり有効である
☐27	徒手筋力5の筋力低下防止として，他動運動は適切である。	×	徒手筋力5では，漸増抵抗運動が有効である
☐28	膝関節前十字靱帯損傷の靱帯再建術を行った後，初めに行う運動療法は，漸増抵抗運動である。	×	
☐29	膝関節前十字靱帯損傷の靱帯再建術を行った後，初めに行う運動療法は，伸張運動である。	×	
☐30	膝関節前十字靱帯損傷の靱帯再建術を行った後，初めに行う運動療法は，等張性運動である。	×	等張性運動は関節を動かす運動で，再建靱帯に負担をかけるため行わない

6 治療

Check Test

- ☐31 膝関節前十字靱帯損傷の靱帯再建術を行った後，初めに行う運動療法は，等尺性運動である。 ○ 等尺性運動は関節を固定して筋力を強化する運動。大腿四頭筋を中心とした等尺性運動を初めに行うべきである
- ☐32 知覚低下に対して，温熱理学療法は有効である。 × 熱傷を生じる危険がある
- ☐33 動脈閉塞に対して，温熱理学療法は有効である。 × 壊死を早めることがある
- ☐34 骨萎縮に対して，温熱理学療法は有効である。 ○ 血流の改善を図る
- ☐35 筋緊張亢進に対して，温熱理学療法は有効である。 ○ 筋の緊張が軽減する
- ☐36 関節拘縮に対して，温熱理学療法は有効である。 ○ 関節は動きやすくなる
- ☐37 第12胸髄完全損傷で，急性期を過ぎてから行うべきリハビリテーションプログラムは，プッシュアップ訓練である。 ○ プッシュアップは褥瘡予防，移動手段として必要な動作である
- ☐38 第12胸髄完全損傷で，急性期を過ぎてから行うべきリハビリテーションプログラムは，下肢関節拘縮予防訓練である。 ○ ベッド上で拘縮予防の関節運動や hamstring のストレッチングを行う
- ☐39 第12胸髄完全損傷で，急性期を過ぎてから行うべきリハビリテーションプログラムは，短下肢装具歩行訓練である。 × Th_{12} 以下の損傷では，立位・歩行訓練は不能である
- ☐40 下肢手術後の患肢のリハビリテーションにおいて，大腿骨の高位切断症例では，外転屈曲拘縮を予防することが必要である。 ○ 外転，外旋，屈曲位拘縮が起きやすい
- ☐41 下肢手術後の患肢のリハビリテーションにおいて，股関節手術後の静脈血栓症には，安静と下肢高挙がまず必要である。 ○ CPMによる他動運動も行う
- ☐42 下肢手術後の患肢のリハビリテーションにおいて，下肢のギプス固定中は筋力増強訓練〈muscle setting exercise〉を行わない。 × 近年，筋力増強訓練はギプス装着直後できるだけ早期から行う
- ☐43 25歳の男性。バイクで走行中転倒した直後，強い後頸部痛と四肢のしびれとを訴えて救急外来を受診した。まず，行うべき頸椎画像検査は，臥位X線単純撮影である。 ○ 少なくとも正面，側面の2方向を撮影すべきである
- ☐44 25歳の男性。バイクで走行中転倒した直後，強い後頸部痛と四肢のしびれとを訴えて救急外来を受診した。まず，行うべき頸椎画像検査は，前・後屈X線単純撮影である。 × 外傷急性期には禁忌。二次的な頸髄損傷を起こし，呼吸停止などの重篤な合併症の原因になる

Ⅱ 疾患総論

1　感染症　　　　　　　　　　　　　45
2　リウマチおよび類似疾患　　　　54
3　慢性関節疾患および類似疾患　　64
4　血行障害および類似疾患　　　　70
5　先天性疾患（骨系統疾患・先天異常）　75
6　代謝性疾患　　　　　　　　　　81
7　骨・軟骨腫瘍と類似疾患　　　　86

1 感染症

近年，MRSA〈メチシリン耐性黄色ブドウ球菌〉など，抗生物質耐性の感染症が問題となっています。

骨髄炎 osteomyelitis

▶血行性感染
開放骨折や手術後に続発するケースもあります。

1 急性化膿性骨髄炎

小児の血行性骨髄炎は，骨幹端部に好発します。
膿瘍，腐骨，瘻孔を形成します。

▶乳児の化膿性股関節炎
股関節は骨幹端部が関節内にあるため，骨幹部の起炎菌が関節内に波及します。

▶起炎菌
黄色ブドウ球菌がほとんどです。外傷などでは，大腸菌や緑膿菌などのグラム陰性桿菌の増加がみられます。

▶症状・診断
発熱，全身倦怠感，疼痛，熱感，発赤，腫脹などの炎症症状がみられます。幼少児では，疼痛のため，患肢を動かさないようにしており，他動的に動かすととても痛がります。
化膿性脊椎炎では，激しい腰背部痛があります。
赤沈亢進や CRP 亢進，白血球増多などの炎症所見がみられます。

▶X線所見
乳児では発症後約5日，学童期では1～2週にて感染局所の骨萎縮や骨幹端部に骨膜反応がみられます。
　→　骨吸収，骨破壊，腐骨，硬化像
早期診断には，MRI，骨シンチグラフィが有用です。

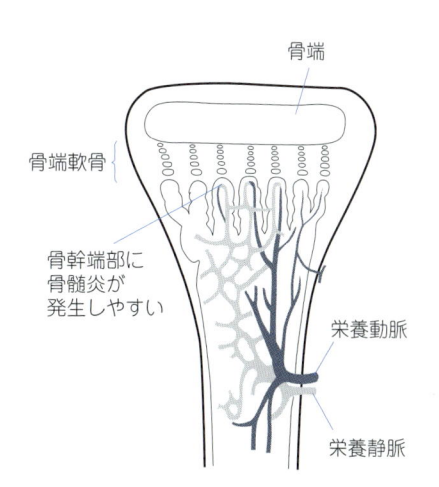

図2.1.1　小児の骨の血管支配と骨髄炎発生の部位

Ⅱ　疾患総論

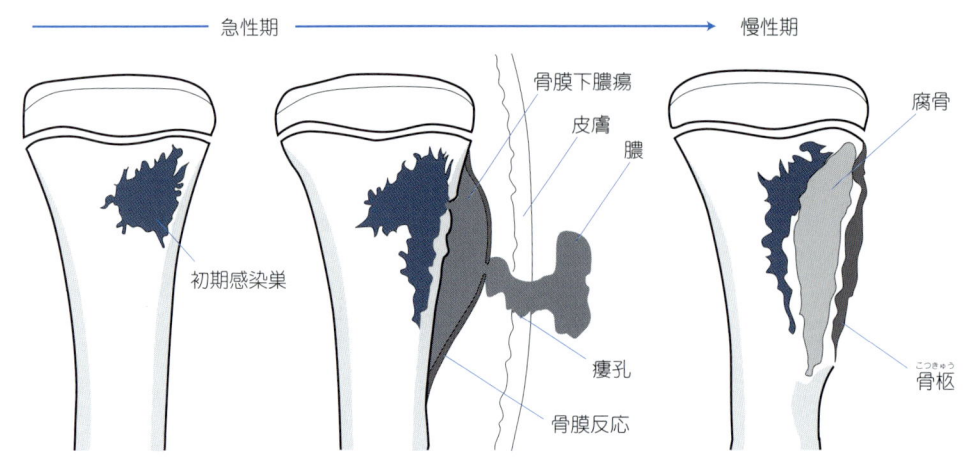

図2.1.2　急性化膿性骨髄炎の経過

2 慢性化膿性骨髄炎

　化膿性骨髄炎は慢性化しやすく，いったん慢性化すると長年にわたり再燃を繰り返すことが多くなります。細菌培養は，陰性のことも多いです。
▶X線所見
　骨萎縮，硬化，骨膜反応，腐骨などが混在しています。
▶診　断
　急性化膿性骨髄炎の既往がないときには，骨腫瘍，骨結核，骨梅毒，疲労骨折などを疑い，必要に応じて，骨シンチグラフィ，血管造影，生検などを行います。
▶合併症
　脚長差，変形，瘻孔，皮膚癌（長年にわたる瘻孔部位に扁平上皮癌），拘縮，強直，病的骨折，アミロイドーシス

3 骨髄炎の治療

a　安　静
　ギプスまたはシーネ固定

b　抗生物質投与
　点滴静注が望ましいです。血液データが正常化してもさらに約2週間，抗生物質は投与しておいた方がよいでしょう。再発防止のために，6週間，内服投与を行います。
　骨組織内の抗生物質の濃度は，血中濃度の30〜40％程度です。

c　外科的治療
　切開排膿，持続洗浄を行います。
　慢性例では腐骨摘出，病巣掻爬。骨欠損例には骨移植，軟部組織欠損例には軟部組織移植を行います。

1 感染症

　乳児急性化膿性股関節炎では，骨頭壊死を防ぐために早期に関節包を切開し，排膿することが大切です。
　慢性骨髄炎に対するPapineau（パピノ）法　→　徹底した病巣掻爬，開放療法
　ときに機能を考えて切断術を施します。

d　高圧酸素療法
　嫌気性菌感染の治療に用いられます。

> CHART 11
>
> 乳児の急性化膿性股関節炎は，黄色ブドウ球菌が原因となることがほとんど。早期の排膿を要する
> MRSAなど耐性菌に注意，使用薬剤は慎重に選ぶ

慢性骨髄炎の特殊型

1 Brodie骨膿瘍

　血行性化膿性骨髄炎の特殊型。多くは長年にわたり無症状であったものが，重圧感や疼痛をもって初めて診断されます。大腿骨遠位や脛骨近位の骨幹端に多く生じます。起炎菌が黄色ブドウ球菌であることが多いです。
▶X線所見
　単純X線像では，境界明瞭な透亮像を呈し，辺縁は硬化像がみられます。
▶鑑別診断
　類骨骨腫，骨巨細胞腫，好酸球性肉芽腫，骨結核

2 Garré（ガレー）硬化性骨髄炎

　硬化病変が骨幹端を中心に広範囲にみられます。膿瘍を形成することはほとんどありません。
▶鑑別診断
　疲労骨折，骨肉腫

3 感染性偽関節

　開放骨折などで感染を生じたときには，病巣掻爬などを行わなければなりませんが，それにより広範囲に骨が欠損したり，軟部組織の欠損や瘢痕を伴うことがあります。その治療は難しく，ときに偽関節を生じます。血管柄付き骨移植・皮膚移植などが行われます。

Ⅱ　疾患総論

骨関節結核

結核は近年，新登録患者数・罹患率が増加傾向にあり，特に高齢者中心にまだまだ危険な疾患の一つとして注意が必要です。

骨関節結核は脊椎，股関節，膝関節に好発します。

▶風棘 spina ventosa

手足の指骨，中手骨，中足骨が結核に侵されます。

1 結核性脊椎炎 tuberculous spondylitis

腰椎，胸椎，特に胸・腰椎移行部に好発します。

運動痛，局所の圧痛，脊柱の不撓性などがみられます。

▶小児の Pott の 3 徴候

亀背，冷膿瘍，脊髄麻痺

成人発症の結核性脊椎炎では，著明な亀背形成はありません。

▶X 線所見

椎体前縁の骨萎縮と吸収像がみられます。

椎間板の狭小化　→　罹患椎体の癒合

▶鑑別診断

骨腫瘍や癌の転移では，椎体は破壊されても椎間間隙は保たれます。

▶流注膿瘍

結核の膿瘍が腰筋に沿って沈下してきて，X 線上，腸腰筋陰影が非対称にぼやけてみえます。

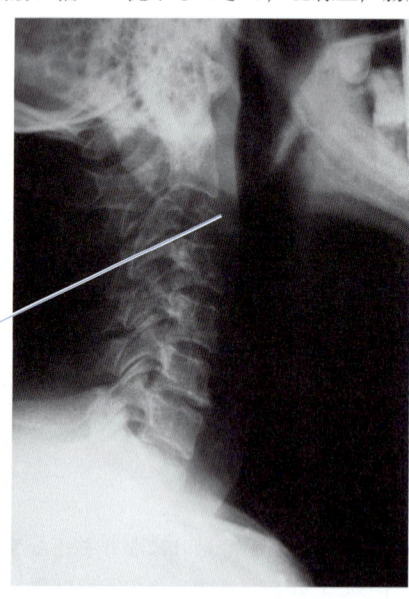

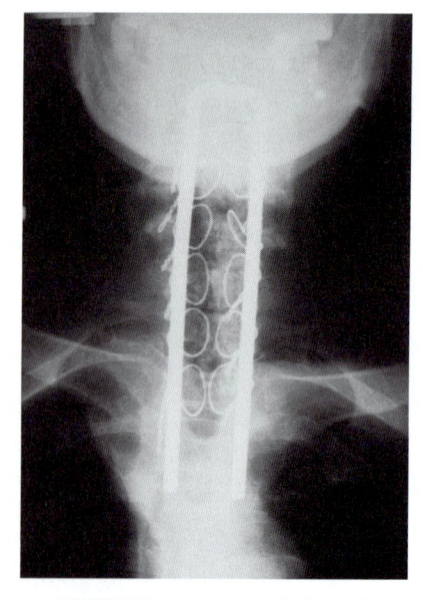

C₃ にて亜脱臼，骨溶解

病巣掻爬後，instrument による固定

図2.1.3　結核性脊椎炎・X 線像

2 関節結核 joint tuberculosis

▶小児の股関節結核
　随意性跛行が特徴
　　→　ごく初期に患児は無意識に跛行を呈しますが，注意すると正常に戻ります。
▶膝関節結核
　粘膜型，肉芽型
▶白　腫
　肉芽型では，関節は腫脹しますが，発赤，熱感は伴わず皮膚が浮腫状，蒼白色を呈し静脈の走行がみえます。
▶結核性腱鞘炎
　近年，核酸増幅法〈PCR法〉で早期診断が可能です。
▶病理組織像
　結核結節が特徴的。中心部に乾酪巣（エオジン濃染），周囲を類上皮細胞やLanghans巨細胞が取り囲みます。抗酸菌染色にて結核菌を証明します。非定型抗酸菌感染症でも同様の所見です。
▶治　療
　安静，栄養，抗結核薬の投与（イソニアジド，リファンピシン，ストレプトマイシンあるいはエタンブトールの三者併用）
　十分な化学療法下の病巣郭清，関節固定術，滑膜切除術，脊椎固定術などを施します。

非定型抗酸菌症

魚の棘や釣り針が刺さった後に *mycobacterium marinum* などの感染が報告されています。

骨関節梅毒

▶パロー仮性麻痺 Parrot pseudoparalysis
　生後2〜3か月，梅毒性病変の疼痛のため，患児は上肢を動かさなくなります。
▶Clutton joint
　小児梅毒の中で，両側膝関節の腫脹と関節水症をこのように呼びます。発赤，熱感，疼痛はありません。
▶先天梅毒3徴候〈Hutchinson triad〉
　実質性角膜炎，難聴，半月状切歯
　小児で骨や関節の破壊をみるときには，先天性梅毒を考慮します。
▶ゴム腫性関節炎
　後天性梅毒では，一側のゴム腫性の関節水症を生じることがありますが，結核と異なり疼痛を訴えることは少ないです。

Ⅱ 疾患総論

感染性関節炎

血行性感染，周囲の感染からの波及，開放骨折，手術，関節内注射などから生じます。

1 化膿性関節炎

起炎菌は，黄色ブドウ球菌が最も多いのですが，開放損傷後ではグラム陰性桿菌が増加しています。
乳児化膿性股関節炎では，貯留した膿などで関節包が拡大し，病的脱臼や大腿骨頭の変形が生じます。

▶ X線所見
軟骨下骨層の萎縮，関節面の不整像，初期には関節裂隙が拡大してみえることがあります。
　→ 虫食い像，骨破壊，関節裂隙の狭小

▶ 診 断
発赤，発熱，疼痛，腫脹，赤沈亢進，CRP亢進などの炎症症状
関節液の白血球は50,000/mm^{3}以上と増えますが，糖値は10 mg/dl以下と下がります。

▶ 治 療
早期治療が大切です。特に小児の化膿性股関節炎では，早期の切開排膿が重要です。持続洗浄を行っているときは，細菌培養が連続して3日間陰性になってから抜去します。
外科的治療と同時に感受性のある抗生物質の投与を行います。

2 淋菌性関節炎

膝・肘関節に多く出現します。滑膜の腫脹が著しい割に関節液の貯留は少ないです。

3 結核性関節炎

　（p.215参照）

4 真菌性関節炎

増加傾向にあります。*Candida*，*Coccidioides*，*Sporotrichum* などが関節炎を起こします。

5 スピロヘータ関節炎

ダニによるLyme病ともいわれています。

CHART 12

化膿性疾患は減っているが，結核はまだまだ恐い疾患
感染が治まった後は，拘縮・強直を残すことが多い

人工関節置換術後の感染

人工関節置換術は手術療法の最終手段でもあり，感染を起こすと抜去せざるを得なくなり，大きな問題となります。

発生頻度は1～3％。数回の手術例，他の感染源がある症例，関節リウマチの例に多くみられます。術前の静止感染も問題となります。

起炎菌は，黄色ブドウ球菌，表在性ブドウ球菌が多いです。

▶診　断

一般に炎症所見がみられますが，抵抗力が減弱している患者では，発赤などがみられないことがあります。

▶X線所見

人工関節のゆるみ loosening，限局性の虫食い像や骨萎縮などがみられます。

▶治　療

抗生物質投与などによる保存療法は無効で，早期に関節を切開し，débridement や持続洗浄を必要とする場合が多くなっています。loosening がみられるときには，人工関節の抜去や骨セメントの抜去を要します。

▶人工関節抜去後

装具療法，関節固定術，切断術，再置換術などを施します。

再置換術は炎症が治まった後に，8週間前後で行われることもありますが，感染が再発することもあります。

MRSA〈メチシリン耐性黄色ブドウ球菌〉感染

MRSA 感染症では MRSA の病原性の強弱より，菌量が重要な意味をもちます。その意味で，医療従事者の手洗いの繰り返しは重要です。

入院中の抵抗力の弱った患者，褥瘡，開放創，手術創の哆開などにみられます。院内感染の代表選手といえるでしょう。

抗生物質としてバンコマイシン〈VCM〉が有効ですが，最近はこれも効かない耐性菌が出現しています。

その他

1 破傷風

診察後24時間以内に保健所に届け出る義務があります。

開口障害（牙関緊急），全身の横紋筋の強直とけいれん，後弓反張などがみられます。

2 ガス壊疽

泥で汚染された創より感染します。*Clostridium* 属の嫌気性菌が起炎菌です。

創部の軟部組織内にガスを発生させるのが特徴です。毒素により筋肉は広範囲に壊死に陥ります。圧迫すると握雪感があり，捻髪音が聞こえます。生命の危険を伴います。

直ちに汚染創に切開を加え，開放創とします。可能な限り高圧酸素療法を行います。

3 壊死性筋膜炎

熱傷，挫滅創などから生じることが多く，急速に進行することが多くなっています。下肢に多く発症します。

糖尿病患者や薬物中毒患者に比較的多くみられます。

皮膚が壊死に陥り，さらに壊疽を生じることが蜂巣炎と異なります。

> **CHART 13**
> 人工関節の合併症として，最も問題となるのは，ゆるみと感染

1 感染症

Check Test

☐ 1 乳幼児の化膿性骨髄炎は，成人に比べて多発しやすい。 ○
☐ 2 乳幼児の化膿性骨髄炎は，骨幹に初発し，骨幹端に波及する。 ×
☐ 3 乳幼児の化膿性骨髄炎は，しばしば敗血症を合併する。 ○
☐ 4 急性化膿性骨髄炎では，起炎菌は黄色ブドウ球菌が最も多い。 ○ 最近，グラム陰性菌の症例が増えている
☐ 5 急性化膿性骨髄炎は，学童期では長管骨の骨端部に初発することが多い。 × 定型的症例は，長管骨の骨幹端に初発して骨幹部に拡大するものである

☐ 6 慢性化膿性骨髄炎では腐骨がみられる。 ○
☐ 7 慢性骨髄炎は，Ewing 肉腫に最も類似したX線所見を呈する。 ○
☐ 8 Brodie 膿瘍は，急性期を欠き，潜行性に経過する。 ○
☐ 9 Brodie 膿瘍は，四肢長管骨の骨幹端に好発する。 ○
☐10 Brodie 膿瘍は，X線写真で周囲に骨硬化像を伴う円形の透明巣を示す。 ○ 境界鮮明で周辺に軽度の骨硬化陰影を伴う骨透明巣を示す
☐11 Brodie 膿瘍は，病的骨折を起こしやすい。 × 起こしやすいとはいえない
☐12 Brodie 膿瘍は，夜間痛が特徴的症状である。 × 夜間痛があるのは，股関節結核や類骨骨腫である

☐13 乳児性化膿性股関節炎では病的脱臼がみられる。 ○
☐14 化膿性膝関節炎の活動期では骨性強直がみられる。 × 関節裂隙の狭小化，軟骨下骨の吸収・破壊像がみられる
☐15 化膿性膝関節炎では関節の持続洗浄を行う。 ○
☐16 化膿性膝関節炎では抗菌薬の全身投与を行う。 ○
☐17 化膿性膝関節炎では人工膝関節全置換術を行う。 × 感染急性期には人工膝関節全置換術は禁忌である

☐18 結核性関節炎では，単関節炎型が大部分を占める。 ○ 結核性関節炎は90％が単発型
☐19 結核性関節炎は，仙腸関節に好発する。 × 股関節，膝関節に好発する
☐20 結核性関節炎は，安静時にも激しい関節痛が持続する。 × 疼痛は鈍く徐々に始まる
☐21 腰椎カリエスは，腸腰筋内に膿瘍を形成しやすい。 ○
☐22 胸椎カリエスによる圧迫性脊髄麻痺を Pott 麻痺と呼ぶ。 ○
☐23 圧迫性脊髄麻痺に対して，観血的治療を行う。 ○
☐24 血行性骨髄炎で，X線写真上の骨変化が初めてみられるのは，発症後10日である。 ○ 発症後1～2週間で，小透明巣が骨幹端に出現，骨髄性骨新生も出現してくる

☐25 血行性骨髄炎で，X線写真上の骨変化が初めてみられるのは，発症後1か月である。 ×

2 リウマチおよび類似疾患

関節リウマチ rheumatoid arthritis〈RA〉

　関節リウマチは，多発性の関節痛と関節腫脹を主症状とする原因不明の破壊性，進行性の炎症性関節疾患です。滑膜炎から発症し，次第に関節軟骨や骨組織を破壊して，関節の変形と様々な程度の機能障害を起こします。

▶発生頻度

　有病率は 0.3 ～ 1.0 ％ で，30 ～ 60 歳代に多くみられます。患者は女性が多いです（約 80 ％）。

▶病理組織像

　典型的な滑膜像は，絨毛状増殖，滑膜表層細胞の増生とフィブリノイドの沈着，リンパ球（T 細胞が主）や形質細胞を主とする炎症性細胞の浸潤，リンパ濾胞（中心は主に B 細胞）の形成です。

　滑膜細胞は，主にマクロファージ系の M 型細胞が多く占めています。

　リンパ濾胞で産生される免疫グロブリンの 70 ～ 90 ％ は IgG です。

パンヌス pannus
　　→　関節軟骨表面に出現する炎症性肉芽組織です。
　　　　軟骨表面を侵食するとともに，骨髄内へも浸潤します。

▶病　因

　自己免疫疾患といわれています。家族内発生など遺伝的要因も関与？

1 症　状

a　関節症状

▶朝のこわばり morning stiffness

　RA の患者は，朝起きると手を中心に関節が硬くこわばって動かしづらいと訴えます。朝のこわばりの持続時間は，RA における活動性の指標の一つとなります。

▶罹患部位

　手の PIP，MP 関節，手関節，足指などに初発する場合が多いのですが，膝・肘関節に初発することもあります。重要な特徴は，両側性，左右対称性にみられることです。

　手の DIP 関節を侵すことはほとんどありません（参考：手の DIP 関節の変形は，退行変性疾患の一つである Heberden 結節）。

▶疼　痛

　すべての疼痛関節を点数化したものは，RA の活動指標の一つとなります。

▶腫　脹

　紡錘形となります。両側性が多く，特に手の PIP 関節にみられます。

▶関節動揺性
腫脹の持続や関節破壊のために，関節の動揺性がみられます。
▶ムチランス型RA
関節端が著しく吸収され，骨の欠損が大きく，関節の動揺性が顕著です。
▶関節可動域制限
初めは疼痛のために関節運動が制限されますが，次第に関節が破壊され，軟部組織が拘縮し，可動域が制限されていきます。
▶変　形
数々の特徴ある変形がみられます。
・手の尺側偏位 ulnar drift
　　→　MP関節で指が尺側に偏位します。全部の指が同じように傾きます。
・手の swan-neck deformity〈スワンネック変形〉
　　→　PIP関節が過伸展し，DIP関節が屈曲
・手の buttonhole deformity〈ボタン穴変形〉
　　→　PIP関節が屈曲し，DIP関節が過伸展。スワンネック変形とボタン穴変形は伸筋腱鞘，PIP関節に対するRA病変の滑膜への侵食の程度差によります。中央索または側索のどちらが優位に緊張しているかによります。
・足の変形　→　外反母趾 hallux valgus，槌趾 hammer toe，開張足 splay foot

表2.2.1　日本リウマチ学会による早期関節リウマチの診断基準

❶3関節以上の圧痛または他動運動痛
❷2関節以上の腫脹
❸朝のこわばり
❹リウマトイド結節
❺赤沈20mm以上の高値またはCRP陽性
❻リウマトイド因子陽性

以上6項目中3項目以上を満たすもの

b　関節以外の症状

▶発　熱
微熱の場合が多いです。
▶腱鞘炎
手根管症候群　→　増殖した腱鞘滑膜による侵食により正中神経が圧迫されます。
　小指・環指伸筋腱断裂
　　→　突出した尺骨端と腱鞘滑膜の侵食により第4，5指が次第に伸びなくなります。
▶リウマトイド結節
肘頭，後頭部など骨の突出した部分にできやすいです。
▶貧　血
鉄欠乏性貧血と異なり，不飽和鉄結合能はむしろ低いです。
▶アミロイドーシス amyloidosis
10年以上の症例に多く，下痢や蛋白尿を認めた場合はアミロイドーシスを疑います。

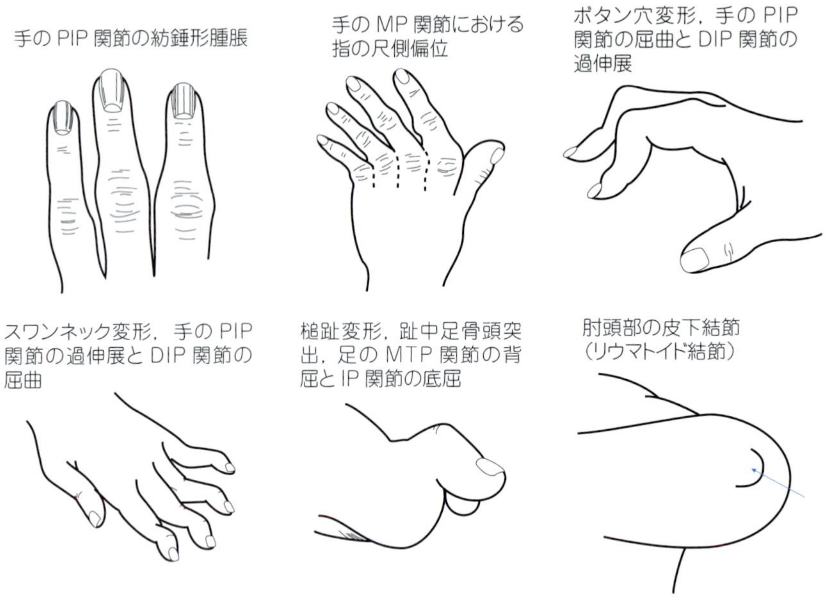

Ⅱ　疾患総論

手のPIP関節の紡錘形腫脹　　手のMP関節における　　ボタン穴変形，手のPIP
　　　　　　　　　　　　　　　指の尺側偏位　　　　　関節の屈曲とDIP関節の
　　　　　　　　　　　　　　　　　　　　　　　　　　過伸展

スワンネック変形，手のPIP　　槌趾変形，趾中足骨頭突　　肘頭部の皮下結節
関節の過伸展とDIP関節の　　出，足のMTP関節の背　　（リウマトイド結節）
屈曲　　　　　　　　　　　　屈とIP関節の底屈

図2.2.1　関節リウマチの主な症状

▶ Sjögren（シェーグレン）症候群
　涙腺や唾液腺の慢性炎症により眼や口腔が乾燥します。
▶ Caplan症候群
　珪肺にRAが合併した場合，胸膜炎や肺線維症を起こします。
▶ Felty症候群
　脾腫と白血球減少を伴うRAです。
▶ 環軸椎亜脱臼
　はっきりした神経症状を伴う場合は，手術も考慮されます。
▶ リンパ浮腫
▶ 骨粗鬆症
　閉経や副腎皮質ステロイド薬の影響にもよります。

2　検査所見

a　単純X線像
　関節周囲の骨萎縮，びらん，狭小化，関節面破壊，亜脱臼や脱臼などがみられます。
　関節強直は，手根骨や足根骨に多く現れます（強直性脊椎炎，乾癬性関節炎，若年性関節リウマチではそれ以外のところに多い）。

b　関節造影，CT
　滑膜の増殖，嚢胞などがわかります。

c MRI
早期に関節液貯留やびらん erosion がわかります。

d 血液所見
赤沈亢進，CRP 亢進，ときに白血球増多，リウマトイド因子〈RF〉陽性80〜90％（参考：リウマトイド因子は，健康人の1〜5％，肝疾患，腫瘍，心内膜炎，他のリウマチ疾患にて陽性を呈します）

通常，リウマトイド因子はIgMに属しますが，IgGやIgAにも存在します。

血清補体価は低下しません（参考：SLEでは低下します）。

e 関節液
粘稠度は著しく低下します。好中球70〜80％，リンパ球10〜20％，IL-1，IL-6などのサイトカインが高値を示します。関節液中の補体価は低下します（血清の補体価は低下しません）。

3 診 断

アメリカ・リウマチ協会の分類基準を用います（表2.2.2参照）。少なくとも4項目を満たす症例をRAと診断します。

▶ stage 分類（表2.2.3参照）
関節病変の進行度をX線像より判断します。
→ stageⅠでは，変形はみられません。骨性強直がみられたら，stageⅣとなります。

▶ class 分類（表2.2.4参照）
RAの機能障害の程度分類。普通に仕事ができるのはclassⅠ。classⅣはほとんど寝たきり状態です。

▶ Lansbury（ランスバリー）の活動指数
炎症の活動性を示す指標。朝のこわばり，握力（筋力低下），関節点数，赤沈の4項目を点数評価します。

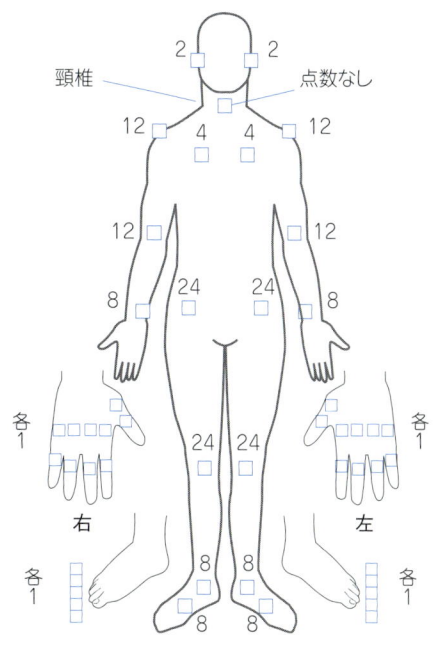

疼痛がある関節→×　腫脹がある関節→○
Lansburyの原著では，関節の圧痛や運動痛を「関節炎症あり」と判断し，点数化

図2.2.2　Lansbury（ランスバリー）の活動指数

表2.2.2　関節リウマチ：RAの分類基準（1987年アメリカ・リウマチ協会改訂）

項　　目	定　　義
❶朝のこわばり	少なくとも1時間以上持続する
❷3関節領域以上の関節炎	少なくとも3つの関節領域で，軟部組織の腫脹または関節液の貯留を医師が認める（関節領域とは左右のPIP関節，MP関節，手関節，肘関節，膝関節，足関節，MTP関節の14か所）
❸手の関節炎	手関節，MP関節もしくはPIP関節の，少なくとも1か所の関節領域に腫脹がある
❹対称性の関節炎	対称性に関節炎が同時に認められる（PIP，MP，MTP関節領域では完全に左右対称でなくともよい）
❺リウマトイド結節	骨が突出した部分もしくは関節周囲の伸側にみられる皮下結節を医師が確認する
❻血清リウマトイド因子	どのような方法でもよいが，正常対象群が5％以下の陽性率を示す方法で異常値を示す
❼X線像の変化	手関節もしくは指のX線前後像で関節リウマチに典型的な変化を示す．すなわち，関節もしくはその周囲にびらんもしくは限局性の骨萎縮が認められる（変形性関節症様の変化のみでは不十分）

＊少なくとも4項目をみたす症例を関節リウマチとする．なお，項目❶から❹までは少なくとも6週間持続していること

表2.2.3　進行程度による分類（アメリカ・リウマチ協会）

進行度(stage)	X線所見	筋萎縮	関節外の罹患（結節）	関節変形	強　直
Ⅰ	破壊像なしときに骨萎縮	なし	なし	なし	なし
Ⅱ	骨や軟骨の軽い破壊がときに存在	関節の付近	あってもよい	なし	なし
Ⅲ	骨萎縮 骨や軟骨の破壊像	広　範	あってもよい	亜脱臼，尺側偏位，過伸展	なし
Ⅳ	Ⅲ＋骨性強直	広　範	あってもよい	Ⅲと同じ	線維性または骨性強直

表2.2.4　関節リウマチ：RAの機能障害分類（アメリカ・リウマチ協会）

class Ⅰ	身体機能は完全で，不自由なしに普通の仕事は全部できる
class Ⅱ	動作の際に1か所あるいはそれ以上の関節に苦痛があったり，もしくは運動制限はあっても，普通の活動ならば何とかできる程度の機能
class Ⅲ	普通の仕事とか，自分の身の回りのことがごくわずかできるか，もしくはほとんどできない程度の機能
class Ⅳ	寝たきり，もしくは車椅子に座ったきりで，身の回りのこともほとんどまたは全くできない程度の機能

4　治　療

a　生活指導

classやstageを考慮して，生活レベルの維持，残存機能の温存を図ります．

b　薬物療法

▶非ステロイド性抗炎症薬 nonsteroidal anti-inflammatory drugs〈NSAID〉

疼痛や腫脹の軽減に効果があります．しかしながら，関節破壊の進行を阻止する効果はありません．プロスタグランジン産生を抑制することにより抗炎症効果を発揮します．

▶ DMARD〈disease modifying antirheumatic drugs〉緩解導入薬

金療法，D－ペニシラミン，ブシラミン，サラゾスルファピリジンなど。リウマチ炎症に対して，抑制効果が期待されます。

▶ 副腎皮質ステロイド薬

IL-1の産生を抑制するなど強い抗炎症効果があります。少量の内服投与や一時的な大量療法であるパルス療法などが行われます。しかし，副腎皮質ステロイド薬は副作用が強いので，安易に用いるべきではありません。

▶ 免疫抑制薬，メトトレキサート〈MTX〉など

近年，RAの治療に用いられるようになりましたが，まだ治療法は確立していません。

▶ 副腎皮質ステロイド薬の関節内や腱鞘内への局所注射

抗炎症作用，除痛効果が高く，広く用いられていますが，最近は関節内への副腎皮質ステロイド薬の注射は減っています。

c　リハビリテーション

ホットパックやパラフィン浴などの温熱療法，筋力回復訓練，関節可動域訓練，プールなどでの水中訓練，装具療法などが有用です。

d　手術療法

▶ 滑膜切除術 synovectomy

炎症の消退を目的として，増殖した滑膜を取り除く手術です。関節の破壊が進行していない症例に適応があり，手関節，肘関節，膝関節などに行われます。

▶ 切除関節形成術 resection arthroplasty

外反母趾や槌趾に対して行います。

尺骨遠位端切除術などがあります。

▶ 関節固定術 arthrodesis

変形，動揺性，疼痛の強い症例に行います。

足関節などに行われます。

▶ 人工関節全置換術 total joint arthroplasty

関節の破壊が高度の症例に適応となります。膝関節，股関節などによく行われ，術後成績は比較的安定しています。ほかに肘関節などに行われますが，他の関節ではまだ成績は不良です。

CHART 14

RAでは，手に特徴的な変形がみられる
MP関節の尺側偏位，スワンネック変形，ボタン穴変形など
朝のこわばりは，RAに特有
手指の関節症状は対称性。DIP関節ではなくPIP関節にみられる

悪性関節リウマチ〈MRA〉

RAに血管炎を伴います。関節以外の全身症状も出現します。皮膚潰瘍，上強膜炎，手指・足趾の壊死，末梢神経炎，漿膜炎，心筋炎などを起こします。
血清補体価は低下します。
▶治　療
抗炎症薬より免疫抑制療法が主体となります。副腎皮質ステロイド薬の大量療法も有用です。

若年性関節リウマチ〈JRA〉

16歳以下に発生するRAです。1〜3歳（全身型が多い），8〜9歳（多関節型が多い）にピークがあります。骨端軟骨障害により小顎症を起こします。小児で発疹を伴う関節炎をみた場合は，本症を疑いましょう。

1 全身型（Still病）

小児の多関節炎にリンパ節腫脹と脾腫を伴います。スパイク熱が特徴的です。血清フェリチン値は著明な亢進を示し，アミロイドーシスを10％に合併します。14〜15歳以降は自然緩解することが多くなります。リウマトイド因子は陰性です。

2 多関節型

成人のRAと似ています。炎症の鎮静が難しいです。

3 少関節型

罹患部位が4関節以下で，非対称です。虹彩毛様体炎は20％合併，抗核抗体は70％陽性です。

成人Still病

不明熱が続く場合に疑いましょう。20〜30歳代に好発します。
▶3主徴
発熱（日内変動3〜4℃のスパイク熱），皮疹（リウマトイド疹：サーモンピンク色，一過性），関節炎（膝，手）
血清フェリチン値は増加します。
リウマトイド因子，抗核抗体は原則として陰性です。
RAの治療に準じますが，敗血症や化膿性関節炎との鑑別が問題となります。

強直性脊椎炎 ankylosing spondylitis〈AS〉

主に脊椎と仙腸関節が侵されます。20歳代に好発します。家族内発生し，男性が90％。リウマトイド因子は陰性です。HLA-B27が95％に陽性に出現することが特徴です。

▶症　状

脊椎の可動域制限が著明であり，強い股関節痛を伴うこともあります。

虹彩毛様体炎やぶどう膜炎，稀に大動脈弁閉鎖不全を合併します。

▶X線所見

関節裂隙は狭小，骨性強直に進行します。椎体は竹節状に強直して bamboo spine を呈します（図2.2.3参照）。

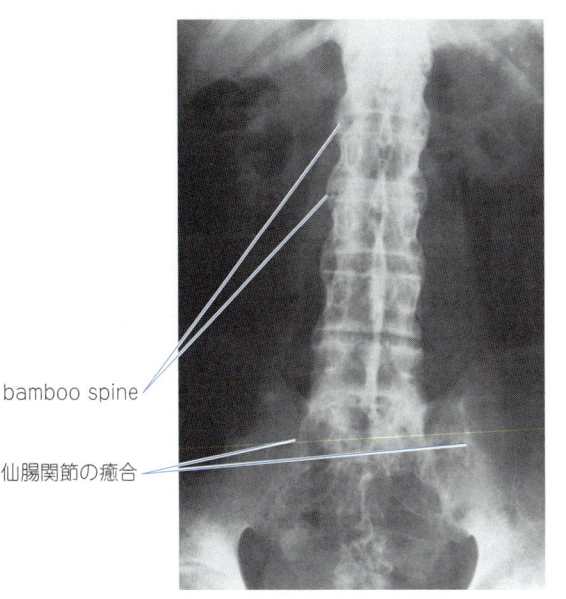

bamboo spine
仙腸関節の癒合

図2.2.3　強直性脊椎炎・X線像

乾癬性関節炎

皮膚疾患を伴う関節炎の一つ。指の腫脹はソーセージ様が認められます。

DIP関節が侵されやすいです（指骨の骨膜反応，削り取り whittling）。非対称性の関節障害です（参考：RAでは対称性）。

リウマトイド因子は陰性で，HLA-B27は30〜60％に陽性を示します。

掌蹠膿疱症性関節骨炎

30〜40歳代に好発します。肋骨や鎖骨の胸骨付着部での限局性肥厚症がみられることが多いです。

リウマチ性多発筋痛症

60歳以上，急性に四肢近位部の疼痛にて発症することが多くなります。

側頭動脈の巨細胞動脈炎を伴います。

Reiter 症候群

▶3 主徴
　関節炎，結膜炎，非特異性尿道炎
　その他に口腔粘膜潰瘍，亀頭炎などがみられ，若い男子に多く，クラミジアとの関係が指摘されています。

CHART 15

悪性関節リウマチは，血管炎を伴う
強直性脊椎炎では，HLA-B27 が陽性。確定診断となる

2 リウマチおよび類似疾患

Check Test

- ☐ 1 関節リウマチ膝の滑膜切除術で最も期待される効果は，赤沈値の改善である。 × 除痛，関節破壊の防止である
- ☐ 2 関節リウマチ膝の滑膜切除術で最も期待される効果は，可動域の拡大である。 ×
- ☐ 3 関節リウマチ膝の滑膜切除術で最も期待される効果は，除痛である。 ○ 滑膜切除の目的は除痛効果と消炎効果である
- ☐ 4 関節リウマチ膝の滑膜切除術で最も期待される効果は，X線像の改善である。 ×
- ☐ 5 関節リウマチ膝の滑膜切除術で最も期待される効果は，全身状態の改善である。 × 滑膜切除によって，全身状態の改善はあまり望めない
- ☐ 6 関節リウマチは，安静時にも激しい関節痛が持続する。 × 運動で増強され，安静にすると軽減する
- ☐ 7 関節リウマチにみられる swan-neck 変形の主因は，長指伸筋の断裂である。 × MP関節の伸展ができず，虫様筋・骨間筋により DIP 関節は屈曲位となる
- ☐ 8 関節リウマチにみられる swan-neck 変形の主因は，浅指屈筋腱の断裂である。 × 浅指屈筋の断裂のみでは深指屈筋が働くため，特に大きな変形は起こらない
- ☐ 9 関節リウマチにみられる swan-neck 変形の主因は，手の intrinsic muscle〈内在筋〉の拘縮である。 × 内在筋とは虫様筋や骨間筋，母指球筋，小指球筋であり，これらの拘縮によって固有手筋プラス変形（intrinsic plus）となる
- ☐ 10 関節リウマチにみられる swan-neck 変形の主因は，中手指節〈MP〉関節の亜脱臼である。 ○
- ☐ 11 関節リウマチによる重度の関節症は人工股関節全置換術の適応である。 ○
- ☐ 12 リウマチ熱は，安静時にも激しい関節痛が持続する。 × 関節痛は鈍痛，安静で軽減する
- ☐ 13 強直性脊椎炎の罹患好発部位は，仙腸関節である。 ○ 脊椎変化は bamboo spine という
- ☐ 14 強直性脊椎炎で通常みられるのは，皮下結節である。 × 通常認められない
- ☐ 15 強直性脊椎炎で通常みられるのは，RA テスト陽性である。 × 通常陰性である
- ☐ 16 強直性脊椎炎で通常みられるのは，赤沈の亢進である。 ○ 赤沈は著明に亢進する
- ☐ 17 強直性脊椎炎で通常みられるのは，HLA-B27 型である。 ○ 90％以上，陽性となる
- ☐ 18 強直性脊椎炎では腰椎可動域の低下がみられる。 ○
- ☐ 19 強直性脊椎炎で通常みられるのは，椎間腔狭小化である。 × bamboo spine が認められる
- ☐ 20 60歳の男性。突然，右膝関節痛を訴えた。X線単純写真で関節裂隙に層状の石灰化を認める。考えられる疾患は，関節リウマチである。 × RA で膝関節に初発することは稀。関節に石灰化は来さない
- ☐ 21 60歳の男性。突然，右膝関節痛を訴えた。X線単純写真で関節裂隙に層状の石灰化を認める。考えられる疾患は，Reiter 症候群である。 × Reiter 症候群の主症状は関節炎，結膜炎，尿道炎。若年男子に多い

3 慢性関節疾患および類似疾患

痛風 gout

痛風では，素因に基づく尿酸の生成や，排泄障害によって高尿酸血症を導き，一部の関節に急激な疼痛発作を起こします。

食生活の変化によって，近年増加傾向です。太った精力的な中年男性に圧倒的に多くみられます。

▶発生機序

尿酸は，核酸の生合成の途中で形成されるプリン体の異化によって作られます。

- Lesch-Nyhan 症候群
  - → 酵素ホスホリボシルトランスフェラーゼ欠損によるプリン体の生産過剰
        舞踏病アテトーゼ，痙性麻痺，知能障害，自傷行為などが特徴的症状

- 痛風結節 tophus
  - → 尿酸血症が経年的に蓄積して結節状になったもの

▶症　状

中年男性が夜間，急に母趾MTP関節付近に激痛を生じたら，本症を疑いましょう。通常，発赤，腫脹，熱感を伴います。

その他にも，アキレス腱付着部や，足・膝関節などに好発します。

▶X線所見

進行例では，中足骨頭にびらんや小円形の打ち抜き像 punched-out lesion がみられます。

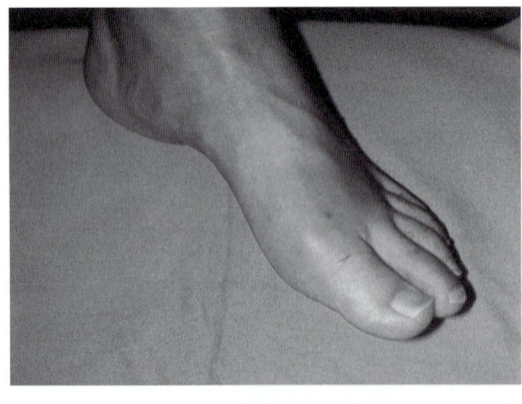

図2.3.1　痛風の母趾臨床所見（☞巻頭カラー写真1）

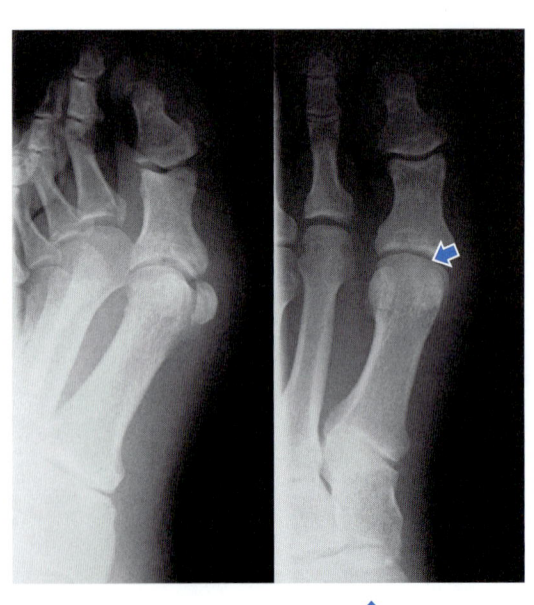

punched-out lesion：↑

図2.3.2　痛風・X線像

3 慢性関節疾患および類似疾患

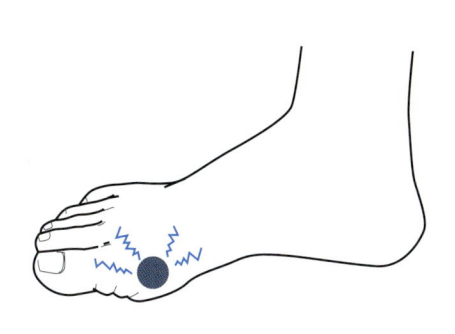

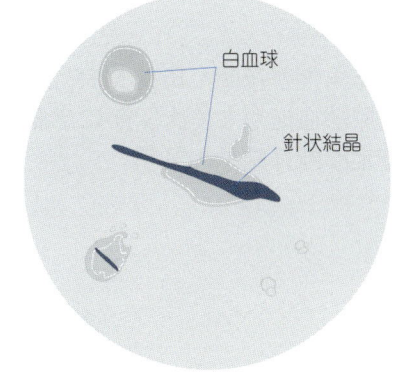

図2.3.3 痛風発作（母趾MTP関節）

図2.3.4 痛風・組織像

▶治療

急性の痛風発作にはコルヒチンを用いますが，非ステロイド性抗炎症薬を用いることも多いです。

→ 尿酸排泄促進薬（プロベネシド，ベンズブロマロン），尿酸生成抑制薬（アロプリノール），などを使用

尿酸結石の防止を目的に，水分をなるべく多く摂取して，尿のアルカリ性を保ちます。

偽痛風 pseudogout

ピロリン酸カルシウム結晶による結晶性滑膜炎であり，痛風と似た発作を起こします。大関節に生じやすいです。膝半月板，硝子軟骨，滑膜，腱，靱帯にも沈着します（ピロリン酸カルシウム沈着症，軟骨石灰化症）。ピロリン酸カルシウム結晶は，偏光顕微鏡で確認できます。

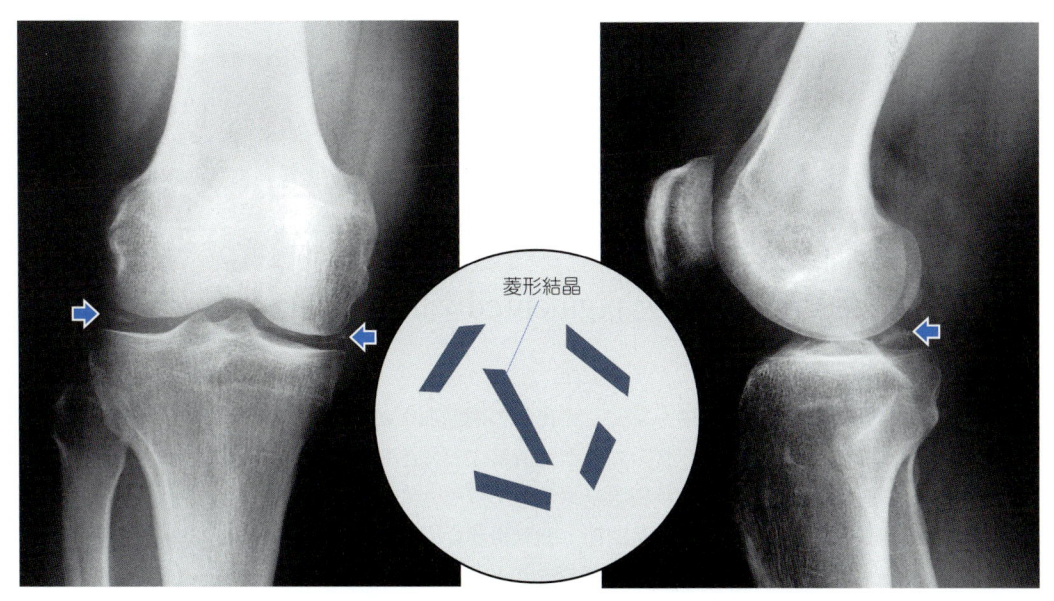

元来，単純X線像ではみられない半月板に石灰化が生じる：⬆

図2.3.5 偽痛風

II 疾患総論

CHART 16

> 中年男性が夜間，母趾 MTP 関節に激痛発作を生じたら，まず痛風を疑う
> 高尿酸血症がなく大関節に疼痛を生じたら，偽痛風を疑う
> 確定診断は結晶の証明

結晶誘発性滑膜炎

ピロリン酸カルシウム，尿酸塩，ハイドロキシアパタイトなどによって生じます。

神経病性関節症〈Charcot 関節〉

痛覚，深部感覚が侵された関節に高度の破壊，反応性の骨増殖を生じます。
▶原　因
梅毒，脊髄癆（膝関節），糖尿病（足部），脊髄空洞症（上肢），先天性無痛覚症などが原因疾患です。疼痛を伴わない高度の関節破壊や腫脹をみたら本症を強く疑いましょう。関節水症は著明で，大量の関節液が溜まります。変形や亜脱臼を伴うことも多いです。
▶治　療
装具や，関節固定術を行うこともありますが，一般的には人工関節は適応外とされます。

血友病性関節症

繰り返しの関節内出血により進行性の関節破壊を生じます。血友病患者の半数に本症が生じ，膝関節にその半数が出現します。通常，骨硬化は起こりません。

色素性絨毛結節性滑膜炎 pigmented villonodular synovitis〈PVS〉

原因不明の関節内出血。特に外傷もなく，赤褐色の関節血症が続くときには本症を疑いましょう。
滑膜の表面は絨毛状で，ヘモジデリンの色素沈着によって赤褐色を呈します。
組織学的には泡沫細胞，食細胞，巨細胞，コレステロールなどを含んだ肉芽腫です。
膝関節に好発し，その他，股関節や足関節，腱鞘滑膜にも生じます。
・localized type → 結節型。限局性に腫瘤を生じます（localized nodular synovitis〈LNS〉）
・diffuse type → びまん性に関節全体に広がっています。

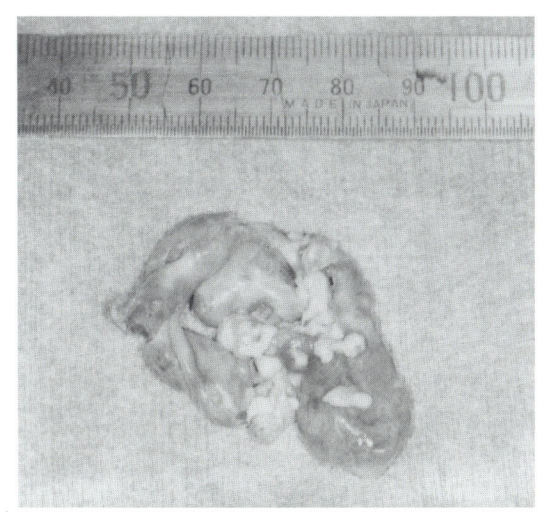

図2.3.6　PVS（結節型）の摘出腫瘤（☛ 巻頭カラー写真2）

血液透析による骨・関節症

長期血液透析患者では，β_2-ミクログロブリン濃度が正常の10〜30倍に達し，透析アミロイドーシスを生じます。
手根管症候群，弾撥指，アミロイド関節症，アミロイド骨囊腫などを引き起こします。

滑膜骨軟骨腫症 synovial osteochondromatosis

滑膜内に多発性に軟骨が生じ，分離して関節遊離体（関節ネズミ）となることが多いです。
30〜40歳代に好発します。膝関節，肘・足・股・肩関節などにも生じます。

▶参　考
関節遊離体（関節ネズミ）を生じる原因疾患
　　→　滑膜骨軟骨腫症，離断性骨軟骨炎，骨軟骨骨折，変形性関節症

強直性脊椎骨増殖症〈全身性特発性骨増殖症〉

50歳以上の男性に最もよくみられます。胸椎下部から腰椎にかけて前縦靱帯の骨化が広範囲に起こります。強直性脊椎炎と異なり赤沈亢進などの炎症症状はなく，椎間関節の骨化も起こしません。

II 疾患総論

異所性骨化 heterotopic ossification, 骨化性筋炎 myositis ossificans

外傷などをきっかけに骨や関節周囲に生じる異常な骨化です。骨折治療時の無謀な徒手矯正や麻痺患者の関節などに生じやすくなっています。

腱鞘炎

過剰摩擦により漿液性の炎症を起こし，進行すると靱帯性腱鞘が肥厚して腱の滑走の狭窄を生じます。手関節伸筋腱の de Quervain 病，ばね指が代表的なものです。

滑液包炎

結合組織の摩擦を受けやすいところに生じる滑液装置である滑液包は，過剰な摩擦が加わると炎症を引き起こします。外反母趾におけるバニオン bunion，膝蓋骨前方，アキレス腱周囲，膝窩部の Baker 囊腫などにみられます。

肩関節では，石灰化滑液包炎を生じると，激痛を起こします。

ガングリオン ganglion

滑膜や関節周囲の組織内にムコイド変性が生じ，透明なゼリー状の物質が貯留します。弾性硬の丸い腫瘤を触知できます。手関節に多いのですが，指，膝半月，足の腱鞘などにもみられます。手関節掌側のものは，切除しても再発しやすいです。

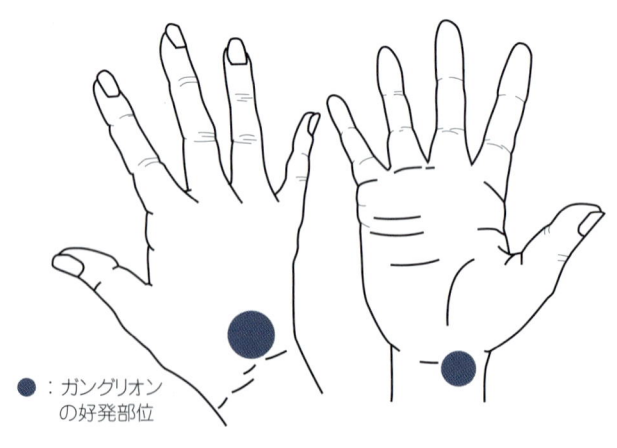

図2.3.7 ガングリオン

3 慢性関節疾患および類似疾患

Check Test

☐ 1	痛風の好発部位は，第1中足趾節関節である。	○
☐ 2	痛風は，安静時にも激しい関節痛が持続する。	○ 発作は夜間，就眠中に多い
☐ 3	60歳の男性。突然，右膝関節痛を訴えた。X線単純写真で関節裂隙に層状の石灰化を認める。考えられる疾患は，色素性絨毛結節性滑膜炎である。	× 色素性絨毛結節性滑膜炎では，関節血症がみられる。緩徐に発症する
☐ 4	60歳の男性。突然，右膝関節痛を訴えた。X線単純写真で関節裂隙に層状の石灰化を認める。考えられる疾患は，痛風である。	× 痛風は高尿酸血症，尿酸塩の関節内沈着による急性関節炎を特徴とする疾患で，成人男性に多い。好発部位は第1趾のMTP関節である
☐ 5	60歳の男性。突然，右膝関節痛を訴えた。X線単純写真で関節裂隙に層状の石灰化を認める。考えられる疾患は，偽痛風である。	○
☐ 6	偽痛風の好発部位は，膝関節である。	○ 大関節に生じやすい
☐ 7	偽痛風は，関節破壊が著明である。	×
☐ 8	血友病性関節症は，関節破壊が著明である。	× 末期には認められるが，それほど著明ではない
☐ 9	血友病性関節症では，多数の関節遊離体がみられる。	×
☐ 10	神経病性関節症は，関節破壊が著明である。	○ 腫脹変形し，グロテスクな外観を呈する。関節動揺が強いが，ほとんどが無痛である
☐ 11	強直性脊椎骨増殖症の罹患好発部位は，椎体前面である。	○

4 血行障害および類似疾患

血行障害

四肢循環障害では，疼痛，しびれ，だるさなどのほかに，冷感，皮膚温，脈拍，色調変化，浮腫・腫脹，**間欠性跛行**などに注意しましょう．

1 閉塞性血栓血管炎〈Buerger 病〉thromboangiitis obliterans〈TAO〉

青壮年期の男性に好発します．喫煙習慣と深い関係があります．下肢に多く現れ，末梢動脈壁全層に炎症を起こします．冷感，疼痛，間欠性跛行が出現し，指趾の壊死を生じます．進行すると切断術を必要とします．

2 閉塞性動脈硬化症 arteriosclerosis obliterans〈ASO〉

好発年齢は，50歳以上．心疾患，糖尿病，脳血管障害を合併していることが多いです．
血行改善にプロスタグランジン E_1 などを用います．

3 血栓性静脈炎

下肢の人工関節手術，止血帯使用，分娩，長期臥床の後などに生じます．欧米に多くみられましたが，我が国でも近年増加しています．肺塞栓を起こし，急死例が増えています．予防処置として，術後早期からの足関節の自動運動や早期離床が勧められます．

4 Raynaud 症候群

小動脈の発作性収縮の繰り返しによって生じますが，血管の機能的異常と考えられています．発作時には指は蒼白となり，冷たくなっています．寒冷曝露，精神的ストレスにより誘発されます．
▶二次性 Raynaud 症候群の要因
　振動工具の使用，膠原病，胸郭出口症候群

5 外傷による血行障害

　a　区画症候群〈コンパートメント症候群〉(p.220参照)
　　下腿や大腿，前腕は筋膜や骨間膜によっていくつかの区画〈コンパート〉に分かれていますが，外傷によりこの区画内に出血や浮腫が生じると筋内圧が異常に高くなり，広範な循環不全を引き起こし

ます。筋や神経は壊死を起こし，重大な機能障害を残します。

特に下腿の大きな打撲の後などに生じます。強度の腫脹，疼痛がみられ，他動伸展時痛は特に強くなります。

必要に応じて早期に筋膜減張切開を行わないと，筋肉は壊死に陥り線維化してしまいます。

b 阻血性拘縮〈Volkmann 拘縮〉（p.128, 140参照）

深部動脈の不完全閉塞により筋肉・神経の血行障害を生じ，筋組織は高度の変性壊死に陥り線維化します。小児の上腕骨顆上骨折時の上腕動脈損傷によるVolkmann 拘縮が有名です。しかしながら，骨折のためだけではなく，ギプス包帯による圧迫が原因ともなります。

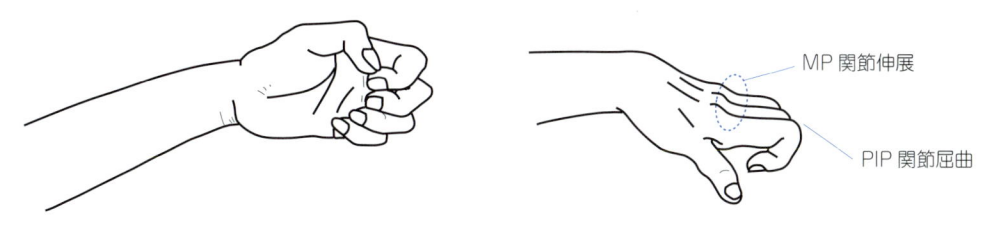

図2.4.1　Volkmann 拘縮

骨壊死

（p.8参照）

骨への血流遮断により骨は壊死に陥ります。

▶二次性無腐性壊死

骨への血流障害の直接原因がはっきりしています。

▶特発性骨壊死症〈無腐性壊死〉（p.212参照）

特発性大腿骨頭壊死，膝関節特発性骨壊死（大腿骨内顆）などが重要疾患です。

II 疾患総論

骨端症

成長期における骨端障害です。阻血性壊死とされますが，病名，定義については再整理が必要です。現在，真に骨端症と言われる重要なものは限られます。

▶ Perthes 病　→　大腿骨頭
小学校1年生の男児を中心によくみられます。
重要疾患です（p.180参照）。

▶ Freiberg（第2 Köhler）病　→　中足骨頭
第2中足骨頭が多い　→　思春期女性

▶ Kienböck 病　→　手月状骨
大工など手をよく使う人に多い。

▶ Osgood-Schlatter 病　→　脛骨粗面（結節）
小学校高学年から中学低学年のスポーツ選手にみられます。

▶ Sinding-Larsen-Johansson 病　→　膝蓋骨上端（下端も含む）
使い過ぎが要因？

▶ Köhler 病　→　足舟状骨
5〜10歳の男児に多くみられます。

▶ Scheuermann 病　→　脊椎
12〜16歳の男子に好発します。
若年性円背

以下のものは，現在骨端症とは言い切れない？
・Panner 病　→　上腕骨小頭
・Preiser 病　→　手舟状骨
・Sever 病　→　踵骨

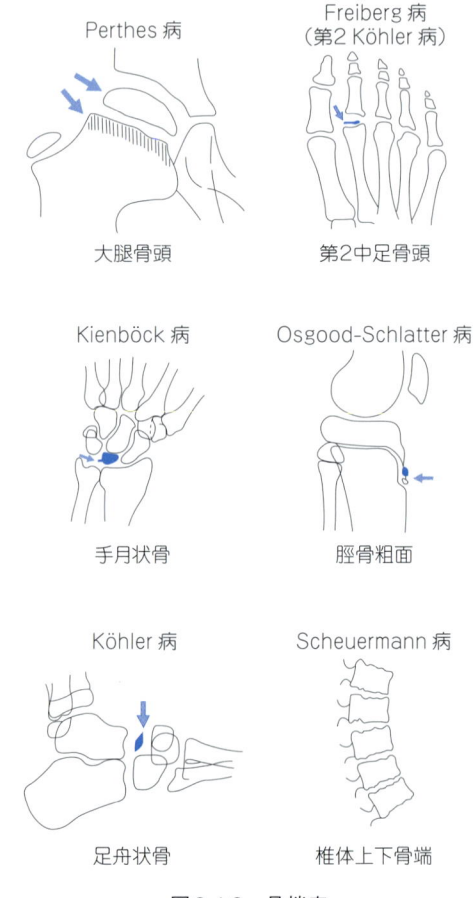

図2.4.2　骨端症

離断性骨軟骨炎 osteochondritis dissecans

(p.123, 197参照)

関節面の一部が軟骨下骨とともに壊死に陥り，剥がれます。壊死部が離断され，関節遊離体となると，いわゆる「関節ネズミ」と称し，ロッキングを生じます。

▶ 肘関節
上腕骨小頭に発生し，10〜16歳の野球少年に多くみられます。
膝関節大腿内側顆の関節面，足関節距骨関節面の前内側縁，大腿骨頭関節面の内側上面にも生じます。

4 血行障害および類似疾患

▶治 療

早期発見例では，安静により自然治癒もあり得ます。完全遊離例では摘出したり，固定（再接着）したりします。

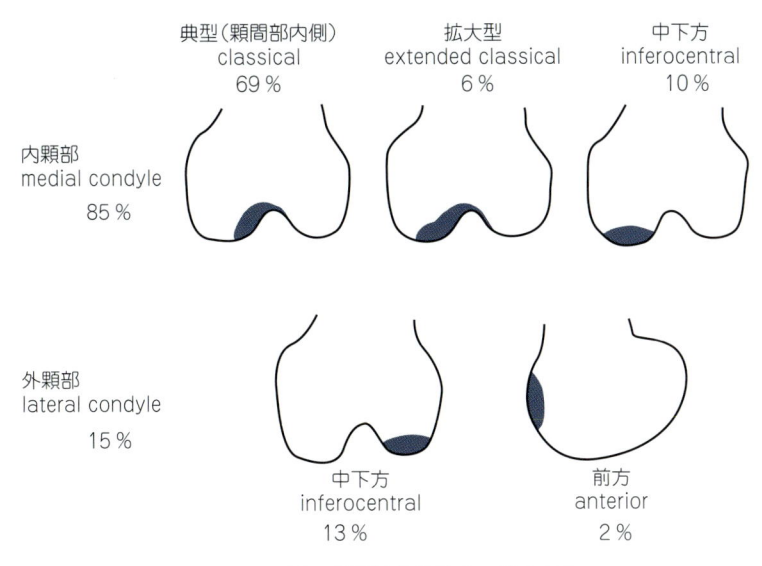

図2.4.3　膝の離断性骨軟骨炎の発生部位

内顆部 medial condyle 85 %
- 典型（顆間部内側） classical 69 %
- 拡大型 extended classical 6 %
- 中下方 inferocentral 10 %

外顆部 lateral condyle 15 %
- 中下方 inferocentral 13 %
- 前方 anterior 2 %

CHART 17

Osgood-Schlatter 病は，脛骨粗面，中学生
Perthes 病は，股関節，小学生

Ⅱ 疾患総論

Check Test

☐ 1　Köhler 病は幼児～学童初期の男児に好発する骨端症である。　　〇　足舟状骨に発症し，5～10歳の男児に多い

☐ 2　Kienböck 病は幼児～学童初期の男児に好発する骨端症である。　×　Kienböck 病は利き手側の月状骨に発症し，20～50歳の男性に多い

☐ 3　Osgood-Schlatter 病は幼児～学童初期の男児に好発する骨端症である。　×　Osgood-Schlatter 病は脛骨粗面に発症し，小学校高学年～中学校低学年の男児に多い

☐ 4　Scheuermann 病は幼児～学童初期の男児に好発する骨端症である。　×　Scheuermann 病は脊椎椎体骨端に発症し，12～16歳に多い

☐ 5　Perthes 病は幼児～学童初期の男児に好発する骨端症である。　〇　Perthes 病は大腿骨頭に発症し，6～7歳の男児に多い

☐ 6　閉塞性血栓血管炎は青壮年期の男性に好発する。　〇

☐ 7　Raynaud 症候群は寒冷曝露，精神的ストレスにより誘発される。　〇

☐ 8　区画症候群は必要に応じて早期に筋膜切開を行わないと筋肉は壊死に陥り線維化する。　〇

☐ 9　閉塞性動脈硬化症の好発年齢は50歳以上である。　〇

☐10　肘関節の離断性骨軟骨炎は10～12歳の野球少年に多くみられる。　〇

☐11　離断性骨軟骨炎の発症が最も少ないのは，肘関節である。　×　男児，利き肘に多く，病巣は上腕骨小頭である

☐12　離断性骨軟骨炎の発症が最も少ないのは，手関節である。　〇　稀である

☐13　離断性骨軟骨炎の発症が最も少ないのは，膝関節である。　×　関節ネズミの50％は膝関節に発症する

☐14　離断性骨軟骨炎の発症が最も少ないのは，足関節である。　×　荷重部である距骨滑車にしばしばみられる

5 先天性疾患（骨系統疾患・先天異常）

総 論

　一つひとつの疾患は稀ですが，発生頻度は新生児1,000人につき2〜4人の頻度であり，全体としては稀ではありません。最近，異常遺伝子同定の研究が急速な進歩をみせています。
　骨格系以外の症候は重要であり，予後に大きな影響を与えます。
▶軟骨無形成症 achondroplasia
　呼吸器感染症，水頭症，中耳炎
▶Ellis-van Creveld 症候群
　心奇形
▶nail-patella 症候群
　腎障害

整形外科的合併症

整形外科的合併症の例をあげてみましょう。
▶脊椎変形，腰部脊柱管狭窄症
　軟骨無形成症，先天性脊椎骨端異形成症，ムコ多糖症
▶前腕・肘関節変形
　多発性外骨腫症
▶手指腫瘤
　内軟骨腫症
▶Perthes 病に似た大腿骨頭変化
　先天性脊椎骨端異形成症，多発性骨端異形成症
▶内反股
　先天性脊椎骨端異形成症，線維性骨異形成症，大理石骨病，骨形成不全症
▶足変形
　先天性脊椎骨端異形成症，nail-patella 症候群
▶易骨折性
　骨形成不全症，大理石骨病，内軟骨腫症，線維性骨異形成症
▶脱　臼
　Larsen 症候群，Ehlers-Danlos 症候群

Ⅱ 疾患総論

▶関節弛緩
　Ehlers-Danlos 症候群
▶悪性変化
　内軟骨腫症，Maffucci 症候群，Ollier 病，多発性外骨腫症，線維性骨異形成症

各　論

1 骨異形成症

a 軟骨無形成症 achondroplasia
常染色体優性遺伝疾患です。
四肢短縮型低身長を来す最も多い骨系統疾患です。
４番染色体短腕 FGFR 異常がみられます。

▶症　状
四肢近位部短縮型低身長，大頭，前額部突出，外反肘，腹部膨満，O 脚，亀背，太く短い指

▶X 線所見
上位腰椎から下位腰椎にかけての脊柱椎弓根間距離の狭小化が診断のポイントです。長管骨の短縮，外反股が認められます。

▶経　過
知能は正常で，生命予後は良好です。
乳幼児期に呼吸器感染症，中耳炎，水頭症，O 脚，亀背などがみられます。
思春期以降は，脊柱管狭窄症による神経圧迫症状，分娩障害などを生じます。

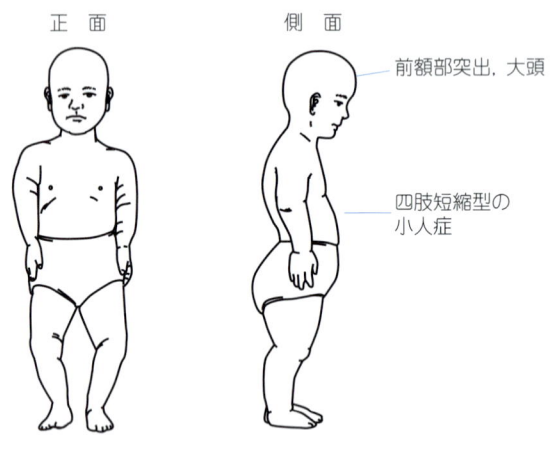

図2.5.1　軟骨無形成症

b 脊椎骨端異形成症 spondyloepiphyseal dysplasia〈SED〉
脊椎と四肢近位骨端の異形成を特徴とする体幹短縮型小人症。Ⅱ型コラーゲンの異常がみられます。

▶症状・X 線所見
短頸，樽状胸郭，腰椎前彎，内反または外反膝，変形性脊椎症，変形性股関節症が認められます。

▶経　過

脊髄圧迫症状，変形性関節症，網膜剥離（特に思春期），難聴などが問題となります。

c　骨形成不全症 osteogenesis imperfecta

常染色体優性遺伝疾患です。

骨の脆弱性を特徴とし，幼少時より骨折を繰り返します。

Ⅰ型コラーゲンの変異により4つに分けられます。

▶症　状

繰り返される骨折，青色強膜，難聴が特徴です。低身長，鳩胸，骨折の繰り返しによる長管骨の彎曲変形，歯の象牙質の形成異常が認められます。

▶X線所見

骨粗鬆症をはじめ，管状骨が細く，骨折のための変形，頭蓋陥入症，扁平椎がみられます。

▶経　過

骨折の頻度は，思春期以降に減少します。骨癒合は良好です。耳小骨硬化症による難聴が生じます。

d　Morquio 症候群〈ムコ多糖症Ⅳ型〉

常染色体劣性遺伝疾患です。

SEDによく似ている知能障害を伴わない体幹短縮型小人症です。

角膜混濁と高度な骨変化を伴います。

尿中のケラタン酸排泄が増加します。

▶X線所見

頭蓋骨肥厚，肋骨オール状変形，椎体舌状突出，骨盤腸骨翼の開大 iliac flaring，腰椎椎体の扁平化，大腿骨頭の不整化，外反股，管状骨横径拡大，手指の弾丸状変形などが認められます。

▶経　過

脊髄麻痺，聴力障害，大動脈弁閉鎖不全などを合併します。

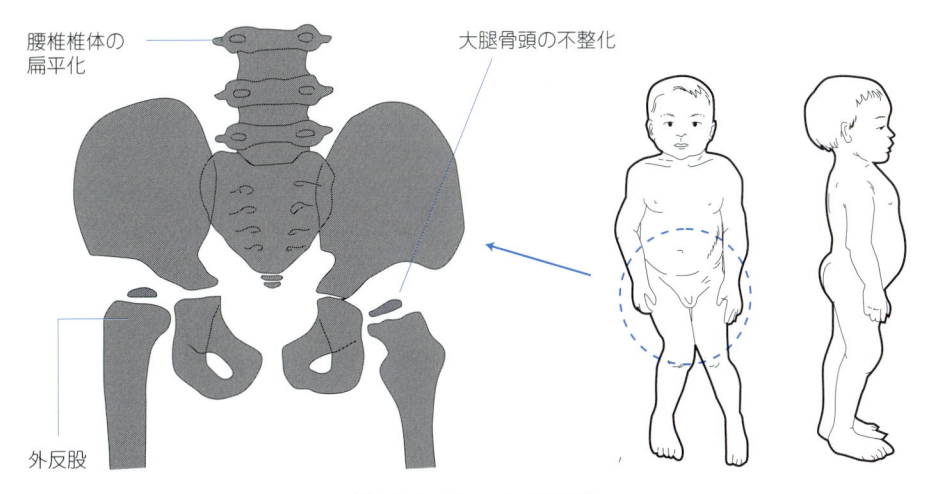

図2.5.2　Morquio 症候群

Ⅱ 疾患総論

e 多発性骨端異形成症 multiple epiphyseal dysplasia〈MED〉
骨端の異常骨化像が多発性に対称性にみられます。

▶X線所見

管状骨の骨化遅延，骨端核の異常が下肢大関節で著明です。
軽症例では，大腿骨頭の変化だけが著明なことがあります。

▶経　過

若年者に変形性股関節症，変形性膝関節症がみられます。

f 大理石骨病 osteopetrosis
破骨細胞の機能不全により骨の全体的な硬化像を呈します。
過剰な未成熟骨により骨髄腔は閉塞され，びまん性の骨硬化像を呈します。
病的骨折が多くみられます。

▶X線所見

sandwich vertebra → 椎体の終板が硬化

CHART 18

軟骨無形成症は，四肢短縮型小人症
骨形成不全症は，骨が弱い，脆い
大理石骨病は，骨が真白に見える

---

2 異骨症

◎ Klippel-Feil 症候群

短頸，頸部可動域制限，毛髪線の低位 low set hair line を特徴とする頸椎分節異常症です。
$C_2 \sim C_3$ の癒合椎が多くみられます。
無症状のことが多いのですが，30歳代になり神経症状を呈することがあります。

3 先天性結合組織疾患

a Marfan 症候群
常染色体優性遺伝疾患です。
コラーゲン代謝異常がみられます。fibrillin 異常症です。

▶症　状

高身長，脊柱変形，胸郭変形，細長い手足，くも状指，関節弛緩，大動脈瘤，僧帽弁閉鎖不全，水晶体脱臼，網膜剝離などがみられます。骨端，骨幹部に異常は認められません。

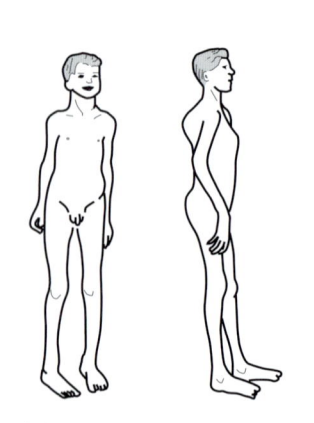

高身長，側彎，くも状指（長い）

図2.5.3　Marfan 症候群

▶経　過
　死亡原因の 90 % は，心血管系合併症です。
　側彎症を伴います。

b　Ehlers-Danlos 症候群
　関節弛緩性が大きく，皮膚過伸展性，皮膚脆弱性，出血傾向を主とするコラーゲン代謝異常などがみられます。

c　先天性多発性関節拘縮症 arthrogryposis multiplex congenita
　四肢に対称性の強い関節拘縮がみられます。筋は線維化または脂肪で置換されます。
　典型例では，肩関節内転内旋，肘関節伸展，前腕回内，手関節掌屈，手指屈曲，股関節脱臼，膝関節伸展，内反足を呈します。

CHART 19
Marfan 症候群は，手足が細長く，高身長。側彎症を合併することが多い

Ⅱ 疾患総論

Check Test

□ 1	骨形成不全症は常染色体優性遺伝をする。	○
□ 2	骨形成不全症は，病的骨折を起こしやすい。	○ コラーゲン形成異常であり，骨膜性骨化障害がある。長管骨は細い
□ 3	骨形成不全症は，病的骨折を起こしやすい。	× 長管骨骨端軟骨の発育障害であり，長管骨は太く短い
□ 4	Marfan症候群は常染色体優性遺伝をする。	○
□ 5	Marfan症候群は，骨折を起こしやすい。	×
□ 6	Marfan症候群はコラーゲン代謝異常が主原因とされる。	○ コラーゲン異常による常染色体優性遺伝の疾患である
□ 7	Morquio症候群は常染色体優性遺伝をする。	× 常染色体劣性遺伝である
□ 8	Morquio症候群はコラーゲン代謝異常が主原因とされる。	× ムコ多糖類の代謝異常症である
□ 9	Sjögren症候群は常染色体優性遺伝をする。	× 遺伝形式は特にない
□10	大理石骨病は，病的骨折を起こしやすい。	○ 骨が硬化し，病的骨折を起こしやすい
□11	Ehlers-Danlos症候群はコラーゲン代謝異常が主原因とされる。	○ 関節の異常可動性がみられる

6 代謝性疾患

くる病 rickets,骨軟化症 osteomalacia

組織学的には,類骨組織が骨の中に過剰にある状態です。

▶くる病

骨端線閉鎖以前,すなわち成長期の骨格に現れます。

▶骨軟化症

骨端線閉鎖以後,すなわち成長が終了した骨格に現れます。

原因は種々あります。したがって,臨床症状も多彩です。

▶症　状

　くる病　→　精神状態不穏,下痢,頭蓋癆,くる病念珠(肋軟骨結合部の拡大),長管骨骨端部の膨大,O脚

　骨軟化症　→　初期にはほとんど無症状。腰痛,筋力低下などの不定愁訴

▶X線所見

くる病では,脱灰により骨陰影は薄く,骨端線は拡大し,骨幹端の幅は広いです。

骨軟化症では,初期には異常は少ないです。進行例では,骨改変層(垂直横走する透明帯)がみられます。

末期の脊椎では,魚椎変形がみられます。

　検査所見　→　基礎疾患により異なります。

▶治　療

ビタミンD製剤(活性型ビタミンD：$1\alpha\text{-OH-D}_3$)を用いることが多いです。

▶くる病,骨軟化症の臨床型

ビタミンDの代謝異常

　→　ビタミンD欠乏性くる病,ビタミンD依存症,胃切除後骨軟化症,小腸疾患,肝・胆・膵疾患,抗てんかん薬の長期投与,慢性腎不全,原発性副甲状腺機能亢進症,腎尿細管性疾患,ほか

図2.6.1　くる病

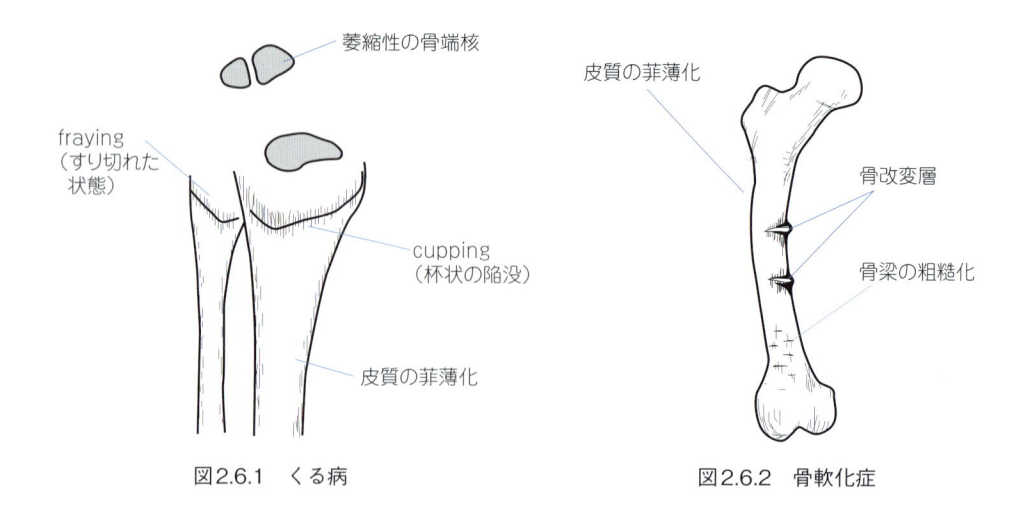

図2.6.2　骨軟化症

骨 Paget 病

反復する骨吸収とそれに伴う骨修復過程により骨の肥厚，変形，特徴的な骨吸収・硬化像を示します。腰椎，仙骨，頭蓋，骨盤，大腿骨，脛骨によくみられます。

▶診　断
生検にて特有な特徴的なモザイク様組織構造を認めます。

▶治　療
対症療法としてカルシトニンなどの骨吸収抑制薬を用いますが，根本的治療とはなりません。

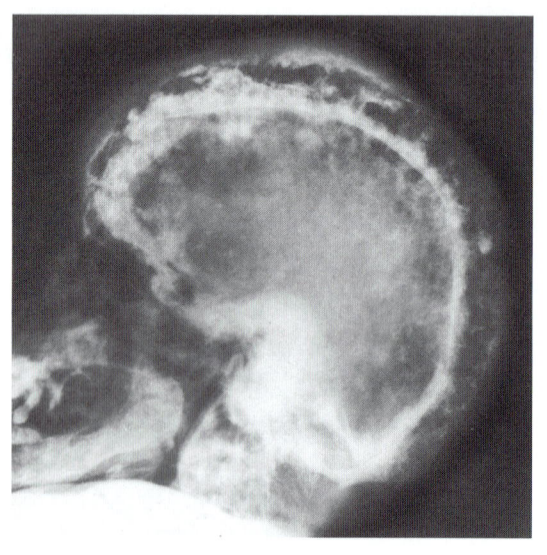

多数の骨吸収，骨形成がみられる
図2.6.3　骨 Paget 病・X線像

骨粗鬆症 osteoporosis

　骨量が絶対的に減少した状態。今後，我が国は高齢社会の加速化とともに，骨粗鬆症が確実に増えると予想され，その障害に適切に対応するのは整形外科医の急務ともいえます。
　特に原因がないものを原発性骨粗鬆症ともいいます。骨量減少は，骨のリモデリングでの吸収率と形成率とのバランスが負になるために起こります。
　・高回転型（吸収率，形成率とも比較的速い）→　閉経後
　・低回転型（吸収率，形成率とも遅い）→　高齢者

▶骨粗鬆症の原因
　遺伝，ビタミンD受容体の遺伝系，無妊娠，早期閉経，長期低カルシウム摂取，神経性食思不振症，甲状腺機能亢進症，副甲状腺機能亢進症，Cushing症候群，糖尿病，骨形成不全症，関節リウマチ，副腎皮質ステロイド薬の副作用など。
　喫煙，飲酒，運動不足などは，リスク要因とされています。

▶症　状
　腰背部の重い感じ，易疲労性，脊椎圧迫骨折（特に外傷もなく頻繁に起こる），易骨折性（大腿骨頸部，橈骨末端，肋骨）などが生じます。太った人よりもやせた中高年女性に多くみられます。

▶X線所見
　骨陰影の減少，骨梁の数および幅の減少，椎体の圧迫骨折，魚椎変化などがみられます。
　検査所見は，すべて正常範囲内です（原因疾患を除く）。

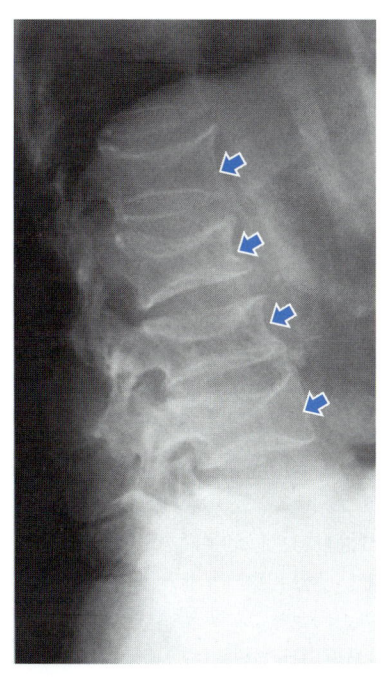

腰椎は粗糙化し，多数の圧迫骨折がみられる：⬆
図2.6.4　骨粗鬆症・X線像

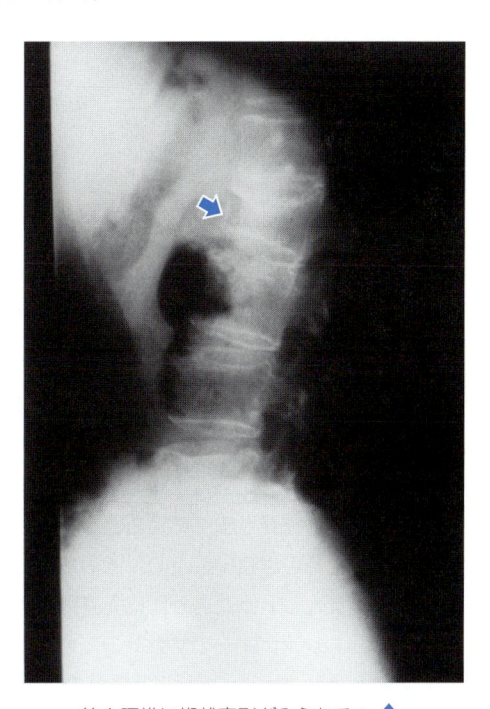

第1腰椎に楔状変形がみられる：⬆
図2.6.5　脊椎圧迫骨折・X線像

Ⅱ 疾患総論

▶診　断

骨塩量の測定。DXA〈dual energy X-ray absorptiometry〉にて骨中のカルシウム塩量を定量的に測定できます。腰椎，大腿骨頸部，中手骨，踵骨などが利用されます。

▶治　療

痛みが強いときは安静（実際，ただ安静にばかりしていると廃用性萎縮の状態になりあまりよくない），鎮痛薬の内服，装具の使用などを行います。活性型ビタミンD，カルシトニン，エストロゲン，蛋白同化ホルモン，イプリフラボン，ビスホスホネート，ビタミンK，非ステロイド性抗炎症薬などを投与します。

CHART 20

骨粗鬆症の患者は，今後確実に増加する
閉経後の女性に多くみられる
重篤な合併症として，大腿骨頸部内側骨折，骨頭下骨折を起こしやすい

ハーフタイム

骨粗鬆症と日本

　日本の急速な高齢社会化に比例して，骨粗鬆症は確実に増えております。骨粗鬆症が増えると，結局運動器疾患が増加することになり，その予防のため，アメリカでも日本でも国家プロジェクトとして，骨や運動器（関節など）を鍛えようとしております。真の狙いは国民一人ひとりが皆自立した生活を送ってくれれば，医療費が安くて済むということですが。まあ，その真意のほどはともかくとして，元気な老後を迎えるのは良いことで，そのためにはやはり自立した生活をいつまでも楽しみ，死ぬときはさっとすぐ死んじゃった方が国にも喜ばれるのでいいかも知れません。よって，皆さん骨を鍛えましょう。今，トレンディーです。そのためには動きましょう，日光を浴びましょう。ところで最も骨が強いときを peak bone mass と言いますが，それはいつ頃だと思いますか？　実は10歳代（中には30歳代の人もいますが）であることが結構多いのです。ということは統計上では，皆さんはもう遅い。机の上で国家試験の勉強をしているときではない？

6 代謝性疾患

Check Test

☐ 1 運動不足は骨粗鬆症のリスク要因である。 ○
☐ 2 喫煙は骨粗鬆症のリスク要因である。 ○
☐ 3 閉経後骨粗鬆症では，骨塩量が減少する。 ○
☐ 4 閉経後骨粗鬆症では，椎体骨折を起こしやすい。 ○ 外傷もなく容易に椎体の圧迫骨折が生じる

☐ 5 閉経後骨粗鬆症は，エストロゲンの補充である程度予防できる。 ○ ほかに活性型ビタミン剤，カルシトニン製剤なども使用する

☐ 6 老人性骨粗鬆症に伴う骨折において，重篤な合併症をきたしやすいのは，橈骨遠位端である。 × 比較的骨萎縮が起きやすいが，重篤な後遺症を残すことは少ない

☐ 7 老人性骨粗鬆症に伴う骨折において，重篤な合併症をきたしやすいのは，肋骨である。 × 治療はバンド固定，または安静にて十分である

☐ 8 老人性骨粗鬆症に伴う骨折において，重篤な合併症をきたしやすいのは，大腿骨頸部である。 ○

☐ 9 骨粗鬆症では，海綿骨の骨梁は少なくなる。 ○ 海綿骨の骨梁陰影がX線では，減じてスリガラス状となる

☐ 10 骨粗鬆症では，骨皮質は薄くなる。 ○ 長管骨の骨皮質陰影がX線では薄くなる

☐ 11 骨粗鬆症の腰椎X線単純写真では魚椎変形がみられる。 ○
☐ 12 骨粗鬆症は，閉経後の女性に好発する。 ○ 卵巣機能低下によりエストロゲンが低下し，骨量が減少する

☐ 13 骨粗鬆症では，骨中の類骨組織は増加する。 × 造骨組織の減少とともに類骨組織も減少する

☐ 14 痛風は，骨粗鬆症をきたす。 × 痛風は高尿酸血症が基にあり，尿酸結晶が関節に沈着して症状を起こす

☐ 15 サルコイドーシスは，骨粗鬆症をきたす。 × サルコイドーシスは原因不明の多臓器類上皮細胞性肉芽腫症であり，主な標的臓器は肺，眼，皮膚などである

☐ 16 甲状腺機能低下症は，骨粗鬆症をきたす。 甲状腺機能低下症では，骨格成長障害が起こる

☐ 17 Cushing症候群は，骨粗鬆症をきたす。 ○ 副腎皮質ステロイド過剰状態により骨粗鬆症の状態を来す

☐ 18 骨髄線維症は，骨粗鬆症をきたす。 骨髄の広範な線維化を起こすが，骨は硬化する

☐ 19 Paget病は，二次性悪性変化として軟骨肉腫の発生が多い。 × 悪性化することが稀にあるが，ほとんど骨肉腫である

7 骨・軟骨腫瘍と類似疾患

総　論

▶発生頻度

骨腫瘍において，最も発生頻度が高いのは，転移性骨腫瘍です。

原発性良性骨腫瘍では，骨軟骨腫，軟骨腫が多く，原発性悪性骨・軟部腫瘍では，骨肉腫，骨髄腫，軟骨肉腫，Ewing肉腫，悪性線維性組織球腫が多くみられます。

1 骨腫瘍の診断

a　単純X線

単純X線所見より骨腫瘍が発見されることが多く，悪性や良性，進行度の把握もある程度可能です。臨床所見と単純X線像より約80％は悪性，良性の鑑別が可能です。

b　好発年齢

原発性骨腫瘍の多くは，10〜20歳代にみられます。

骨成長終了後の20〜30歳代　→　骨巨細胞腫が好発します。

50歳以上　→　癌の骨転移，または骨髄腫をまず考えるべきでしょう。

c　発生部位

膝関節周辺が多いです。長管骨では，骨幹端部 metaphysis に多くみられます。各部位を順にみてみますと，以下のようになります。

- ・内軟骨腫　→　手指骨
- ・良性骨芽細胞腫　→　脊椎
- ・脊索腫　→　仙骨
- ・軟骨肉腫　→　骨盤，大腿骨や上腕骨の近位
- ・癌骨転移　→　四肢長管骨，脊椎，骨盤

骨幹
好酸球性肉芽腫
骨芽細胞腫
類骨骨腫
Ewing肉腫

骨幹端
骨軟骨腫
骨肉腫
単発性骨囊腫
非骨化性線維腫
線維性骨異形成
動脈瘤様骨囊腫
類骨骨腫

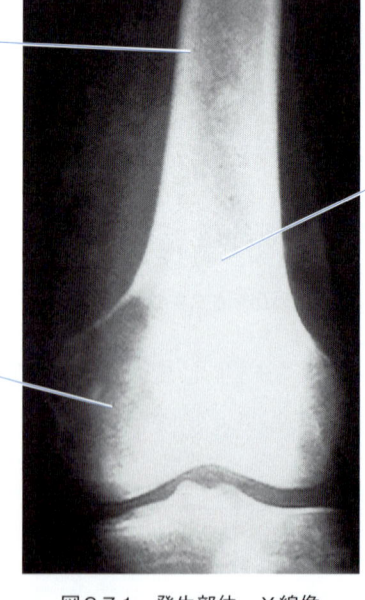

骨端
骨巨細胞腫
軟骨芽細胞腫

図2.7.1　発生部位・X線像

- 巨細胞腫，良性軟骨芽細胞腫 → 骨端部 epiphysis
- Ewing 肉腫，悪性リンパ腫 → 骨幹部 diaphysis

d　外骨膜反応

Codman 三角
→ 腫瘍が増殖して骨膜を破り反応骨が形成されます。試験切除部位としては不適切です。

spicula（sunray spicula，sunburst pattern）
→ 悪性腫瘍，骨肉腫や Ewing 肉腫にて反応骨が形成されます。

玉ねぎの皮様陰影 onion peel appearance
→ Ewing 肉腫，骨肉腫，悪性リンパ腫など小円形細胞肉腫に多くみられます（ときに骨髄炎でもみられます）。

e　腫瘍陰影濃度

溶骨，造骨，混合，硬化などに分類できます。

▶溶骨型

悪性骨腫瘍，癌の骨転移などでよくみられます。

f　多発性骨腫瘍

骨軟骨腫，内軟骨腫，線維性骨異形成症，骨組織球症，骨髄腫，転移性骨腫瘍などがあります。

2 補助診断

a　血管造影

悪性，良性の鑑別に用いられます。

悪性腫瘍では，栄養動脈の拡張，新生血管の増多，blood pool，腫瘍の濃染，動静脈吻合などがみられます。

腫瘍の広がりを確認するには，現在，CT や MRI の方が有用です。

b　CT

腫瘍の局在，広がり，軟部組織への浸潤をみるのに適しています。

微細な石灰化および骨化の描出に優れています。

c　MRI

診断および治療効果の判定に有用です。

腫瘍の範囲はより正確に把握でき，切除範囲の決定にも有用です。化学療法の効果判定にも用いられます。

d　シンチグラフィ

テクネシウムを用います。骨芽細胞による骨形成（ミネラルの代謝回転）を示します。

悪性腫瘍転移の早期診断に有用です。

e 血液所見

▶血清カルシウム上昇

多発性骨髄腫や広範な溶骨性転移性腫瘍など，骨破壊と脱灰の強い症例において上昇します。

▶血清 ALP

骨肉腫，骨髄腫，癌の転移，線維性骨異形成症など，腫瘍性または反応性の新生骨形成が著明な場合に上昇します。

▶血清酸性ホスファターゼ

前立腺癌の骨転移において，特異的に上昇します。

▶LDH

原発性悪性骨腫瘍や癌の骨転移において，病巣の広がりや大きさに比例して上昇します。

③ 病理組織診断

needle biopsy〈針生検〉 → 侵襲は少ないですが，確実な診断がつけづらい
open biopsy〈切開生検〉 → より確実

④ 血液生化学所見

異常値を示すものをいくつかあげてみましょう。

- Ca → 多発性骨髄腫，広範な溶骨性転移性腫瘍
- ALP → 骨肉腫，骨髄腫，癌の転移
- 酸性ホスファターゼ → 前立腺癌の骨転移に特異的
- LDH → 悪性腫瘍の広がりに応じて上昇しやすい
- Bence Jones 蛋白 → 多発性骨髄腫（尿）
- vanillylmandelic acid〈VMA〉 → 神経芽細胞腫（尿，約75％の陽性率）

⑤ 骨腫瘍の治療

a 手術療法

▶良性骨腫瘍

臨床症状があり，病的骨折やその危険があるときに行われます。

（孤立性骨嚢腫 → 吸引，副腎皮質ステロイド薬注入・・・・・特殊なケース）

①腫瘍内切除術
→ 良性骨腫瘍に行われます。生じた骨欠損には，人工骨（ハイドロキシアパタイトなど）や自家骨を移植します。

②腫瘍辺縁部切除術
→ 健常部を含めて摘出します。良性腫瘍でも再発率の高い巨細胞腫などに行います。

▶悪性骨腫瘍
　①広範切除術，治癒的広範切除術
　　　→　比較的悪性度の低い腫瘍に行います。
　②患肢温存手術
　　　→　現在，悪性骨腫瘍でも，広範切除術や治癒的広範切除術などを行い，欠損部に自家骨，人工骨，人工関節などを用いて，なるべく切断などを行わないようにする方法が盛んに用いられるようになりました。術前に強力な化学療法や放射線療法，術後にまた化学療法が併用されることが多くなっています。
　患肢温存手術の適応
　　　病変が比較的小さい，軟部組織への侵襲が少ない，腫瘍が主要な血管・神経に接していない，患肢温存により機能の残存が期待できるときなどに行います。
　③切断術，関節離断術
　　　→　通常，病変部より5cm以上離れて行います。

b　放射線療法
リニアック，中性子，ベータートロンなどを使用します。
放射線感受性の高い腫瘍（Ewing肉腫，悪性リンパ腫，神経芽細胞腫など）に対して有用です。有効な摘出術ができない場合にも行います。

c　化学療法
▶目　的
微小転移巣を術前にたたくことをはじめ，原発巣の縮小，抗癌薬の有効性の術前評価の確認などに用います。
▶使用法
静脈内投与，動脈内注入法（高濃度の抗癌薬），局所灌流法
▶薬　剤
アドリアマイシン〈ADM〉，メトトレキサート〈MTX〉，シスプラチン〈CDDP〉，シクロホスファミド〈CPA〉，イホスファミド〈IFM〉などを併用します。

CHART 21

悪性腫瘍に対しては，極力患肢温存を図る
術前，術後，強力な化学療法を行う
　　しかし，副作用も強い

Ⅱ 疾患総論

原発性良性骨腫瘍

1 骨軟骨腫 osteochondroma

長管骨の骨幹端部に茸状に膨隆した骨性の腫瘍。原発性骨腫瘍で最も多くなっています。
45％が10歳代に好発します。骨端線閉鎖とともに発育は停止します。

▶好発部位
大腿骨遠位，脛骨近位，上腕骨近位の骨幹端部

▶X線所見
骨幹端部に茸状，または台地状に突出しているのが分かります。
腫瘍の頭部には，軟骨帽 cartilage cap が認められます。
骨成長後にも痛みを伴った腫瘍の増大をみるときには，軟骨肉腫への悪性化を考えるべきでしょう。

▶治　療
摘出術

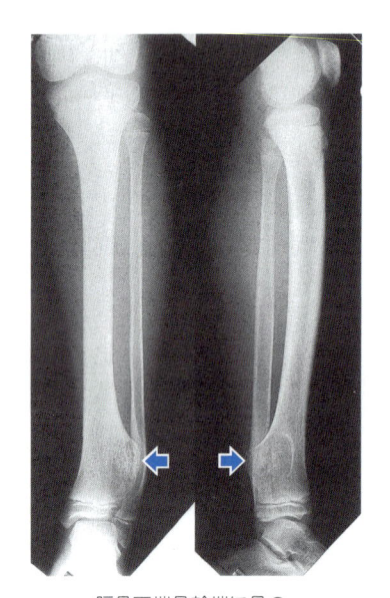

脛骨下端骨幹端に骨の
膨隆がみられる：↑

図2.7.2　骨軟骨腫・X線像 (96A-46)

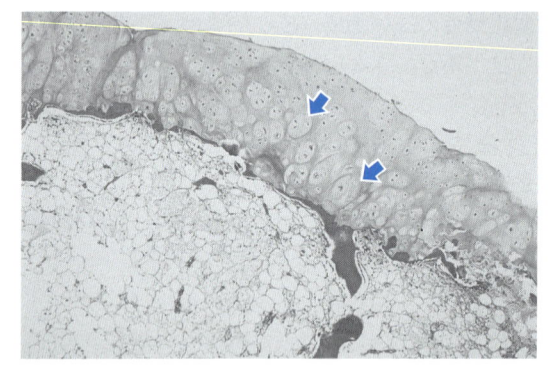

腫瘍表面に軟骨層がみられる。硝子様軟骨からなる：↑

図2.7.3　骨軟骨腫・組織像（☞ 巻頭カラー写真3）

2 軟骨腫 chondroma，内軟骨腫 enchondroma

骨軟骨腫に次いで多く発症しています。
40％以上は手の指節骨，中手骨，足趾に発生しています。

▶X線所見
骨幹端部から骨幹部にかけて，骨皮質の菲薄化と膨隆を伴っ

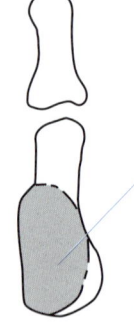

透明巣（全体）
骨皮質の菲薄化・膨隆

図2.7.4　内軟骨腫

た境界明瞭な骨透明巣がみられます．中に石灰化を認めることもあります．
▶治療・予後
腫瘍内切除術によりほとんど完治します．多発例では，悪性のこともあります．
・Ollier 病 → 多発性，四肢片側の発育障害を伴います．
・Maffucci 症候群 → 多発性，血管腫を伴います．

3 骨巨細胞腫 giant cell tumor of bone〈GCT〉

▶好発年齢
20 〜 30 歳代
骨端に発生するのが特徴で，大腿骨遠位端，脛骨近位端に多く発生します．
腫瘍内切除では，再発しやすいです．
▶X線所見
長管骨骨端部に偏在性で嚢胞状の骨透明巣としてみられます．外骨膜反応を呈することは少ないです．骨梁内に分画像や特徴的な石鹸泡状陰影 soap bubble appearance を呈します．
▶組織所見
数々の巨細胞がみられます．grade Ⅰ〜Ⅲに分けられます．Ⅲ度は悪性とされますが，必ずしもそうではありません．
▶治療，予後
腫瘍内切除では，再発することが多いことが問題となります．腫瘍辺縁部切除術が行われますが，関節機能を保つのに苦労します．欠損部には骨移植を行います．

骨皮質の菲薄化

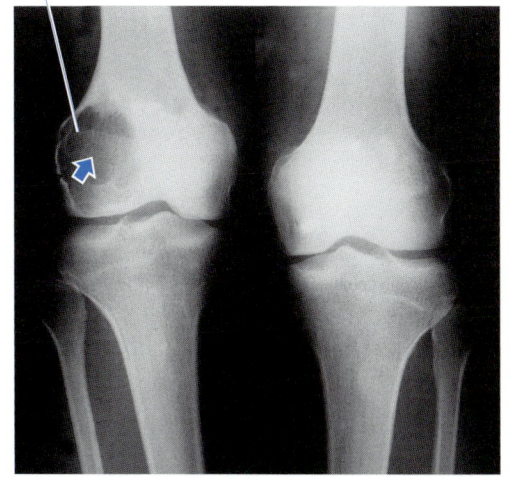

右大腿骨骨端に多房性の透明巣 soap bubble appearance：⇧

図2.7.5　骨巨細胞腫・X線像

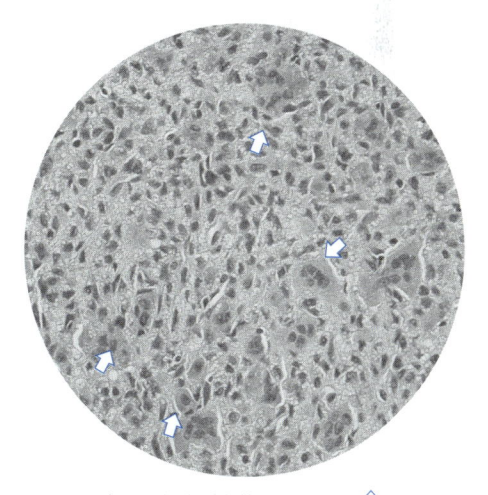

多核巨細胞が多数みられる：⇧

図2.7.6　骨巨細胞腫・組織像（☞巻頭カラー写真4）

Ⅱ 疾患総論

4 良性軟骨芽細胞腫

若年者の骨端部に多く発生します．病巣内に斑点状の石灰化陰影がみられます．
▶組織所見
chicken-wire calcification（腫瘍周囲の石灰化像）が特徴です．

5 類骨骨腫 osteoid osteoma

10～20歳代に好発します．
下肢骨幹部において，著明な骨硬化像に囲まれた病巣の中の小さな円形の透明巣 nidus を特徴とします．また，夜間痛があり，アスピリンによって痛みが消失するのも特徴です．
▶治　療
nidus の摘出で十分であり，再発はありません．

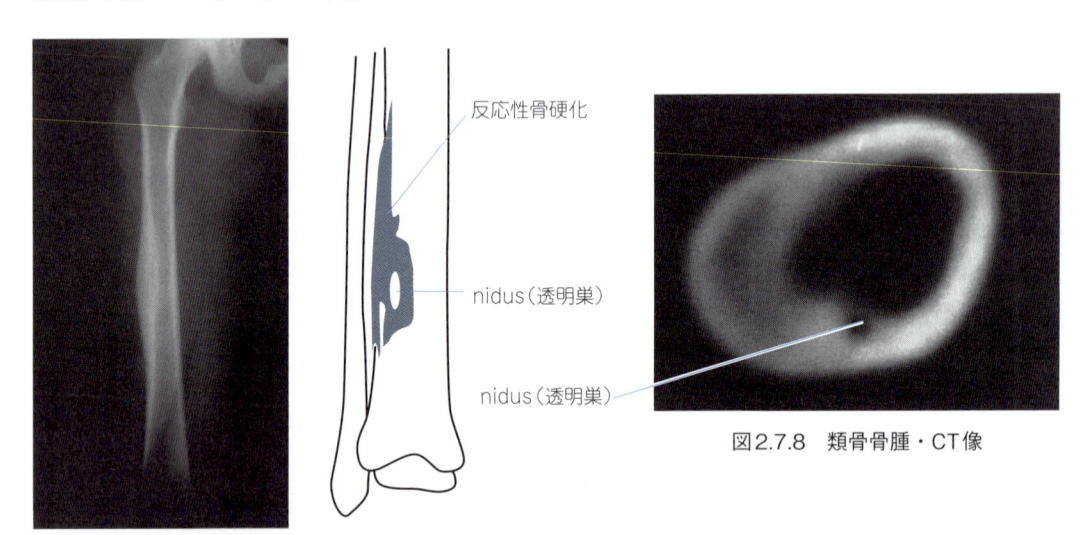

図2.7.7　類骨骨腫・X線像と模式図

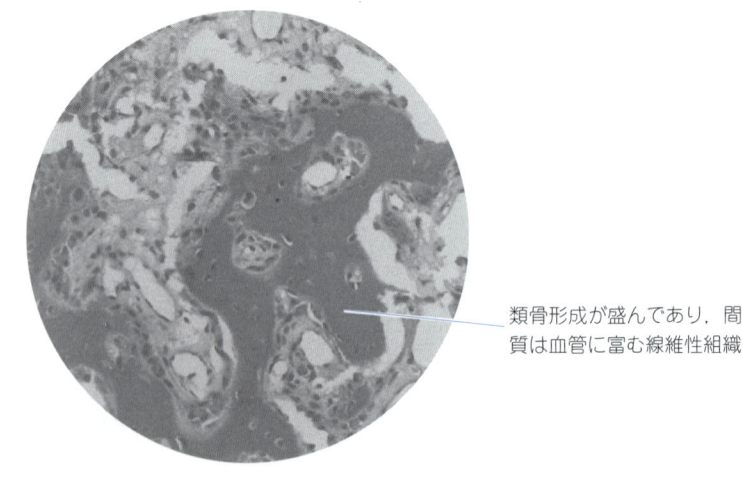

図2.7.8　類骨骨腫・CT像

図2.7.9　類骨骨腫・組織像（☞巻頭カラー写真5）

類骨形成が盛んであり，間質は血管に富む線維性組織

6 骨　腫 osteoma

若年者の頭蓋，顔面骨などの結合組織骨に発生する稀な腫瘍です。
▶治　療
ときに外科的切除の適応となります。

7 良性骨芽細胞腫

主に若年者（10〜20歳代）にみられ，脊椎後方や頭蓋骨，肋骨などの扁平骨に好発します。

8 非骨化性線維腫 nonossifying fibroma，線維性骨皮質欠損 fibrous cortical defect

現在，同一疾患とみなされています。発育期の膝周辺骨幹端部に多く出現します。

通常，経過観察のみを行います。

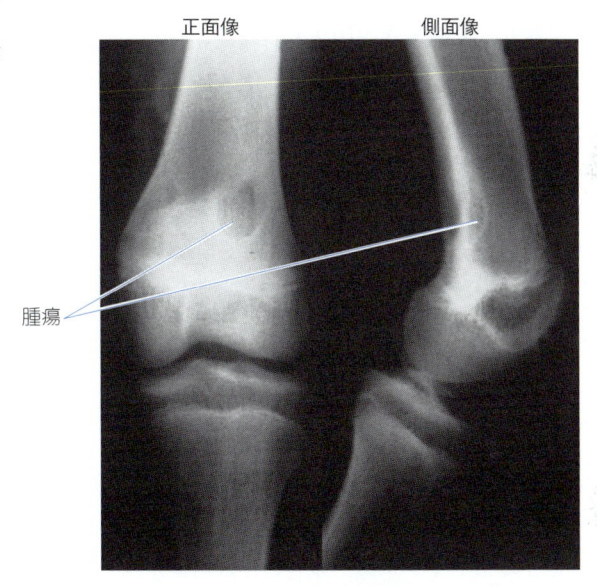

図2.7.10　非骨化性線維腫・X線像

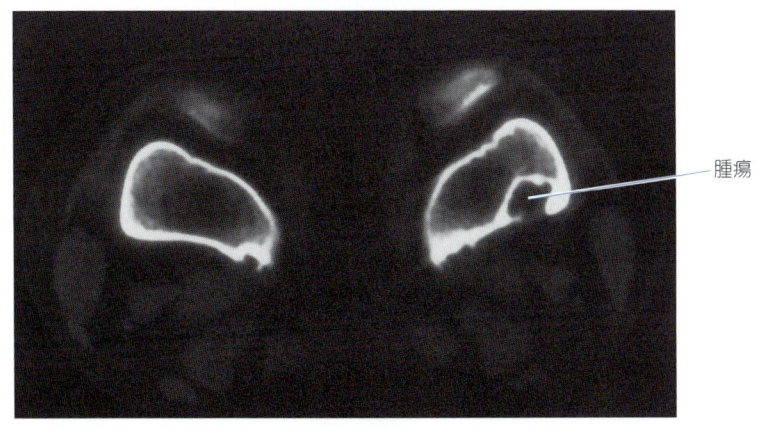

図2.7.11　非骨化性線維腫・CT像

Ⅱ 疾患総論

骨腫瘍の類似疾患

1 単発性骨嚢腫 solitary bone cyst

病的骨折で発見されることが多いです。20歳以下が80％も占めます。
上腕骨近位，大腿骨近位，踵骨に多くみられます。
単房性の骨透明巣が特徴です。

▶治 療

腫瘍内搔爬を行いますが，ピンニングや吸引の後に，副腎皮質ステロイド薬の数回の注入で完治することもあります。

2 動脈瘤様骨嚢腫 aneurysmal bone cyst

骨巨細胞腫や良性骨芽細胞腫などの二次変化としてみられます。
骨幹端部に骨皮質の膨隆を伴った偏在性骨透明巣がみられます。

▶X線所見

ballooning of cortex が特徴
→ 骨皮質が外骨膜から新生した骨殻で置換されます。
X線像は，石鹸泡状 soap bubbled，蜂巣状 honeycombed などと称される陰影を呈します。
腫瘍内には，血液が満たされています。

3 線維性骨異形成症 fibrous dysplasia

線維性骨 woven bone から層板骨 lamellar bone への成熟障害と考えられています。

▶X線所見

スリガラス状陰影が特徴です。単胞，多胞の半透明巣がみられます。
Albright 症候群 → 多発性，色素沈着 café au lait 斑，思春期早発症

図2.7.12 線維性骨異形成症・X線像　図2.7.13 線維性骨異形成症・組織像（☞巻頭カラー写真6）

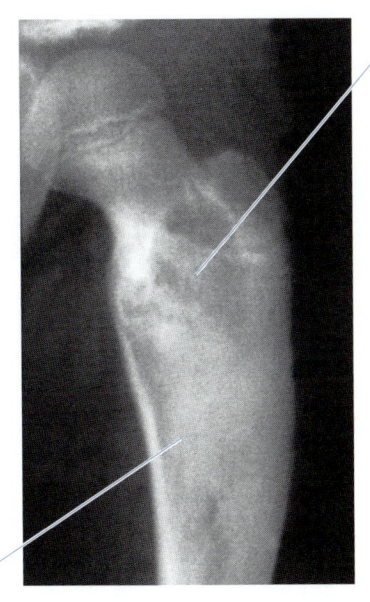

不規則な骨透明巣（スリガラス状）
変形がみられる
紡錘形の線維芽細胞の増殖：⬆
新生骨梁周囲には骨芽細胞がない：⇧

4 Langerhans 細胞性骨組織球症 Langerhans cell histiocytosis

好酸球性肉芽腫，Hand-Schüller-Christian 病，Letterer Siwe 病の総称です。

▶ X線所見

類円形の透明巣がみられます。

CHART 22

骨巨細胞腫は，骨端部に生じる
類骨骨腫：nidus
内軟骨腫は手指に発生
線維性骨異形成：スリガラス状陰影

原発性悪性骨腫瘍

1 骨肉腫 osteosarcoma

腫瘍細胞が直接類骨，または骨組織を形成します。原発性悪性骨腫瘍の中で最も多く発生しています。

▶好発年齢・好発部位

15歳前後。小学生〜高校生の間に好発します。骨 Paget 病から二次的に生じる高齢者の骨肉腫もみられます。膝周辺の骨幹端部に好発します。

95

Ⅱ 疾患総論

▶ 臨床所見

良性腫瘍と異なり，はっきりした腫脹と疼痛が出現します。

▶ 血液所見

ALP，LDH は高値

▶ X線所見

通常は骨硬化像を伴わない広範な骨破壊と骨新生がみられます。程度により造骨型，溶骨型，混合型に分けられます。

外骨膜反応 → Codman 三角，sunray spicula，sunburst pattern，玉ねぎの皮様陰影 onion peel appearance は特徴的

▶ 組織所見

異型性が強い腫瘍細胞が種々の程度でみられ，類骨や骨を形成します。様々な分類があります。

▶ 治　療

以前は発見次第，切断術が取られることが多かったのですが，現在は患肢温存手術が主流になりつつあります。術前術後に強力な化学療法がとられます（Rosen T12 など）。アドリアマイシン〈ADM〉，メトトレキサート〈MTX〉，シスプラチン〈CDDP〉などが使用されます。副作用が非常に強く，厳重な治療体制が必要であり，ロイコボリンなどを使って，CF rescue〈ロイコボリンレスキュー〉が行われます。患肢温存手術の前に open biopsy がなされます。

▶ 予　後

以前は5年生存率が 15～20% でありましたが，現在は 50～70% と飛躍的に向上しています。

亜型分類 → 傍骨性骨肉腫，骨膜性骨肉腫など

肺転移を起こすことが多いです。

spicula，骨膜反応：⇧

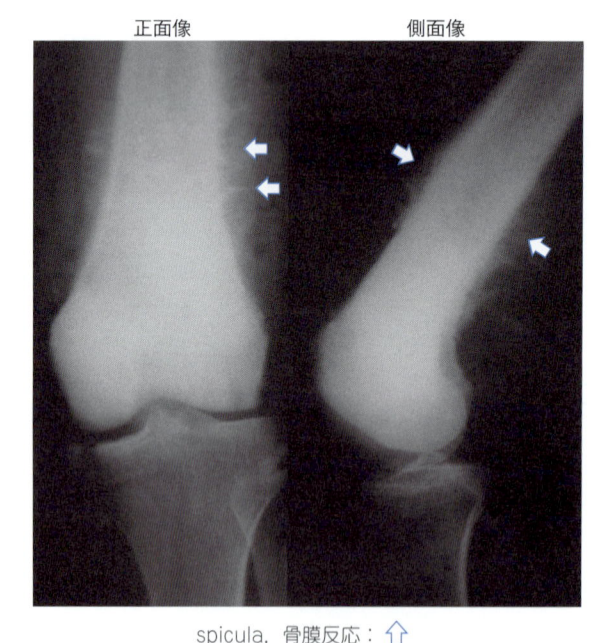

図 2.7.14　骨肉腫・X線像

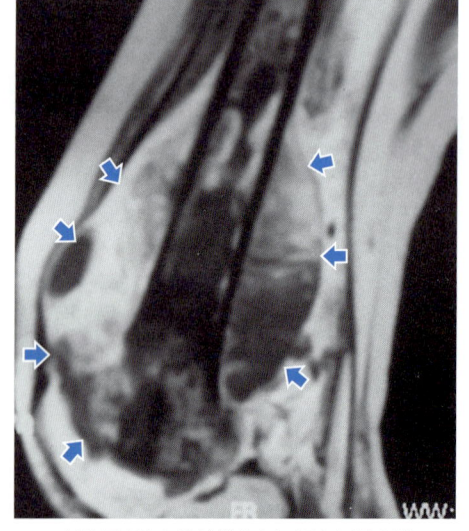

大腿骨遠位の骨幹端中心に巨大な腫瘍がみられる：⬆。信号変化は多彩

図 2.7.15　骨肉腫・MRI

7 骨・軟骨腫瘍と類似疾患

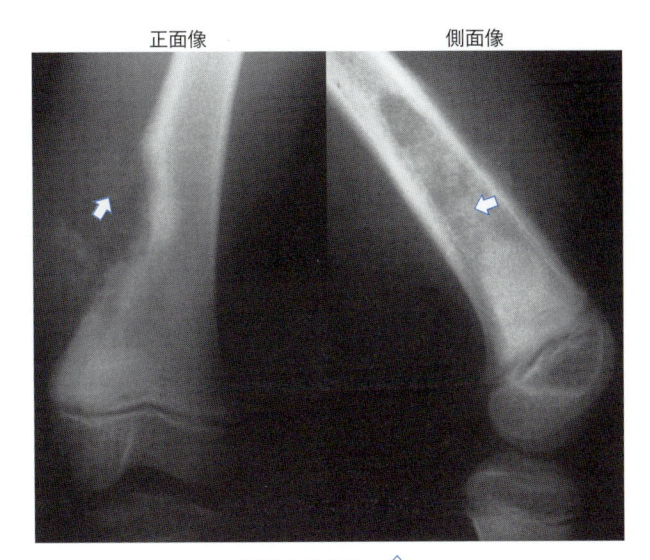

正面像　　側面像

広範な骨破壊：⇧

図2.7.16　骨肉腫・X線像

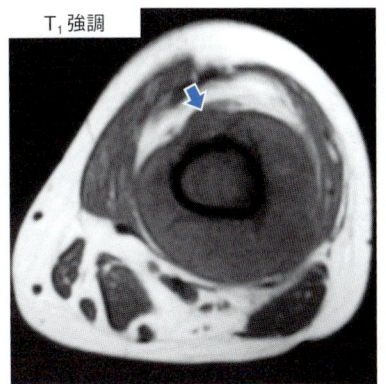

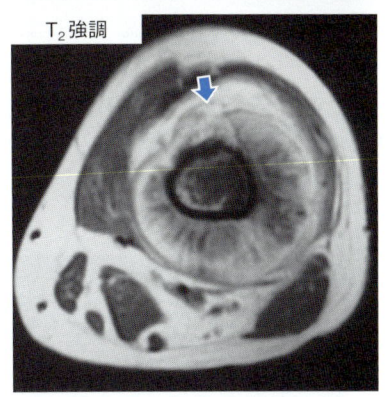

T_1強調

T_2強調

MRIでは，T_1強調像で低信号，T_2強調像で高信号を呈する：⬆

図2.7.17　骨肉腫・MRI

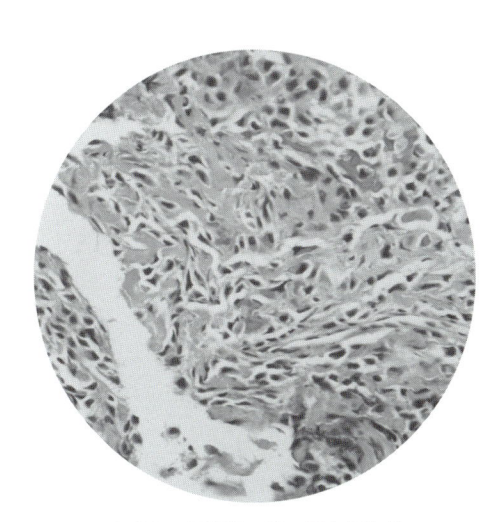

未分化で異型性の強い腫瘍細胞が類骨を形成している

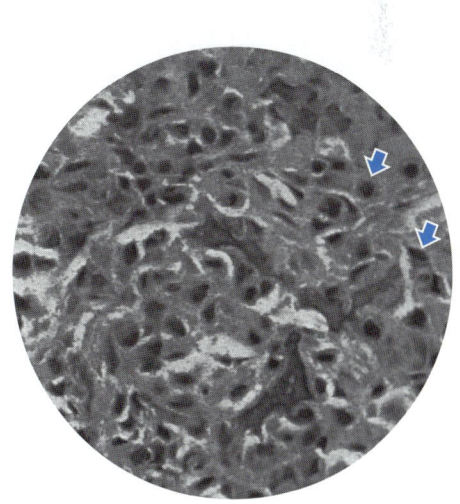

細胞の核は大型であり，クロマチン濃染性である：⬆

図2.7.18　骨肉腫・組織像（☞巻頭カラー写真7，8）

97

Ⅱ 疾患総論

② 軟骨肉腫 chondrosarcoma

原発性と続発性に分類されます。

▶**発生年齢**

比較的高齢者に多く，40歳以上が半数を占めています。

▶**X線所見**

大小の境界不鮮明な骨破壊像をはじめ，骨髄腔に透明巣が出現し，その中に斑状の石灰化像がみられます。

▶**組織所見**

腫瘍細胞が軟骨を形成しますが，類骨や骨は直接形成していません。

未分化タイプほど予後は悪くなります。

▶**治　療**

患肢温存，広範切除術が取られることが多いです。

化学療法，放射線療法は原則として適応がありません。

骨肉腫より予後は良好です。

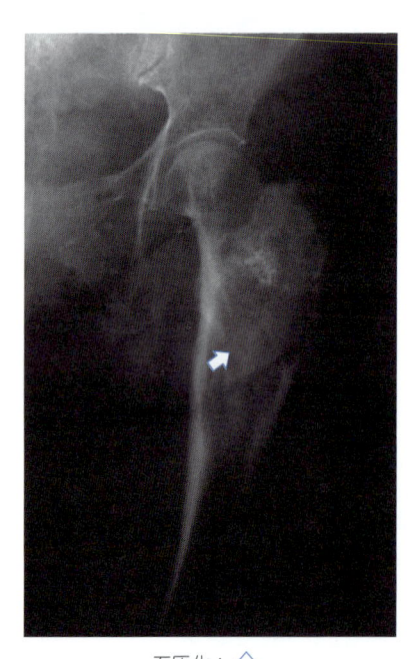

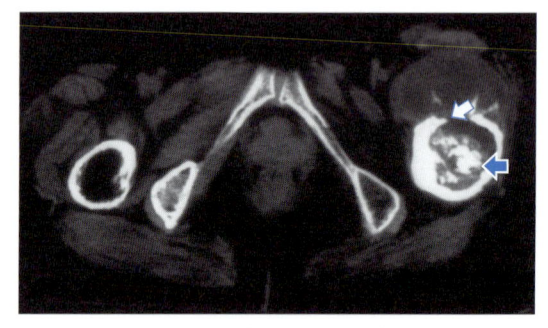

石灰化：⇧　骨破壊：⇧
図2.7.20　軟骨肉腫・CT像

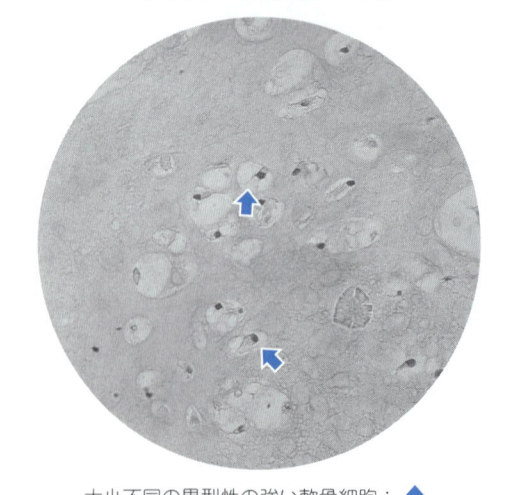

石灰化：⇧
図2.7.19　軟骨肉腫・X線像

大小不同の異型性の強い軟骨細胞：⇧
図2.7.21　軟骨肉腫・組織像（☞巻頭カラー写真9）

3 骨悪性線維性組織球腫 malignant fibrous histiocytoma of bone〈MFH〉

発生年齢のピークが10〜20歳代と50歳代にあるのが特徴です。
骨肉腫に比べて，外骨膜反応は少ないです。

▶組織所見
腫瘍細胞がコラーゲンを産生し，花むしろ模様 storiform pattern が認められます。

▶治　療
骨肉腫に準じます。

▶予　後
5年生存率は50％です。

4 Ewing 肉腫 Ewing sarcoma

▶発生年齢
5〜20歳に多いとされていますが，骨肉腫より若い人に多くみられます。

▶好発部位
骨幹部に多く発生します。

▶症　状
発熱，白血球増多など，炎症性疾患を思わせる所見が特徴です。骨髄炎との鑑別がポイントです。

▶X線所見
虫食い像，浸潤性骨破壊がみられます。周囲の骨硬化はありません。玉ねぎの皮様陰影 onion peel appearance などの骨膜反応が認められます。慢性骨髄炎に類似しています。

▶組織所見
小円形細胞が密に増殖します。

▶治　療
抗癌薬や放射線感受性が高いです。5年生存率は50％です。

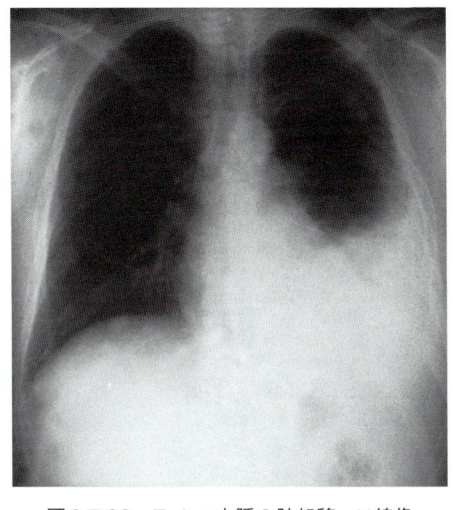

図2.7.22　Ewing 肉腫の肺転移・X線像

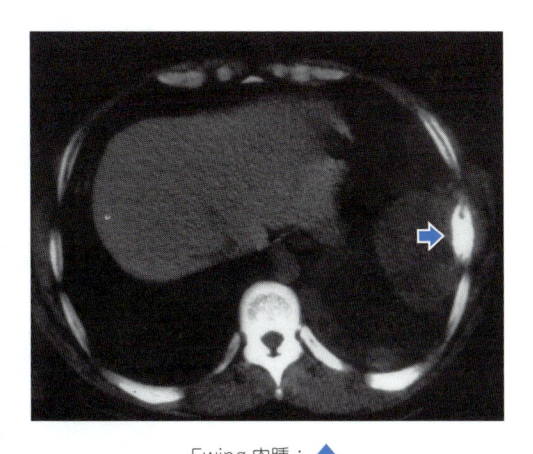

Ewing 肉腫：⬆
図2.7.23　Ewing 肉腫・CT像

Ⅱ 疾患総論

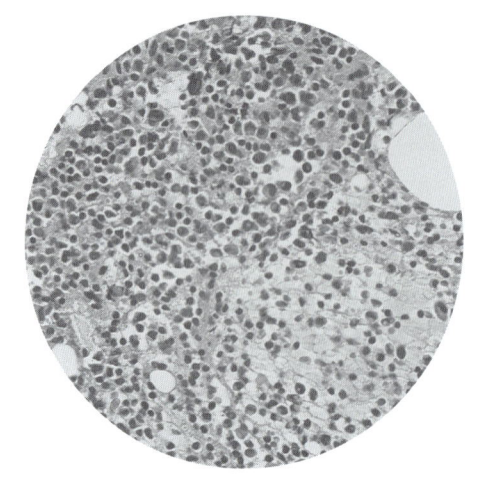

異型性の強い小円形細胞が密に集合　　　　核は大型，クロマチン濃染

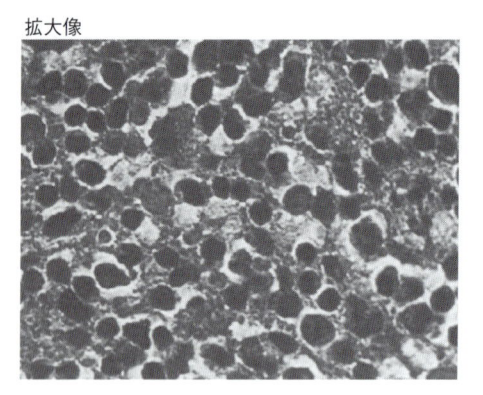

図2.7.24　Ewing肉腫・組織像（☞ 巻頭カラー写真10，11）

5 悪性リンパ腫 malignant lymphoma

小円形細胞肉腫の範疇に入ります。1/3は多発性です。
軟部組織への浸潤が強いのが特徴です。
放射線感受性は高く，手術になることは少ないでしょう。

6 脊索腫 chordoma

▶好発年齢
　40歳以上の中高年者に多くみられます。
▶好発部位
　仙骨に好発します。
▶症　状
　症状は，はっきりせず，鈍痛やときに排便障害がみられますが，大きな腫瘤となって初めて気がつくこともあります。

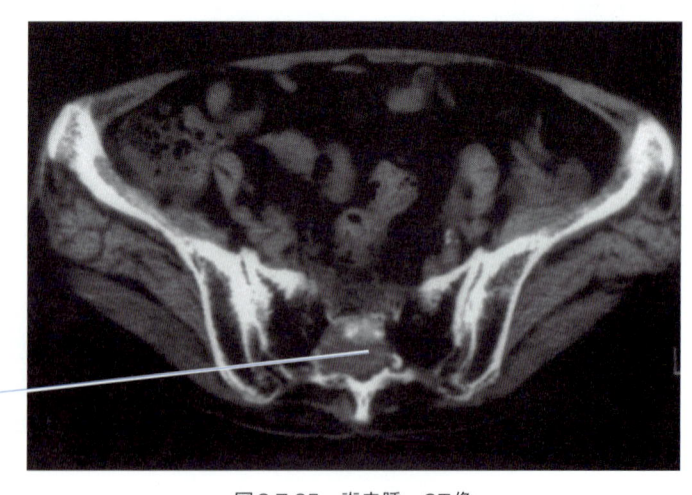

仙骨の溶解像

図2.7.25　脊索腫・CT像

7　骨・軟骨腫瘍と類似疾患

担空胞細胞 physaliphorous cell がみられる。間質に豊富な粘液がみられ，細胞全体を押し広げている

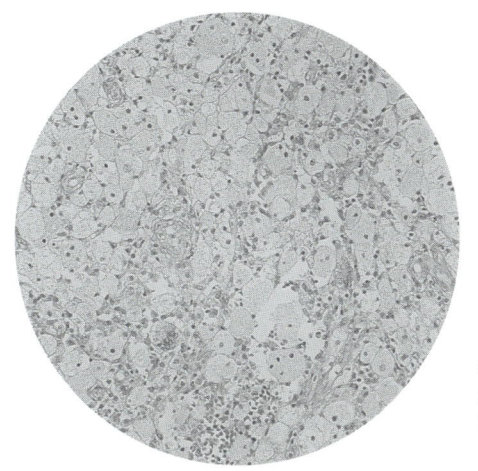

図 2.7.26　脊索腫・組織像

7 骨髄腫 myeloma

形質細胞の腫瘍性増殖が骨髄に多発します。40〜60歳に多く発生します。
赤色髄を有する扁平骨に多発し，様々な疼痛を呈します。

▶ X線所見

打ち抜き像 punched-out lesion が認められます。
予後は不良です。

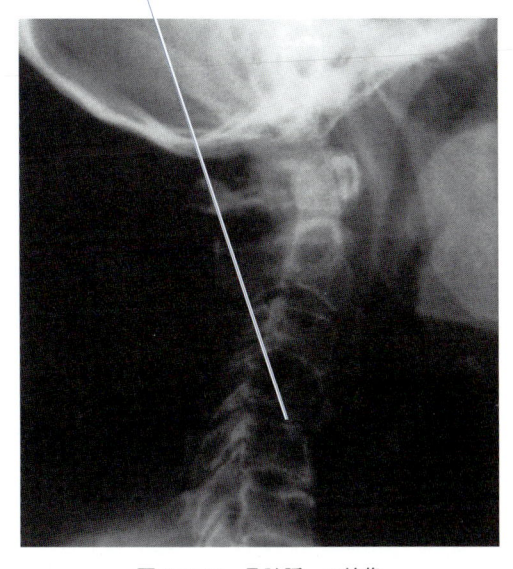

C_4 椎体の破壊

図 2.7.27　骨髄腫・X線像

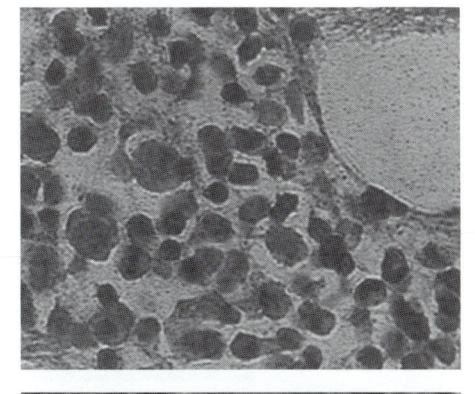

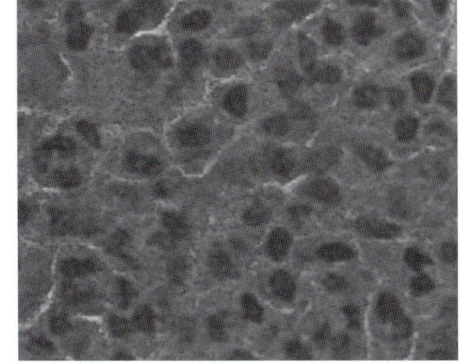

未分化形質細胞の増殖が主

図 2.7.28　骨髄腫・組織像

Ⅱ 疾患総論

転移性骨腫瘍 metastatic bone tumor

脊椎転移が最も多いのですが，多発性であることが多くなっています。
▶原発巣
　乳癌，肺癌，前立腺癌，腎癌，胃癌，子宮癌，肝癌，の順で出現頻度が多くなっています（施設により順序は多少異なります）。
▶前立腺癌の転移
　酸性ホスファターゼの上昇，X線上での骨硬化像が特徴です。
▶X線所見
　大部分が境界不明瞭な溶骨性病変を示しますが，乳癌，胃癌，肺癌では，ときに骨形成像を呈します。
▶治　療
　ホルモン依存性の癌では，卵巣，副腎，精巣摘出術などが考慮されます。

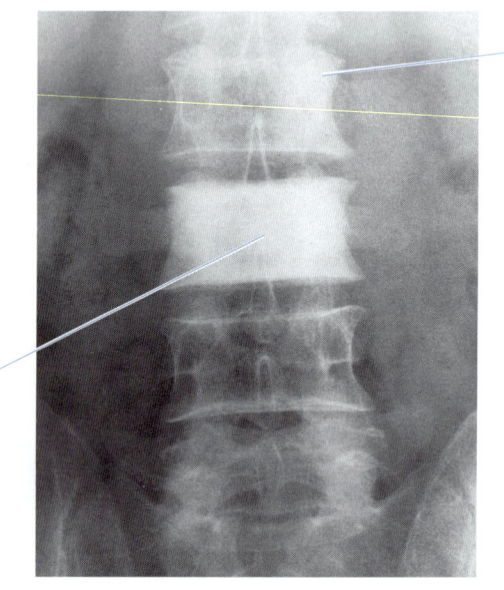

図2.7.29　転移性脊椎腫瘍・X線像

（L₂ 椎間関節に硬化像／L₃ 全体の骨硬化像。前立腺癌の転移で特徴的）

良性骨腫瘍の悪性変化

悪性変化の具体例をあげてみましょう。
・骨軟骨腫，軟骨腫　→　軟骨肉腫
・良性骨芽細胞腫　→　骨肉腫
・線維性骨異形成　→　線維肉腫，骨肉腫
・骨 Paget 病，骨巨細胞腫　→　悪性変化

> **CHART 23**
>
> 骨肉腫：X 線像，患肢温存手術，化学療法
> 軟骨肉腫：石灰化
> Ewing 肉腫：炎症所見，放射線感受性

軟部腫瘍

総論

組織像は極めて多彩です。
▶悪性軟部腫瘍の頻度
　悪性線維性組織球腫，脂肪肉腫，横紋筋肉腫，平滑筋肉腫，の順で多く発生しています。
▶良性軟部腫瘍の頻度
　脂肪腫が圧倒的に多く発生しています。
▶検査上の特徴
　静脈結石がみられると　→　血管腫
　不規則な石灰沈着がみられると　→　線維腫，滑膜肉腫
　MRI は，軟部腫瘍の診断に適しています。広がり，治療効果をみるのに最適です。

悪性軟部腫瘍

1 悪性線維性組織球腫 malignant fibrous histiocytoma 〈MFH〉

中高年の発生が多いです。
▶組織所見
　多形性の組織球様細胞と紡錘形の線維芽細胞様細胞から構成されます。ヘモジデリン貪食，黄色腫細胞，巨細胞などが混在しています。
　特徴は，線維芽細胞様の細胞が花むしろ模様 storiform pattern を作っている点です。

Ⅱ 疾患総論

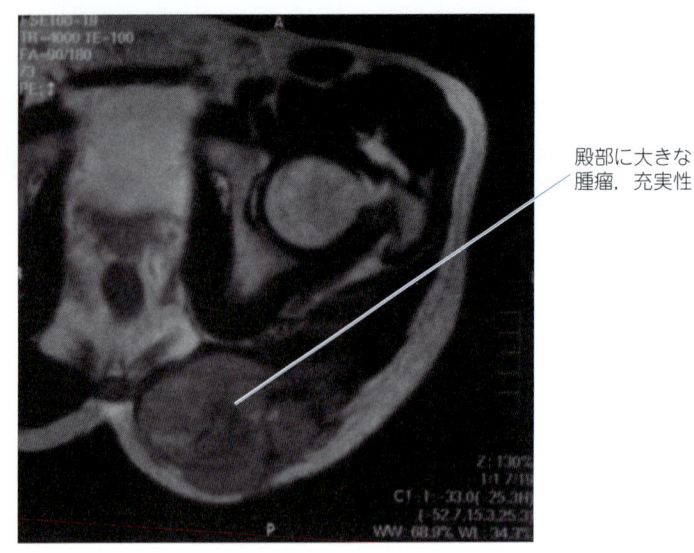

図2.7.30　悪性線維性組織球腫・MRI

殿部に大きな腫瘤，充実性

② 脂肪肉腫 liposarcoma

中年以降の発生が多くなっています。予後は概して良好です。

③ Kaposi 肉腫

血管の細胞から発生する悪性腫瘍と考えられています。
AIDS の合併症。悪性リンパ腫の合併が多いです。

④ 滑膜肉腫 synovial sarcoma

膝関節周辺に多発します。
単純な切除や摘出術では，再発が多くなっています。
予後は，比較的不良です。

良性軟部腫瘍

① 脂肪腫 lipoma

発生頻度は非常に多いです。30歳以降の成人に多発しています。
急激な発育，巨大な腫瘤は悪性変化を起こす可能性があります。

7 骨・軟骨腫瘍と類似疾患

2 血管腫 angioma (hemangioma)

毛細血管腫　→　毛細管の増殖
海綿状血管腫　→　血管腔が海綿状に拡張

▶治　療
全摘出術は難しいです。

3 グロムス腫瘍 glomus tumor

爪床に発生します。指尖部の激烈な疼痛が特徴です。軽く圧迫するだけで三叉神経痛様の激痛を生じます。
摘出術により疼痛は消失し，再発はありません。

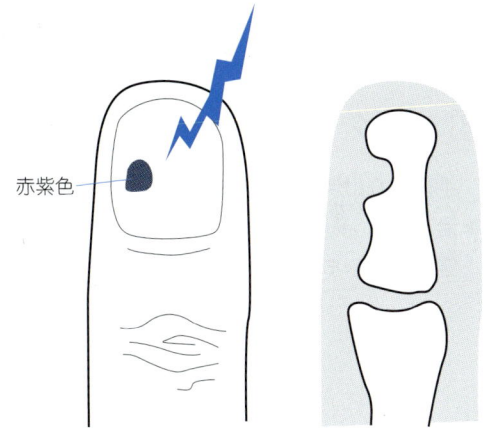

赤紫色

図2.7.31　グロムス腫瘍

4 神経線維腫 neurofibroma，神経線維腫症 neurofibromatosis

Schwann 細胞から発生します。皮下結節としてみられます。
▶組織所見
間質の膠原線維の増生が著しいです（参考：神経鞘腫）。
von Recklinghausen 病　→　多発性，皮膚の色素沈着がみられます。

5 神経鞘腫 schwannoma (neurilemoma)

間質の膠原線維の増生がありません（参考：神経線維腫）。
▶組織所見
Antoni A type　→　紡錘形の腫瘍細胞が束状に走行します。
Antoni B type　→　小円形細胞が散布状に存在します。
▶治　療
腫瘍が生じている神経束のみを切除して神経の脱落症状を防ぎます。

Ⅱ 疾患総論

6 腱鞘巨細胞腫 giant cell tumor of tendon sheath

腱鞘，腱，関節包に接して発生します。
手足に圧倒的に多く出現します。
▶組織所見
滑膜組織が絨毛，結節状に増殖し，管壁細胞 lining cell が表層を覆います。

7 色素性絨毛結節性滑膜炎 pigmented villonodular synovitis〈PVS〉
（p.66, 215参照）

滑膜に絨毛の増殖や結節を形成する疾患の関節内発生型。膝関節に最も多く発生します。
外傷もなく，膝関節が腫脹し，関節血症がみられたときには本症を疑います。

8 ガングリオン ganglion （p.68参照）

手に多く出現します。内部にはゼリー状の粘液物質が充満しています。
▶治 療
穿刺吸引します。再発を繰り返したり，障害があるときには摘出を行いますが，再発が結構みられます。

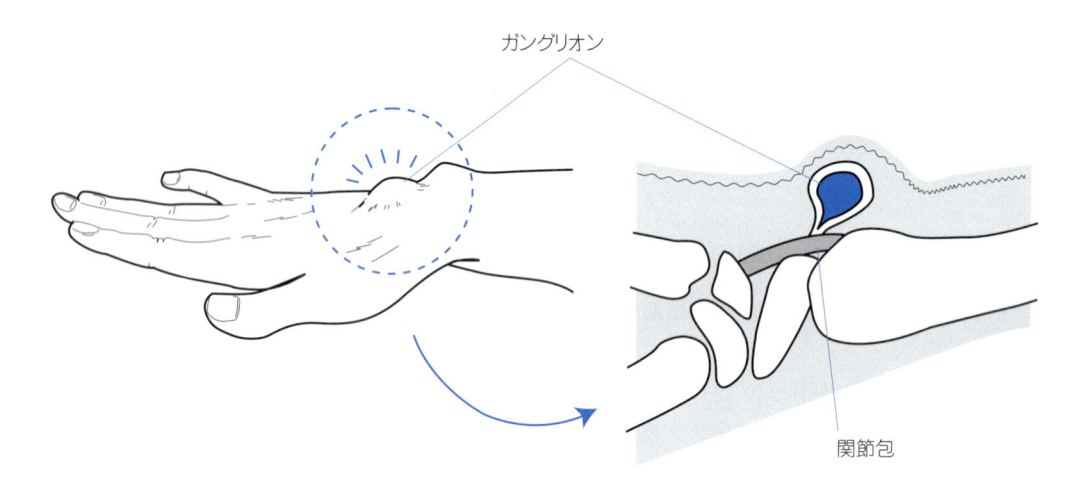

図2.7.32 ガングリオン

CHART 24

四肢の軟部腫瘍では，
　悪性腫瘍，または，MFHが重要
　　ガングリオンは，手関節に生じやすい
　　グロムス腫瘍は，爪に生じる

7 骨・軟骨腫瘍と類似疾患

Check Test

□ 1	骨肉腫は，長管骨骨幹部に好発する。	× 好発部位は長管骨骨幹端である
□ 2	骨肉腫は，骨皮質に垂直な骨棘を形成する。	○
□ 3	骨肉腫は，肺転移を起こすことが多い。	○ 予後は悪く，5年生存率は50〜70%
□ 4	骨肉腫の好発年齢は，10歳代が最も多い。	○ 10〜20歳代で約70%を占める
□ 5	骨肉腫は，X線写真でCodman三角がしばしばみられる。	○ そのほか，特徴的な骨膜反応像として，spicula，玉ねぎの皮様陰影がみられる
□ 6	四肢骨肉腫では，発生年齢は30歳代が多い。	× 10歳代に多くみられる
□ 7	四肢骨肉腫では，発生部位は大腿骨遠位骨幹端が多い。	○ 大腿骨遠位，脛骨近位骨幹端からの発生が多い
□ 8	四肢骨肉腫では，血清アルカリホスファターゼが高値を示す。	○ ALPとLDHが高値を示す
□ 9	四肢骨肉腫では，抗腫瘍化学療法の後に広範切除術を行う。	○ 強力な化学療法後に外科的治療がなされることが多い
□10	22歳の女性。右手関節背側の腫瘤を主訴として来院した。腫瘤は小指頭大，弾性硬で圧痛はない。最も考えられる疾患は，脂肪腫である。	× ガングリオンを考えたい
□11	類骨骨腫は，二次性悪性変化として軟骨肉腫の発生が多い。	× 類骨骨腫は悪性化しない
□12	類骨骨腫の疼痛は，夜間に強い。	○ アスピリンにて軽快する
□13	動脈瘤様骨嚢腫は，Ewing肉腫に最も類似したX線所見を呈する。	× 卵円形の多房性の透明巣の存在と，それによる骨皮質の菲薄化，膨隆がみられる
□14	骨組織球症は，Ewing肉腫に最も類似したX線所見を呈する。	× 骨組織球症は類円形の透明巣がみられ，周囲の骨硬化像はない
□15	軟骨肉腫は，Ewing肉腫に最も類似したX線所見を呈する。	× 境界不鮮明な透明巣と，その中の斑点状石灰化骨化像が特徴的である
□16	慢性骨髄炎は，Ewing肉腫に最も類似したX線所見を呈する。	○
□17	Ewing肉腫のX線単純写真では玉ねぎ殻様陰影がみられる。	○
□18	Ewing肉腫は，若年者に多い。	○ 好発年齢は5〜20歳である
□19	内軟骨腫は，短管骨に好発する。	○ 中手骨，指骨，中足骨，趾骨などにみられる
□20	骨巨細胞腫のX線単純写真では境界不鮮明の溶骨性骨破壊がみられる。	× 限局した嚢胞状の骨透明巣，境界明瞭な骨吸収像がみられる
□21	巨細胞腫は，長管骨骨幹部に発生しやすい。	× 大腿骨遠位骨端部，脛骨近位骨端部，橈骨遠位骨端部など骨端部に多い
□22	骨軟骨腫は，成人すると増大しない。	○ 青少年に発生し，骨端線閉鎖とともに発育は停止する
□23	多発性骨髄腫のX線単純写真では打ち抜き像 punched-out lesion がみられる。	○
□24	骨の悪性腫瘍の中では，癌の骨転移が最も多い。	○
□25	癌の骨転移は，脊椎と骨盤に好発する。	○ ほかに大腿骨や上腕骨の上端，肋骨，胸骨にみられる

Ⅱ 疾患総論

Check Test

☐26 癌の骨転移は，骨融解性のものより骨硬化性のものが多い。

× 乳癌骨転移の約20％，前立腺癌の骨転移では約90％に骨硬化性の変化をみるが，全体の約80％は骨融解性である

☐27 癌転移による病的骨折は，骨折が治りやすい。

× 正常の骨折治癒機転が働きにくく，全身状態も悪いため，骨折が治りにくい

☐28 前立腺癌の骨転移では，血清酸性ホスファターゼ値が上昇する。

○ 血清酸性ホスファターゼ値上昇が特徴的な所見である

III 疾患各論

1 肩関節 *111*
2 肘関節 *121*
3 手関節・手指 *136*
4 頸　椎 *151*
5 胸　郭 *162*
6 胸椎，腰椎 *164*
7 股関節 *178*
8 膝関節 *195*
9 足関節と足 *224*

1　肩関節

機能解剖

肩関節は，肩甲上腕関節，肩鎖関節，胸鎖関節から成り立ちます。

▶肩関節運動に関与する筋

　肩腱板　→　肩甲下筋（内旋），棘下筋，小円筋（外旋），棘上筋（外転）

　内旋筋群　→　肩甲下筋，大円筋，広背筋，大胸筋などからなります。外旋筋より筋力は強いです。

このほか，僧帽筋，前鋸筋，三角筋があります。

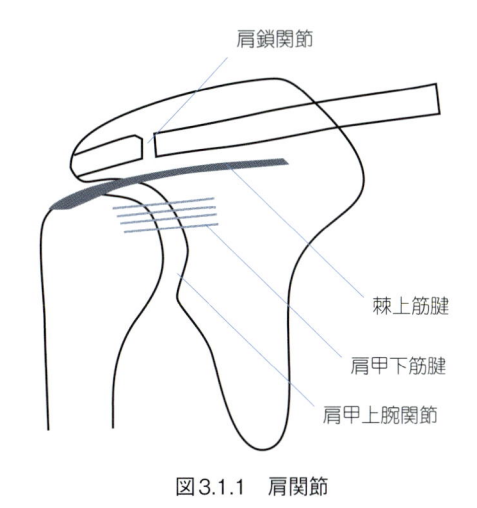

図3.1.1　肩関節

先天性疾患

1　先天性肩甲骨高位症〈Sprengel 変形〉

胎生3か月にて下降すべき肩甲骨が先天性に高位に留まった状態をいいます。

頸部から肩にかけての輪郭が非対称的。頸肋，側彎症などの先天異常を合併することが多いです。

変形が強いときには，肩甲骨の引き下げ術などが行われます。

2　Poland 症候群

大胸筋の先天性欠損に，同じ側の指の先天異常を合併しています。

手の先天異常に対し，外科的治療が行われることがあります。

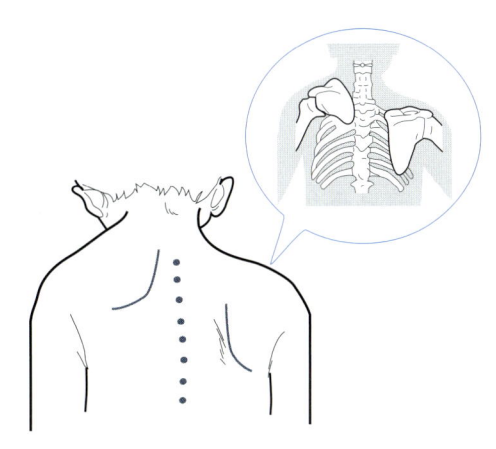

図3.1.2　Sprengel 変形

Ⅲ 疾患各論

外傷①

1 鎖骨骨折

肩を下にして転倒するなど，介達外力によるケースがほとんどです。
稀に腕神経叢損傷を起こすことがあります。

▶部 位

中央から外側にかけての骨折が多く生じます。中枢骨片は上方に転位（胸鎖乳突筋の作用により）します。変形があると，肩幅は狭くなります。

▶治 療

保存療法が基本 → 8の字包帯，クラビクラバンド（鎖骨バンド）
変形が残っていても，機能障害を残すことは非常に少ないです。
合併症があるときに手術を考慮することが多いのですが，最初から手術療法を行う施設も結構あります。

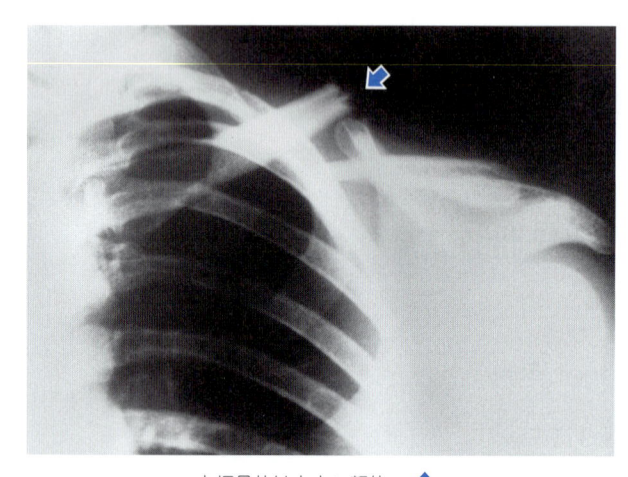

中枢骨片は上方へ転位：↑
図3.1.3 鎖骨骨折・X線像

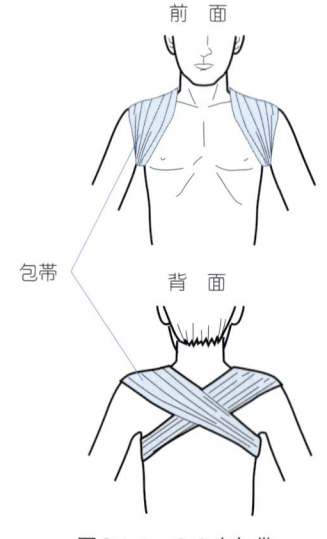

図3.1.4 8の字包帯

2 肩甲骨骨折

介達外力による肩甲頸骨折が多いです。治療は，ほとんどの場合，三角巾固定を行います。

3 肩鎖関節脱臼

コンタクトスポーツでの受傷が多いです。
局所の圧痛，鎖骨端の突出が認められます。
程度によってⅠ度，Ⅱ度，Ⅲ度に分けられ，Ⅲ度では烏口鎖骨靱帯の完全断裂を生じています。
piano key 徴候 → 鎖骨端を押すと整復され，離すと元に戻ります。

112

▶治　療

　三角巾固定と絆創膏固定で症状がとれるケースが多いでしょう。完全脱臼に対しては手術が行われますが，長期成績は必ずしも良くありません。

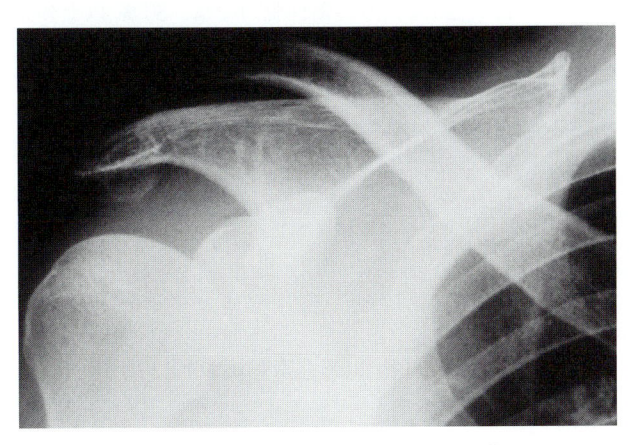

図3.1.5　肩鎖関節脱臼（術前）・X線像

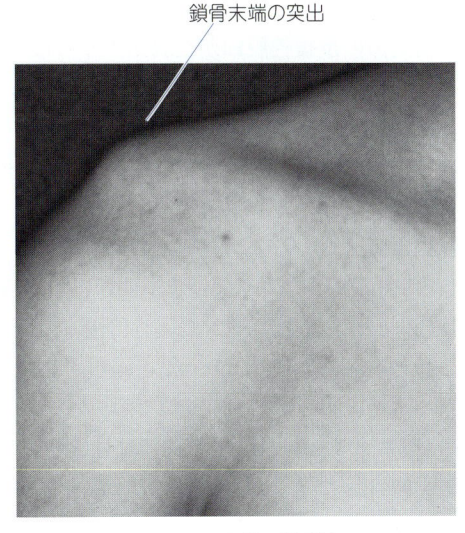

鎖骨末端の突出

図3.1.7　肩鎖関節脱臼

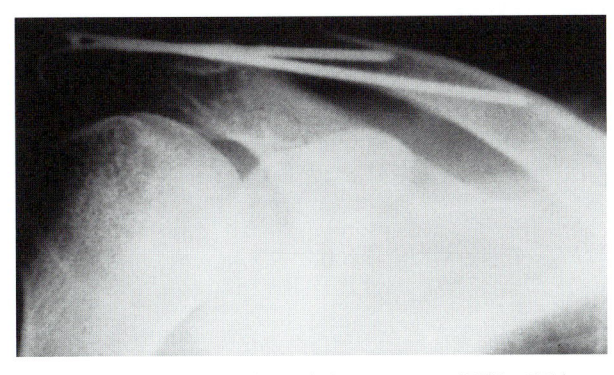

烏口肩峰靱帯を肩鎖関節に移行後，Kirschner鋼線にて固定
図3.1.6　肩鎖関節脱臼（術後）・X線像

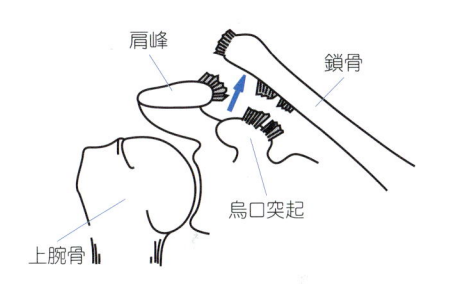

肩峰　鎖骨
烏口突起
上腕骨
図3.1.8　肩鎖関節脱臼・模式図

CHART 25

鎖骨骨折の治療は，8の字包帯固定など保存療法が基本
肩鎖関節脱臼Ⅲ度では，piano key徴候がみられる

肩関節不安定症

1 肩関節脱臼

肩関節の反復性脱臼が全脱臼のうち最も多いです。10～20歳代の外傷性脱臼では，80％以上の頻度において再発します。

▶脱臼方向

前方，前下方脱臼がほとんどです。稀に後方脱臼がありますが，後者では単純X線像で正常と誤診されることがあります。

▶病　変

Bankart病変　→　関節包や関節唇の剝離，関節窩の剝離骨折など

Hill-Sachs病変　→　上腕骨外後方上部の凹み

前方不安感テスト anterior apprehension test
　→　肩関節外転・外旋位でみられます。外転が90°の場合と130°の場合があります。「肩が抜ける」という訴えの再現をみます。

▶画像診断

重りをつけてのストレスX線撮影（関節包の弛みをみる），造影CT（関節唇の変化，Bankart病変などをみる）が有用です。最近，MRIでの読影が進歩しています。

▶治　療

◎整復方法

　Kocher法：外転・外旋　→　内旋・内転

　Hippocrates法：腋窩に足でカウンターを当てがい，上肢を牽引しながら整復

◎保存療法

　初回脱臼後は三角巾などで，3～4週間固定。その後，筋力訓練を行います。

◎手術療法

　関節鏡視下関節包縫縮術，Bankart法（関節唇，関節包などを関節窩に縫合），Putti-Platt法（縫縮術），Bristow法など（烏口突起移行術）

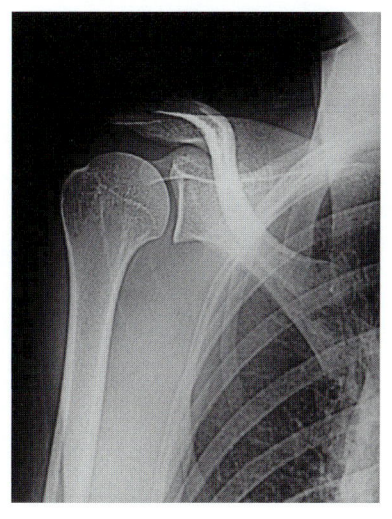

上腕骨頭は前下方に脱臼　　図3.1.10　肩関節脱臼（整復後）・X線像

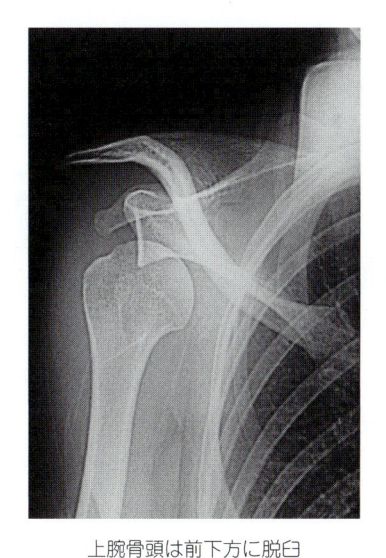

図3.1.9　肩関節脱臼・X線像

2 動揺性肩関節

不随意多方向不安定性が問題です。
オーバーハンド投球動作が不能になります。
sulcus sign　→　上肢を下方に引っ張ると肩峰下に陥凹を生じます。
筋力増強訓練が主であり，手術しても完治は難しいです。

軟部組織の変性疾患

1 石灰沈着性腱板炎

変性した棘上筋腱に急速な石灰沈着を起こします。
急性に発生します。X線上，明瞭な石灰沈着を認めます。
治療ですが，穿刺・吸引して副腎皮質ステロイド薬の注入が著効します。

2 肩峰下インピンジメント症候群

烏口肩峰アーチ（肩峰，烏口肩峰靱帯，烏口突起）において，挙上動作などにより棘上筋腱，肩峰下滑液包が挟まれて，慢性炎症を起こします。
impingement 徴候　→　肩峰を圧迫しながら，最大挙上したときに肩関節に痛みが生じます。
Hawkins-Kennedy の手技　→　肩を90°屈曲位で内旋すると肩関節に痛みが生じます。

▶症　状
疼痛，ひっかかり感，こわばりなど

▶治　療

安静，温熱，副腎皮質ステロイド薬注射，肩峰形成術（肩峰下除圧術），烏口肩峰靱帯の切除

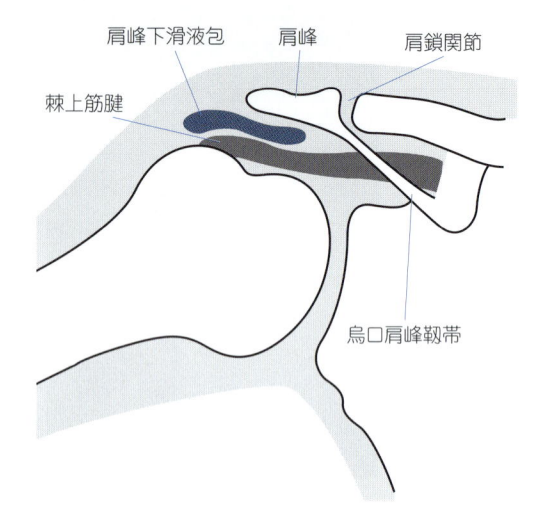

図3.1.11　肩峰下インピンジメント症候群

3 肩腱板断裂

棘上筋の大結節付着部での損傷が最も多いです．ときに，棘下筋，肩甲下筋でも起こります．

▶症　状

疼痛，脱力がみられます．

painful arc 徴候　→　他動的に肩関節を外転させると，60〜120°付近で疼痛を生じます．
drop arm 徴候　→　疼痛のため，外転の保持ができず，上肢がすぐに下垂します．

▶確定診断

関節造影において，肩峰下滑液包への露出が認められます．

最近，超音波やMRI（高信号T_2）にて腱断裂を把握できます．

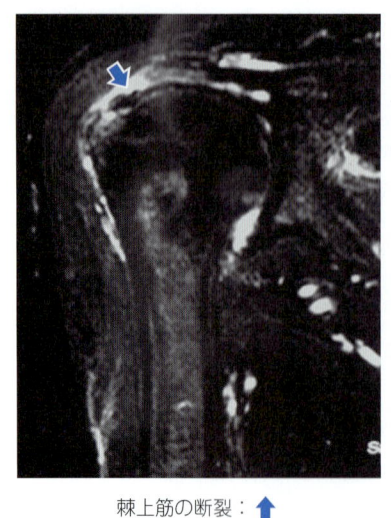

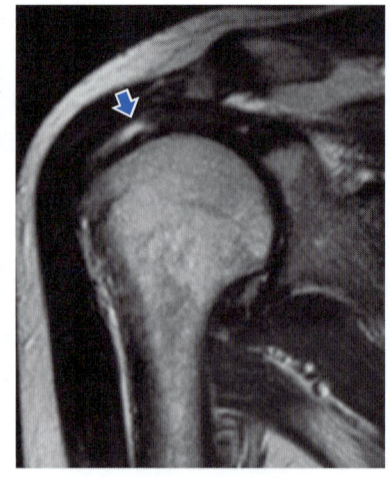

図3.1.12　肩腱板断裂・MRI T_1強調像　　図3.1.13　肩腱板断裂・MRI T_2強調像

▶治 療

活動性の高い例は手術？　高齢者に対しては，保存療法が主
→　副腎皮質ステロイド薬注射，関節鏡視下手術，McLaughlin法（縫縮術）

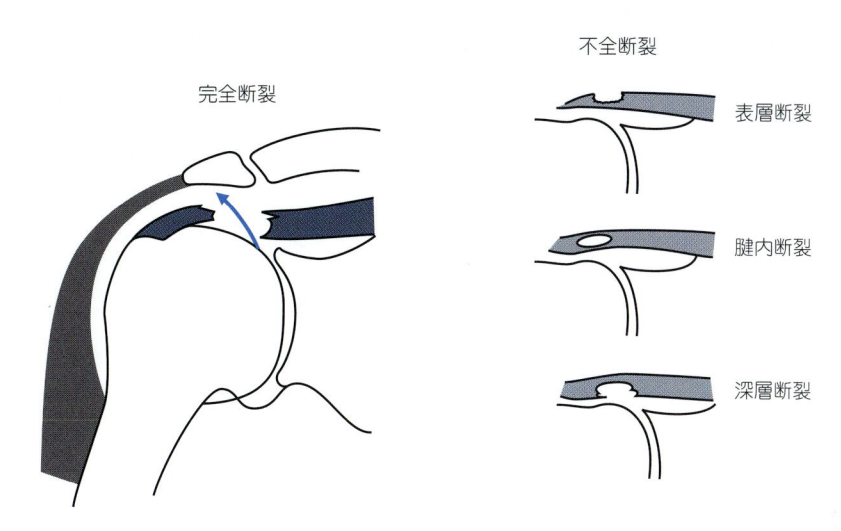

図3.1.14　肩腱板断裂の分類法

4 肩関節周囲炎〈五十肩〉

40〜60歳代によくみられます。疼痛は寒冷時，特に夜間や動かし始めに増強します。
棘上筋腱に石灰が沈着したり，滑液包炎による疼痛を生じますが，中高年にみられる肩痛を総称して五十肩ということが多いです。

外旋制限　→　結髪動作制限
内旋制限　→　結帯動作制限
治癒には時間がかかります。

▶治 療

消炎鎮痛薬の投与，温熱療法，運動療法

5 上腕二頭筋腱炎

Yergason徴候　→　肘関節屈曲での回外により疼痛が増強します。

6 上腕二頭筋断裂

断裂があっても，肘関節の屈曲は可能です。

スポーツによる障害

1 投球肩

90°外転，160°外旋位から急激に内転・内旋位をとることによって生じます。肩腱板断裂，インピンジメント症候群，肩関節前方亜脱臼など様々な病態を含みます。

2 swimmer shoulder

▶泳法と疾患
　自由形，バタフライ　→　棘上筋腱炎，肩峰下インピンジメント症候群
　背泳ぎ　→　肩関節前方亜脱臼

その他の疾患

1 三角筋拘縮症

幼少時における三角筋への頻回の注射によって発症します。
翼状肩甲骨を認めます。

CHART 26

> 肩関節脱臼は全脱臼中，最多
> 　ほとんどが前方脱臼で，再発しやすい
> 　　コンタクトスポーツで起きやすい
> 肩腱板断裂は，棘上筋腱に多い

外傷②

1 上腕骨近位端骨折

　大結節骨折　→　上腕骨頸部骨折の一つですが，機能障害は少ないです。大結節には，回旋筋腱板 rotator cuff（棘上筋，棘下筋，小円筋，肩甲下筋の腱が癒合したもの）の一部が付いています。
　外科頸骨折　→　骨粗鬆症の女性に多い。粉砕骨折の形をとります。

▶治 療

三角巾固定，hanging cast 法や collar and cuff 法，ときに手術が必要です。
拘縮が残りやすいです。できるだけ早期から振り子運動などを開始しましょう。
外科頸骨折は，変形治癒でも機能障害が少ないです。

2 上腕骨骨幹部骨折

直達外力以外に，野球や腕相撲など自家筋力でも生じます（野球骨折，腕相撲骨折）。
自家筋力骨折では，らせん骨折の形をとります。

▶合併症

橈骨神経麻痺，横骨折では，ときに偽関節を起こします。

▶治 療

保存的治療が原則

▶ギプス固定

U 字型副子，hanging cast 法，collar and cuff 法

▶手 術

金属プレートや髄内釘（Rush ピン，Küntscher 釘）を用い，内固定します。

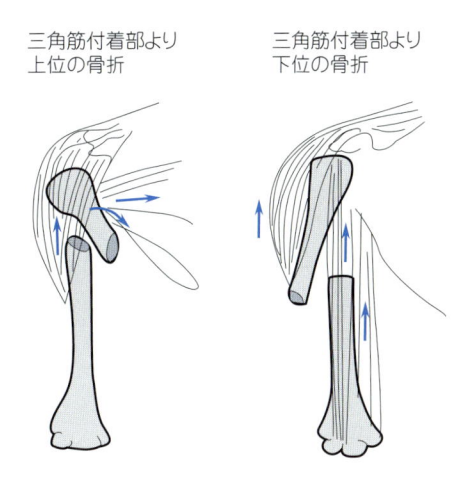

図 3.1.15 上腕骨骨幹部骨折

CHART 27

上腕骨骨幹部骨折では，橈骨神経麻痺を合併することがある

Ⅲ 疾患各論

Check Test

- ☐ 1 鎖骨骨折は，腕神経叢損傷を起こすことがある。 ○
- ☐ 2 肩関節周囲炎は絞扼性末梢神経障害である。 × 肩関節腱板などの障害である
- ☐ 3 肩関節脱臼は，再発しやすい。 ○
- ☐ 4 外傷性脱臼の症候として，肩関節では，前方脱臼が多い。 ○ 肩関節脱臼の95％は前方烏口突起下へ転位する烏口下脱臼である
- ☐ 5 肩鎖関節脱臼では，腕神経叢麻痺を合併しやすい。 × 通常，腕神経叢麻痺の合併はみられない
- ☐ 6 腋窩神経麻痺になると，肩関節の外転障害が生じる。 ○
- ☐ 7 上腕骨外科頸骨折は，橈骨神経麻痺を起こす。 × 橈骨神経麻痺を起こすのは，上腕骨骨幹部骨折である
- ☐ 8 上腕骨外科頸骨折は，変形治癒でも機能障害が少ない。 ○
- ☐ 9 大結節の剥離骨折は，三角筋機能不全を起こす。 ×

2 肘関節

機能解剖

　肘関節の屈曲筋は，上腕筋，上腕二頭筋（筋皮神経（$C_{5\sim7}$）），伸展筋は上腕三頭筋，肘筋（橈骨神経（$C_{6\sim8}$））です。
　回外には，回外筋や腕橈骨筋，回内には円回内筋，方形回内筋などが関与します。
　尺骨は，回内と回外運動には関与しません。

肘外反角 carrying angle（上肢の軸）　→　通常，約15°外反

肘内障 pulled elbow

　2〜6歳の幼児に好発します。急に手を引っ張ったときなどに生じます。
　患児は上肢全体を動かさない！　軽度回内位をとりますが，変形はありません。
▶病　態
　橈骨頭の輪状靱帯への亜脱臼
▶徒手整復
　前腕を引っ張りながら回外して整復します。整復音を感じることが多いでしょう。
　また，自然整復があります。
　整復後，患児はすぐに腕を動かします。

内反肘 cubitus varus

　上腕骨顆上骨折の整復不全後などで生じます。内反肘変形が20°以上では，骨切り術が適応です。

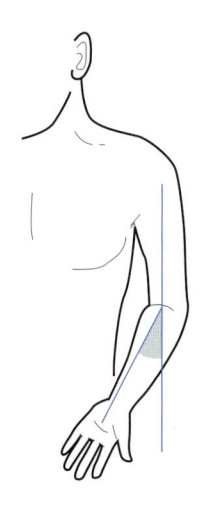

図3.2.1　内反肘

Ⅲ 疾患各論

外反肘 cubitus valgus

上腕骨外側上顆骨折後の偽関節の後などに生じます。外反肘の増強によって，成長に伴い，遅発性尺骨神経麻痺（小指球の萎縮，小指側の感覚障害，骨間筋の萎縮）を合併します。

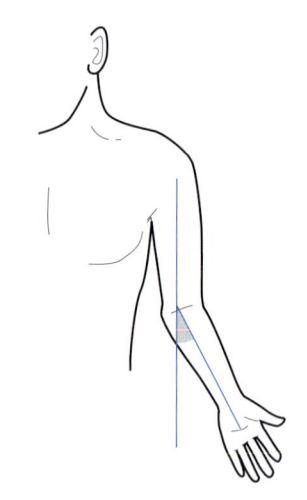

図3.2.2　外反肘

上腕骨外側上顆炎

上腕骨外側上顆には回外筋，手指の伸筋腱が付着します。これらの腱鞘炎や部分断裂を生じます。中年以降に多くみられます。外側上顆に圧痛を認めます。

▶テニス肘 tennis elbow
　バックハンドエルボー
　　　→　伸筋腱付着部の緊張を増強させる動作において，痛みを訴えます（タオル絞り，鍋の持ち上げ，テニス，ゴルフなど）。
　疼痛誘発テスト
　　　→　chair テスト，Thomsen 手技，中指伸展テスト（伸筋を働かせた動作にて疼痛を生じます）
▶治　療
　安静，ストレッチング，副腎皮質ステロイド薬の局所注射

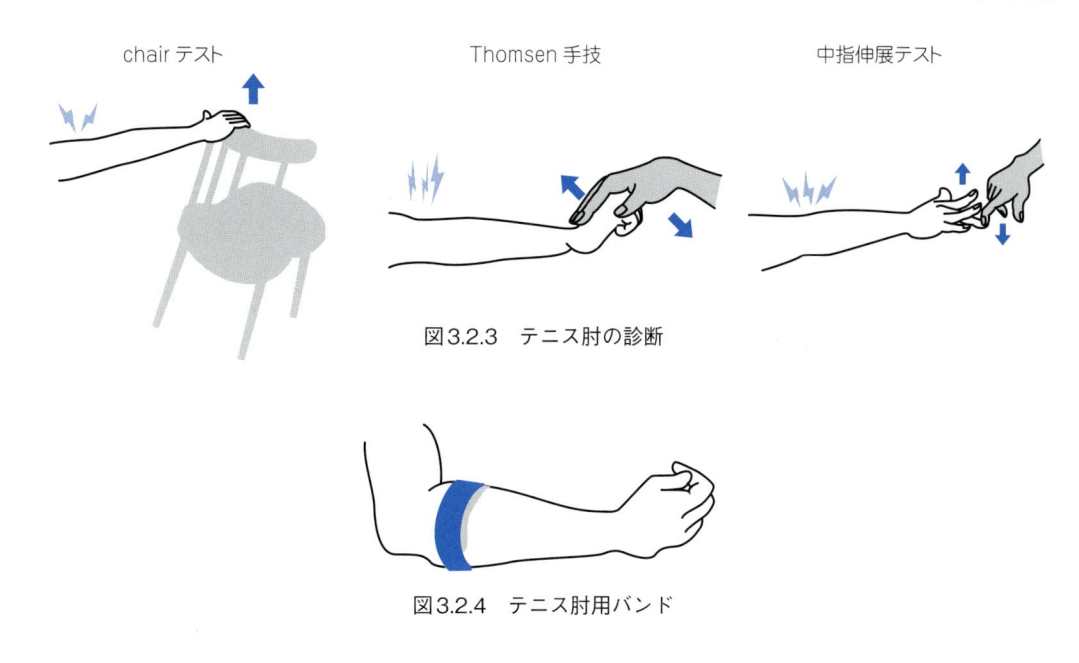

chair テスト　　　　　　Thomsen 手技　　　　　　中指伸展テスト

図3.2.3　テニス肘の診断

図3.2.4　テニス肘用バンド

上腕骨内側上顆炎

上腕骨内側上顆には回内筋，手指の屈筋腱が付着します。これらの腱鞘炎や部分断裂を生じます。中年以降に現れます。内側上顆に圧痛を認めます。

▶テニス肘
　フォアハンドエルボー，ゴルフ肘
　　→　屈筋腱付着部の緊張を増強させる動作にて痛みを訴えます。
▶治　療
　安静，ストレッチング，副腎皮質ステロイド薬の局所注射

離断性骨軟骨炎

(p.72参照)

上腕骨小頭に軟骨下骨壊死を生じます。血行障害が原因とされますが，外傷が誘因ともなります。10〜16歳に好発します。
　野球少年，特にピッチャー　→　野球肘
▶症　状
　最初は投球時に痛みがあり，次第に伸展障害が出現します。
▶X線所見
　初期には，上腕骨小頭関節面に不整な陰影を認めます。
　　→　骨硬化，分解線　→　完全な遊離体　→　陥入，ロッキング

Ⅲ 疾患各論

▶治　療

早期には，保存療法（安静，スポーツの中止）が適応です。

骨片が大きいときには骨接合術，遊離体摘出術など．ときに骨切り術が有用です．

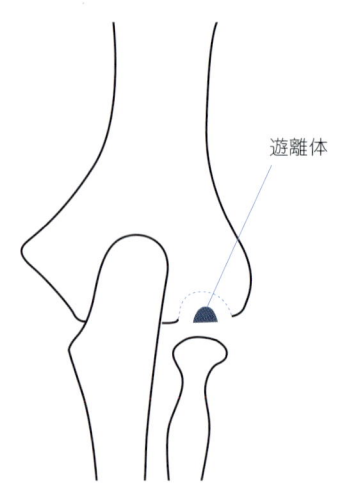

図3.2.5　離断性骨軟骨炎

野球肘 baseball elbow

投球動作により生じる肘関節障害の総称です．

▶投球動作

内側には，牽引力（外反強制）→　内側上顆炎，内側側副靱帯損傷，骨棘形成
外側には，圧迫力（内反，回旋強制）→　上腕骨小頭の離断性骨軟骨炎
後方には，過伸展　→　肘頭疲労骨折，骨棘

ハーフタイム

関節ネズミにネコを？
　関節ネズミでは，骨片などが関節内でチョロチョロして動き回り，ときにひっかかり，嵌頓様症状，locking などの悪さを起こします．今は関節鏡視下に摘出することがほとんどですが，ときに本当にネズミのごとくチョロチョロ動き回り，つかんだと思ってもすぐに逃げてしまうことがあります．そんなとき，手術室で看護師さんに「ネコ，持ってらっしゃい！」と寒いギャグを飛ばしていましたら，ある看護師さんがしばらくして戻ってきて，ハアハア言いながら「先生，NEKO ってなんの略号ですか？　探したのですが，そんな手術器具は見つけられませんでした．すいません！」と．いいえ，こちらこそ本当にすいませんでした．

肘の関節炎

1 関節リウマチ（p.54参照）

肘頭部皮下にリウマチ結節が認められます。
▶X線所見
骨びらん，強度な骨破壊がみられます。
滑膜切除術，高度な障害には人工関節が有用ですが，術後成績は膝・股関節の場合に比べ劣ります。

2 結核性関節炎（p.215参照），化膿性関節炎（p.50参照）

最終的には，強度の拘縮を生じやすいです。

3 変形性肘関節症

関節内骨折や脱臼，関節炎，離断性骨軟骨炎，over use などで生じます。

4 肘頭滑液包炎

外傷（ゴールキーパー肘），感染などで生じます。実際は原因不明なことも多いです。
治療 → 吸引，圧迫包帯，感染がないときには副腎皮質ステロイド薬の注入も行います。

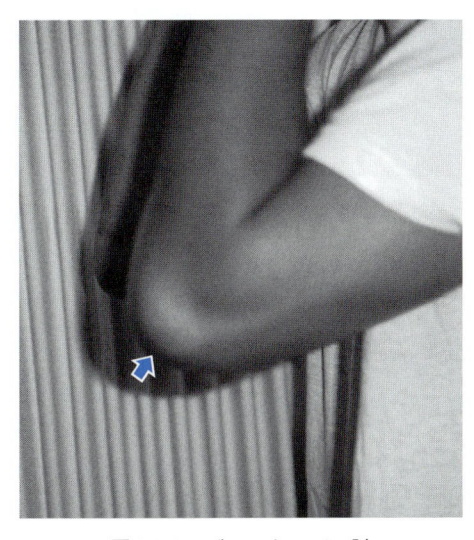

図3.2.6　ゴールキーパー肘

肘部管症候群

尺骨神経溝の部分は線維性腱膜で覆われ，この部分で絞扼性神経障害を生じます。

▶原　因

上腕骨外側上顆骨折後や，変形性肘関節症の二次変化などで生じます。

▶症　状

尺骨神経領域の知覚障害（小指中心），運動障害（指の開閉など），小指球の萎縮など

▶治　療

安静，ビタミン B_{12} の内服。症状がはっきりしているときは，早期に神経移行術や，剥離術，内側上顆の骨切り術などが選択されます。

骨化性筋炎 myositis ossificans

上腕骨下端骨折，外傷性脱臼，脊髄損傷の後などに生じます。
暴力的な徒手強制は禁忌です。

CHART 28

肘内障は幼児に好発，肘関節脱臼とは異なる
肘の離断性骨軟骨炎は，野球少年に多い
上腕骨外側上顆炎は，ポピュラー。スポーツ障害以外でもよくみられる

外 傷

上腕骨顆上骨折 supracondylar fracture of humerus

小児で最も多い骨折で，合併症も多く，重要な骨折です。
ぶらんこや鉄棒などから転落したときに生じます。

▶ 所　見

上腕骨末端に強い腫脹，転位例では肘頭が突出してみえます。
初診時に，循環障害による水疱形成や，神経麻痺に十分注意しましょう。

▶ X線所見

転位方向　→　末梢骨片は後上方に転位。fat pad sign（透過陰影）がみられます。

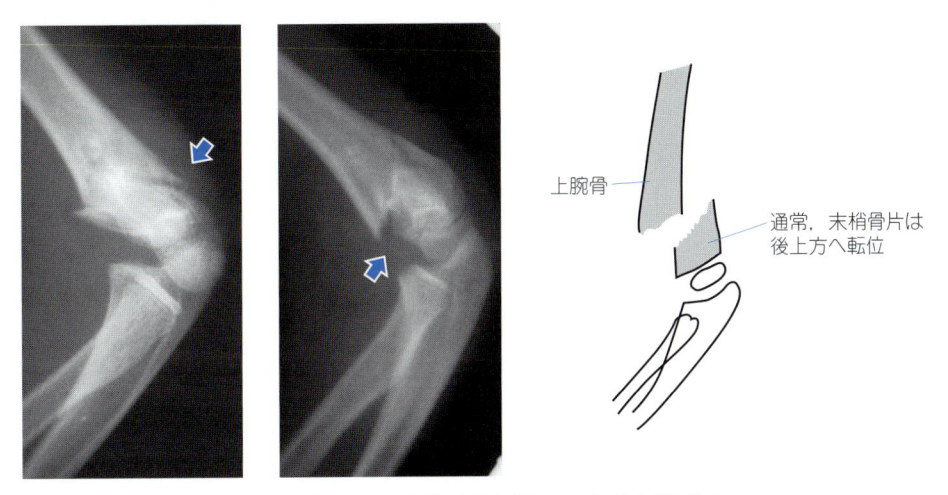

図3.2.7　上腕骨顆上骨折・X線像と模式図

上腕骨
通常，末梢骨片は後上方へ転位

▶ 治　療

　小児例に多く，まず徒手整復を試みます。整復位が得られたらギプス固定を行いますが，その後，ギプス圧迫による循環障害に十分注意しましょう。
　無理な整復は，禁忌に近いです。

▶ 牽引療法

　徒手整復，骨片の保持が困難なときに行います。4～5歳までは介達牽引，それ以上では直達牽引（肘頭にKirschner鋼線）を行うことが多いです。

▶ 手　術

　保存療法に抵抗するとき，神経・血管損傷が疑われるときに行います。透視下，または直接骨折部位を開けて，Kirschner鋼線などで固定します。

▶合併症

Volkmann 拘縮 → 前腕の血行不全の結果として特に屈筋の壊死，瘢痕，線維化が生じ，extrinsic plus〈外在筋優位〉の手となります．予防には，循環障害をみたら，躊躇せず，筋膜切開などを考えます．ギプスがきついときには，早急にギプスカットします．

変形治癒 → 内反変形

上腕骨外側上顆骨折

幼少期，骨成長期に生じやすいです．

骨片は一見転位が少なくみえますが，実際は90°反転しており，偽関節となってしまうことが多いです．十分注意すべき骨折です．

したがって，手術適応となることが多いです．

▶合併症

偽関節 → 外反変形 → 遅発性尺骨神経麻痺

陳旧性偽関節に対する骨の再固定は難治です．

上腕骨内側上顆骨折

骨片が関節内に嵌入しない限りは，保存療法が選択されます．

肘頭骨折 fracture of olecranon

直達外力，介達外力（上腕三頭筋の強力な牽引）により生じます．

▶治療

転位例では，鋼線引き寄せ締結法 tension band wiring が有用です．

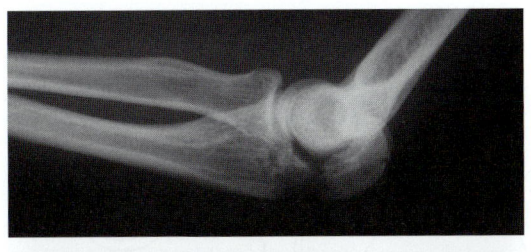

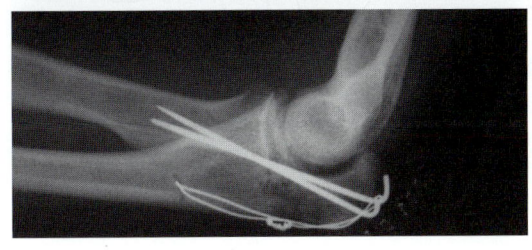

図3.2.8　肘頭骨折・X線像（鋼線引き寄せ締結法）　　図3.2.9　肘頭骨折・模式図

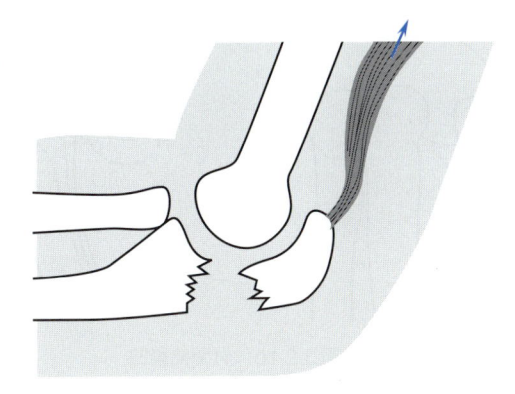

橈骨近位端骨折

小児　→　橈骨頸部の骨折が多い。
成人　→　橈骨頭の骨折が多い。
整復後，ギプス固定を行うこともありますが，粉砕骨折などでは骨頭切除を行うこともあります。

肘関節脱臼

ほとんどが後方脱臼です。
　→　肘の過伸展強制，前腕回外位で長軸方向へ力が働いて脱臼します。
屈曲位でばね様に固定され，肘頭は後方へ著明に突出しています。
早期に徒手的に整復します。
前方脱臼　→　稀。肘頭の骨折を伴います。

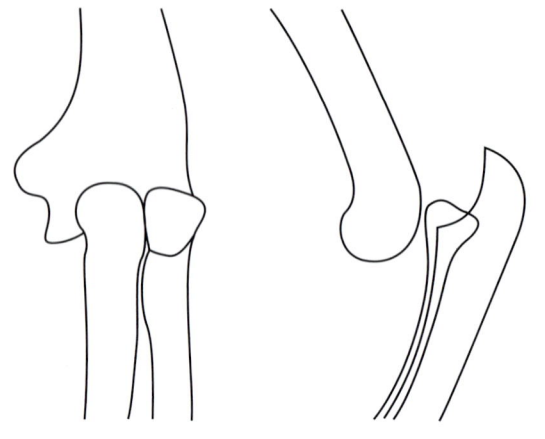

Ⅲ 疾患各論

図 3.2.10 肘関節脱臼

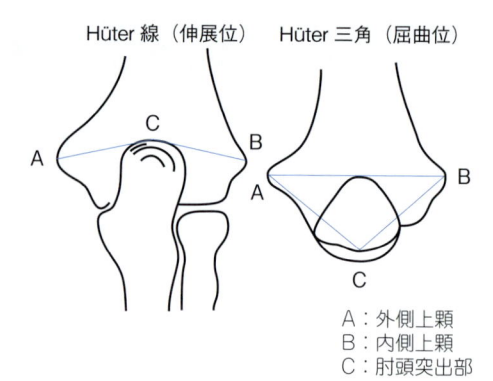

Hüter 線（伸展位）　Hüter 三角（屈曲位）

A：外側上顆
B：内側上顆
C：肘頭突出部

正常では，ABCが一直線になり（Hüter 線），三角形（Hüter 三角）はもっと扁平（▽）になる。

図 3.2.11 肘関節脱臼における Hüter 線と Hüter 三角の乱れ

> **CHART 29**
>
> 小児の上腕骨顆上骨折は，重要！
> Volkmann 拘縮などの合併症に注意
> 小児の上腕骨外側上顆骨折では，遅発性尺骨神経麻痺に注意

🏉 ハーフタイム

関節可動域は良くしてはいけない？
　かつて，本当かウソか，こういう話を聞きました。肘関節の骨折で関節可動域が極度に制限された患者さんが手術を受けることになりました。術前，ドクターから「屈曲はよくても90°ぐらいと思います」と，話を受けました（イマ風に言うと，informed consent）。授動術を受けた後，関節可動域は屈曲130°くらいになりました。よかった，よかったです。しかし，しばらくして患者さんは「手術前，あまり関節可動域は良くならないと言われた。なのにこんなに良くなったのはドクターの先見の明がなく，適切な判断ができない人だからだ。よって訴える」と裁判に持ち込まれたとのことです。本当でしょうか。もし本当ならば，どう思いますか，皆さんは。

前腕骨骨折

1 橈骨・尺骨骨幹部骨折

多くの場合，掌側・尺側凸の変形をみます。
治療は保存的，または手術を行います。

2 Galeazzi脱臼骨折

橈骨骨幹部骨折と尺骨遠位端脱臼が合併したものです。
治療としては，まず徒手整復を試みますが，転位が強いものには手術を行います。

3 Monteggia脱臼骨折

尺骨骨幹部骨折と橈骨骨頭の脱臼が合併したものです。前方脱臼が多いです。橈骨骨頭の脱臼は，しばしば見逃されるので注意しましょう。尺骨骨折を整復することにより，橈骨骨頭は整復されることが多いです。

4 Colles骨折

橈骨遠位端骨折の一つです。
転倒して手のひらをついたときに生じます。最も頻度の高い骨折の一つです。骨粗鬆症を伴う高齢者に多くみられますが，様々な年齢層にもみられます。外見上，フォーク状変形を認めます。
▶X線所見
末梢骨片は背側に転位します。
▶合併症
反射性交感神経性ジストロフィー reflex sympathetic dystrophy〈RSD〉，長母指伸筋腱皮下断裂（転位の少ない症例にみられます），尺骨突き上げ症候群（橈骨短縮などによる変形治癒により三角線維軟骨複合体〈TFCC〉が損傷されます），遅発性に手根管症候群を起こします。
▶治 療
手関節掌屈・尺屈位にしたまま，ギプス固定を行います。

5 Smith骨折〈逆Colles骨折〉

橈骨遠位端骨折の一つです。
Colles骨折とは逆に，末梢骨片は掌側に転位します。
Colles骨折より稀です。

Ⅲ 疾患各論

6 Barton 骨折

橈骨遠位端の関節内骨折　→　徒手整復後の固定性も悪く，手術となることが多いです。
Kirschner 鋼線固定，プレート固定，創外固定などが行われます。

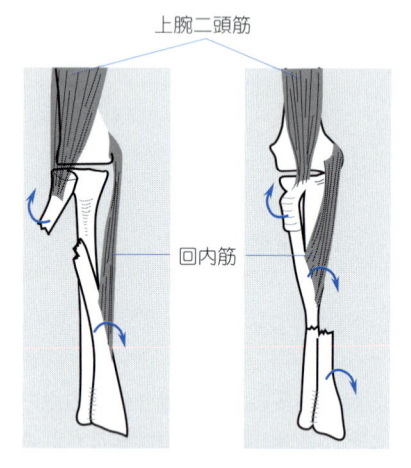

図3.2.12　前腕骨骨折

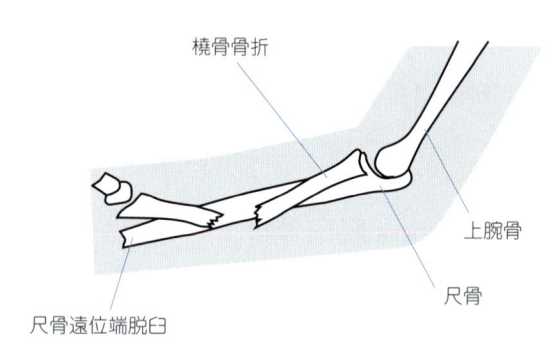

図3.2.13　Galeazzi 脱臼骨折

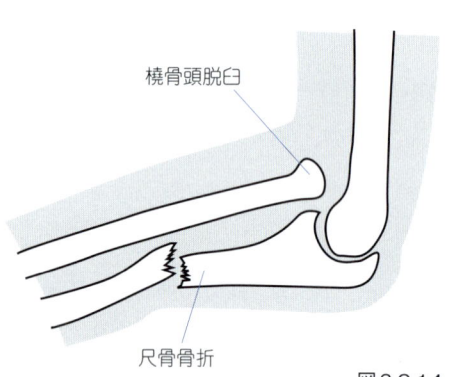

伸展型　　　　　　　　　　　　　　屈曲型

図3.2.14　Monteggia 脱臼骨折

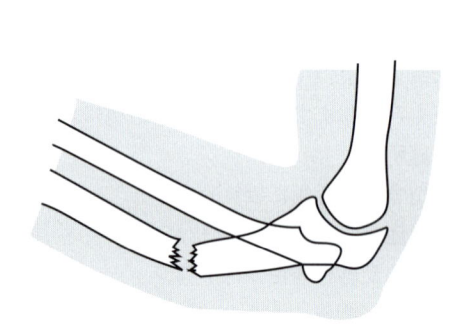

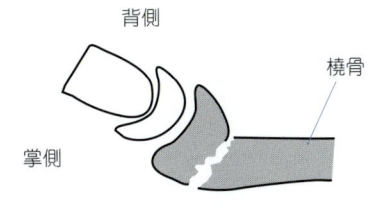

図3.2.15 Colles 骨折

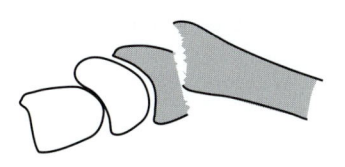

図3.2.16 Smith 骨折

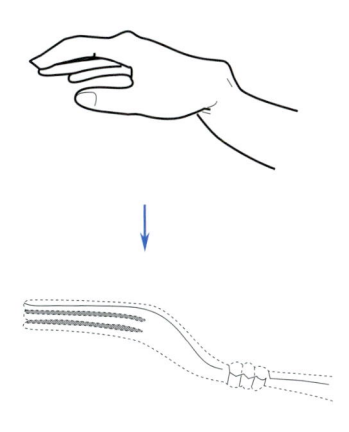

図3.2.17 フォーク状変形（Colles 骨折）

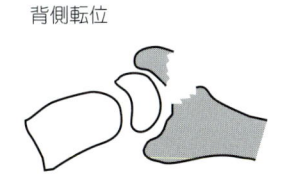

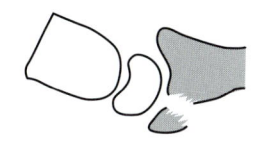

図3.2.18 Barton 骨折

CHART 30

Galeazzi 脱臼骨折　：橈骨骨幹部骨折，尺骨遠位端脱臼
Monteggia 脱臼骨折：尺骨骨幹部骨折，橈骨骨頭脱臼
Colles 骨折　　　　：橈骨末端は背側に転位。非常に多い骨折

Check Test

☐ 1	肘関節を屈曲するのは，胸鎖乳突筋である。	× 鎖骨に付着し，肘・上腕とは全く関係がない
☐ 2	肘関節を屈曲するのは，三角筋である。	× 上腕骨に付着する肩関節の外転筋である
☐ 3	肘関節を屈曲するのは，大胸筋である。	× 肩関節の内旋筋群の一つである
☐ 4	肘関節を屈曲するのは，上腕三頭筋である。	× 肘の伸筋である
☐ 5	肘関節を屈曲するのは，上腕二頭筋である。	○
☐ 6	上腕骨顆上骨折で最も生じやすい後遺障害は内反変形である。	○
☐ 7	2歳の男児。歩行中に転倒しそうになり，母親が右手を強く引っ張り上げたところ，急に泣き出し，以後，全く右上肢を使わなくなった。最も考えられる疾患は，肘関節脱臼である。	× 肘内障である。肘関節脱臼のほとんどを占める後方脱臼は，肘の過伸展と前腕回外位での長軸方向への力が原因となる
☐ 8	肘関節脱臼が幼児に発生することは，稀である。	○ 脱臼よりむしろ顆上骨折を引き起こす
☐ 9	肘関節脱臼は，前方脱臼が多い。	× 後方脱臼が多い
☐10	小児の肘内障は，肘関節の不完全脱臼である。	× 橈骨小頭の輪状靱帯からの亜脱臼である
☐11	小児の肘内障では，前腕は回内位をとっている。	○
☐12	小児の肘内障において，患児は肘のみでなく上肢全体を動かさない。	○
☐13	小児の肘内障において，徒手整復が困難のときは持続牽引を行う。	× 前腕を回外し，橈骨小頭を押しながら肘関節を屈曲すれば容易に整復できる
☐14	小児の肘内障において，整復後数日間は副子固定を行う。	× 通常，固定はしない
☐15	内反肘は，上腕骨内側上顆骨折後に発生しやすい。	× 上腕骨顆上骨折後に生じやすい
☐16	外反肘は，上腕骨外側上顆骨折後に発生しやすい。	○
☐17	肘関節離断性骨軟骨炎は，主に上腕骨小頭に発生する。	○ 上腕骨小頭の軟骨下骨の壊死，骨軟骨の離断が生じる
☐18	テニス肘では，手関節背屈時の抵抗痛と握力低下がみられる。	○ 診断にはThomsen手技などの疼痛誘発テストを用いる
☐19	野球肘とは，骨端症の一つである。	× 野球肘とは上腕骨小頭部に発生する離断性骨軟骨炎である
☐20	肘部管症候群では，母指対立運動が障害される。	× 肘部管症候群は尺骨神経高位麻痺と同じ症状を呈する
☐21	肘部管症候群では，尺骨神経麻痺が生じる。	○
☐22	肘頭骨折は，手術的治療を要することの多い骨折である。	○ 鋼線引き寄せ締結法 tension band wiring を行う
☐23	上腕骨顆上骨折は，Volkmann拘縮を起こす。	○ 重要な合併症である
☐24	上腕骨顆上骨折は，外反肘を残しやすい。	× 内反肘を残しやすい
☐25	上腕骨外側上顆炎は絞扼性末梢神経障害である。	× 肘部の前腕伸筋群，前腕回外筋群の付着部の炎症である
☐26	上腕骨外側上顆骨折は，上腕骨小頭壊死を起こす。	× 変形治癒による外反肘が起こり，遅発性尺骨神経麻痺が起こる

Check Test

- [ ] 27 上腕骨外側上顆骨折は，手術的治療を要することの多い骨折である。 ○ 上腕骨外側上顆骨折は骨片が転位しやすく放置された場合，外反肘や遅発性尺骨神経麻痺を来すことがある

- [ ] 28 小児上腕骨顆上骨折は，初期治療を誤ると重い機能障害を残しやすい。 ○ Volkmann阻血性拘縮が問題となる

- [ ] 29 上腕骨骨幹部骨折は，橈骨神経麻痺をもたらす。 ○ 橈骨神経は上腕骨橈骨神経溝部で骨に接して走行する

- [ ] 30 Monteggia脱臼骨折では，橈骨頭脱臼を伴う。 ○ Monteggia脱臼骨折とは，尺骨骨幹部骨折と橈骨骨頭脱臼との合併である

3 手関節・手指

機能解剖

1 正中神経 median nerve

長母指屈筋, 方形回内筋, 深指屈筋, 主に指・手関節の屈曲筋を支配しています。

▶知　覚
母指, 示指, 中指, 環指橈側の知覚

▶麻　痺
猿手

2 尺骨神経 ulnar nerve

尺側手根屈筋, 環指・小指の屈筋, 手の開閉などの内在筋を支配しています。

▶知　覚
小・環指尺側の知覚

▶麻　痺
鷲手

3 橈骨神経 radial nerve

主に手関節の背屈, 指MP関節の伸展筋を支配しています。

▶知　覚
母指, 示指, 中指背側の知覚

▶麻　痺
下垂手

4 手特有の徴候・検査

◎Finkelstein テスト　→　de Quervain 病
◎Phalen テスト　→　手根管症候群
◎Froment 徴候　→　尺骨神経麻痺

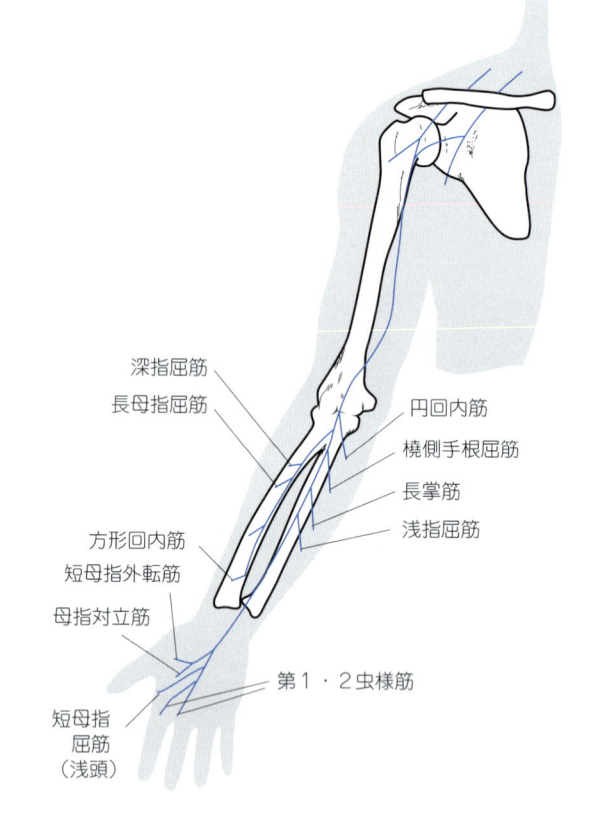

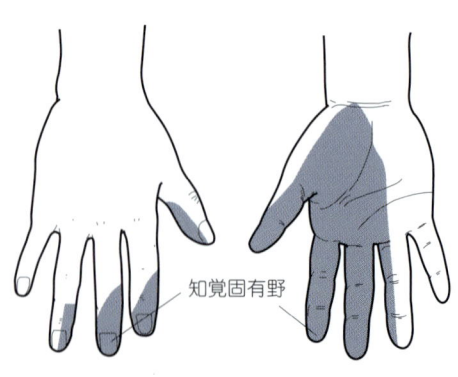

図3.3.1　正中神経の走行と知覚支配領域

図3.3.2　尺骨神経の走行と知覚支配領域

図3.3.3　橈骨神経の走行と知覚支配領域

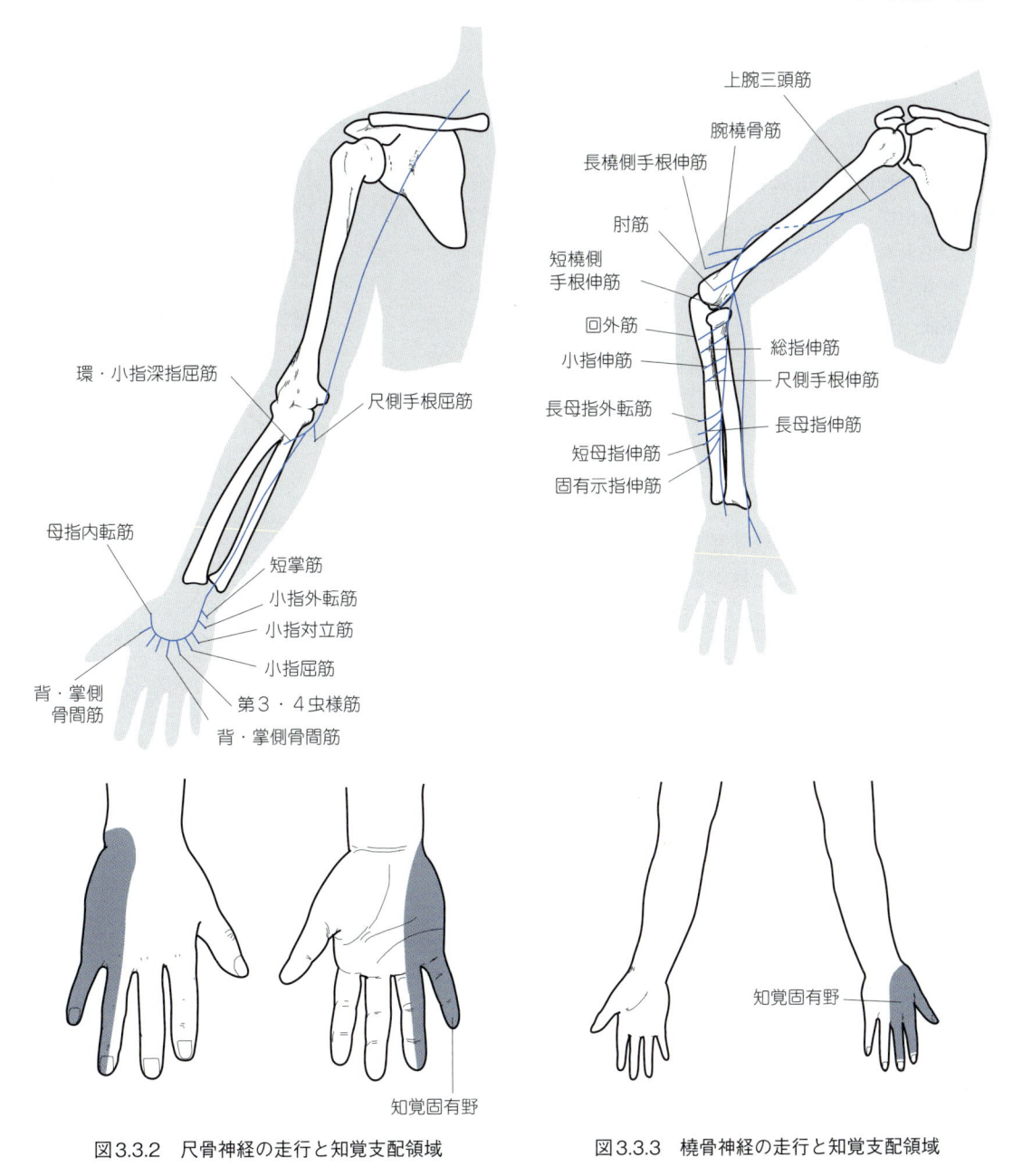

先天異常

▶橈尺骨癒合症

　主な症状は，前腕の回内位強直です。

▶Madelung変形

　橈骨遠位端の成長障害により，尺骨頭の背側脱臼などがみられます。

Ⅲ　疾患各論

▶握り母指症
　生後半年経過しても，母指 MP 関節の自動伸展制限があります。
▶屈指症
　小指の単独罹患が半数を占めます。
▶母指多指症
　手の先天異常において，日本では，最も頻度が高い先天異常です。
▶合指症
　通常，合指症は 1〜2 歳で分離手術を行うことが多いです。
▶巨指症
　縮小術を行いますが，なかなかうまくいきません。
▶絞扼輪症候群
　手の先天異常による形成障害であり，絞扼輪，リンパ浮腫，合指症，切断など様々な組合せがあります。

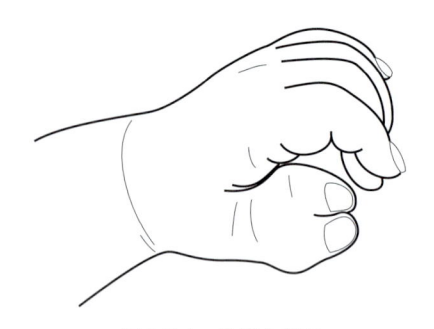

図 3.3.4　母指多指症

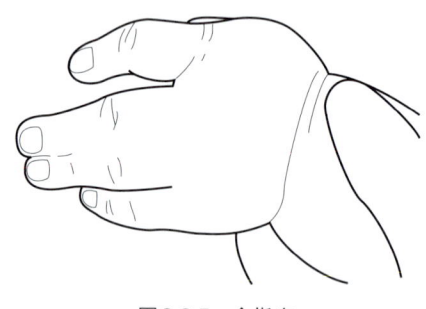

図 3.3.5　合指症

外傷①

▶切　断
　6〜12 時間の golden period 内に再接着可能か否か判断します。
　　→　近年，マイクロサージャリーの進歩により再接着術がよく行われます。
▶電撃傷
　電気抵抗の低い筋，神経，血管が通電しやすく，組織損傷を生じます。
▶凍　傷
　軽症例では発赤で済みますが，重症例では壊死します。
▶高圧注入外傷
　油など高圧で注入する物質が誤って生体（指など）に入って生じます。壊死しやすいです。

腱損傷

1　槌指（つちゆび）mallet finger 〈屈指症〉

　DIP 関節での指伸筋腱の損傷（断裂）。単なる突き指と誤診されることがあります。
　DIP 関節は屈曲したままです。

▶腱断裂
スプリント固定は，約8週
大きな骨片を伴うときには，観血的整復内固定術が有用です。

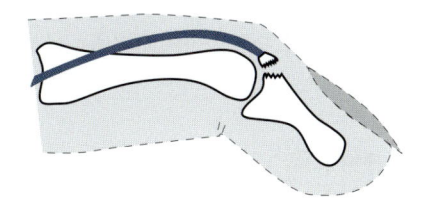

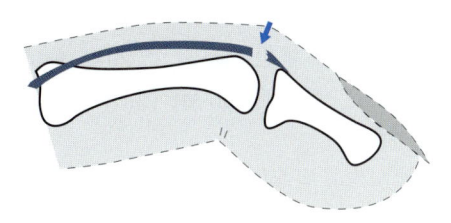

図3.3.6　槌指変形

2 屈筋腱損傷

切創などで生じます。
no man's land では，癒着が高度となります。治療は，伸筋腱損傷のときより難しいでしょう。

3 屈筋腱皮下損傷（断裂）

強く屈曲した指が無理に引き伸ばされたときに生じます。ラグビーで指がジャージに引っ掛かって生じたりします（ジャージ損傷）。

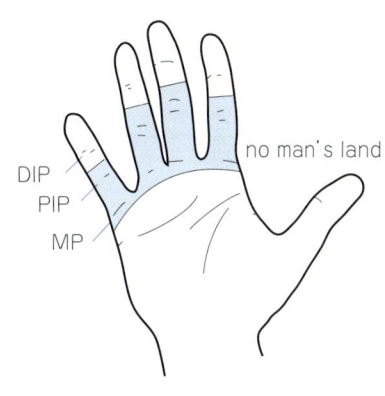

図3.3.7　no man's land

4 三角線維軟骨複合体 triangular fibrocartilage complex〈TFCC〉損傷

手を突いて倒れる，手を過度に回内して，手関節尺側部痛を生じます。頑固な痛みが続きます。関節鏡視下にて切除術などを行います。

ハーフタイム

no man's land は someone's land
　手の屈筋腱領域に no man's land というのがあります。腱損傷があってもうまく治せないので「手をつけても無駄」という意味での立ち入ってはいけない領域です。しかし，手の外科の進歩により徐々に術後成績は向上しており，今はうまい人がきちんと処置すれば良い結果がでるので someone's land でしょう。ただし，初心者がやたら手をつけるのは neverland です。

手の拘縮と変形

1 Volkmann 拘縮（上腕骨顆上骨折後）

阻血による血行障害で生じます。

壊死　→　線維化に陥った前腕は，extrinsic plus〈外在筋優位〉の肢位となり，手関節屈曲，母指内転，他の指 MP 関節伸展，IP 関節屈曲拘縮となります。

▶治　療

壊死が生じる前に適切に骨片やギプスによる圧迫がないか，神経麻痺（正中神経など）の有無をチェックします。必要に応じて筋膜切開を行います。

2 反射性交感神経性ジストロフィー reflex sympathetic dystrophy〈RSD〉

外傷が誘因となり生じることが多いです。
強い疼痛，腫脹，関節の可動域制限，皮膚の変色などがみられます。
難治性です。
Sudeck 骨萎縮もこの範疇に入ります。

3 Dupuytren（デュピュイトラン）拘縮

高齢者に多く現れます。
手掌腱膜の肥厚拘縮により，小指，環指が屈曲拘縮を生じます。
足底（Lederhose 病），陰茎（Peyronie 病）にも生じることがあります。
治療は腱膜切離，Z 延長術などを行います。

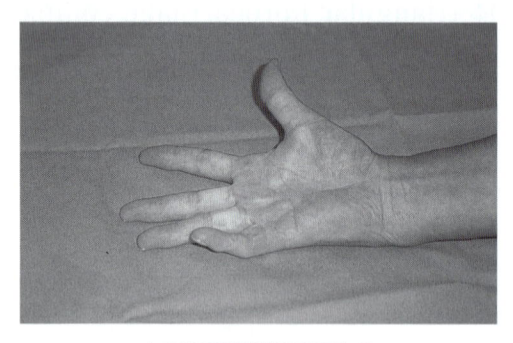

小指の手掌腱膜の肥厚拘縮
図 3.3.8　Dupuytren 拘縮（☞巻頭カラー写真 12）

4 ボタン穴変形 buttonhole deformity

PIP 関節屈曲，DIP 関節過伸展
伸筋腱中央索の断裂，RA などで生じます。
▶治 療
伸展位で 5 週間固定など

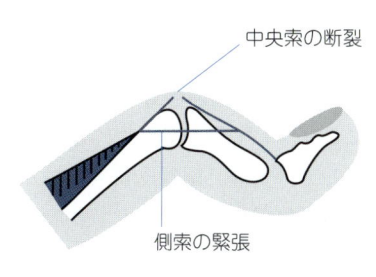

図3.3.9　ボタン穴変形

5 スワンネック変形 swan-neck deformity

PIP 関節過伸展，DIP 関節屈曲
掌側板の断裂，側索の弛緩，中央索の過緊張などで生じます。
RA などで変形します。

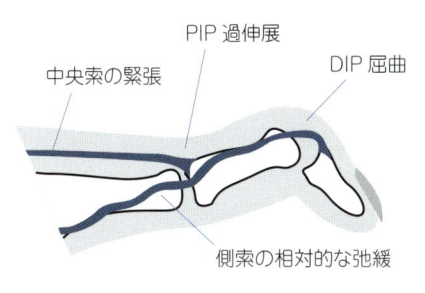

図3.3.10　スワンネック変形

CHART 31

屈指症：伸筋腱断裂
ボタン穴変形：PIP 関節屈曲，DIP 関節過伸展
スワンネック変形：PIP 関節過伸展，DIP 関節屈曲

炎症性疾患

1 狭窄性腱鞘炎，de Quervain（ドゥケルバン）病

手の伸筋腱第 1 コンパートメントの中を走る長母指外転筋〈APL〉と短母指伸筋〈EPB〉腱の腱鞘炎
橈骨茎上突起部の圧痛，腫脹がみられます。
▶ Finkelstein テスト
手関節の掌屈・尺屈を強制すると，局所に疼痛を訴えます。
治療は，安静，副腎皮質ステロイド薬の局所注射，腱鞘切開などを行います。

Ⅲ 疾患各論

2 ばね指〈弾撥指〉

指屈曲の際，MP関節部分で弾撥現象がみられます．腱鞘の肥厚が原因です．
ときにロックして指が動かなくなります．
治療として，安静，副腎皮質ステロイド薬の局所注射，腱鞘切開などを行います．

▶参　考：握り母指
MP関節が屈曲位をとりますが，他動的に抵抗なく伸展できます．

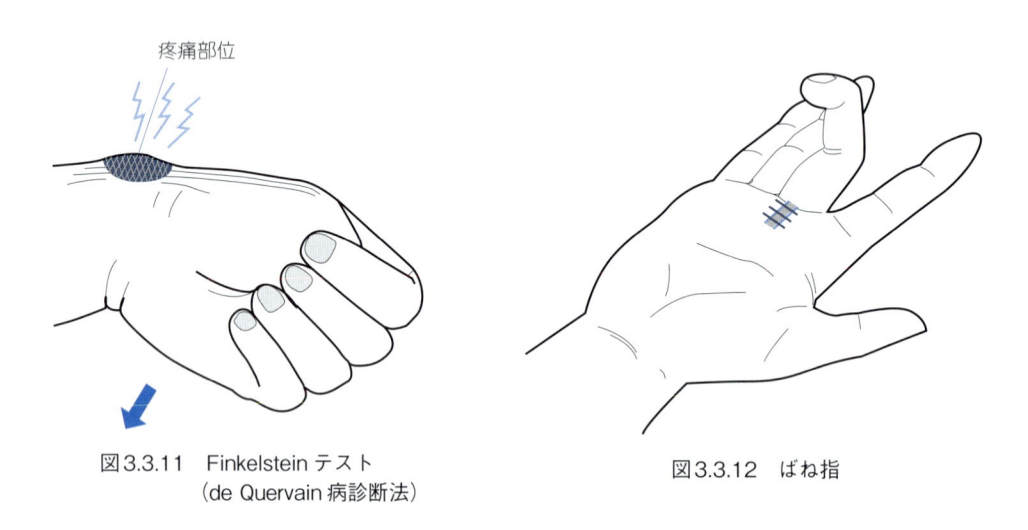

図3.3.11　Finkelstein テスト
　　　　　（de Quervain 病診断法）

図3.3.12　ばね指

3 関節リウマチによる手指の変化 (p.55参照)

尺骨頭の亜脱臼，2～5指MP関節の尺側偏位
スワンネック変形，ボタン穴変形，母指MP関節屈曲，IP関節過伸展

4 母指CM関節変形性関節症

閉経後の女性に現れます．
変形性関節症の一つです．リウマチ性変化の一つとしてもみられます．
疼痛が強いときは固定術が行われることもあります．

5 Heberden（ヘバーデン）結節

DIP関節の変形性関節症　→　中高年女性に多くみられます．
▶参　考：Bouchard（ブシャール）結節　→　PIP関節の変形性関節症

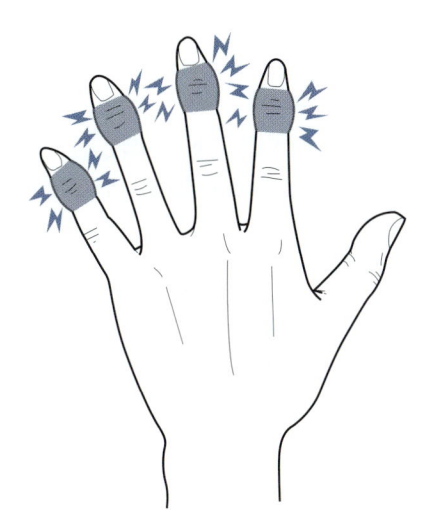

図3.3.13　Heberden結節

瘭　疽 felon

指先爪周囲の化膿性疾患です．発赤，腫脹，疼痛を伴います．

Kienböck（キーンベック）病〈月状骨軟化症〉

手根骨中の月状骨の無腐性壊死で手関節の機能障害を起こします．20〜40歳の男性に，職業的には大工などに多くみられます．
　治療ですが，橈骨短縮，関節固定術，血管柄付き骨移植などを行います．

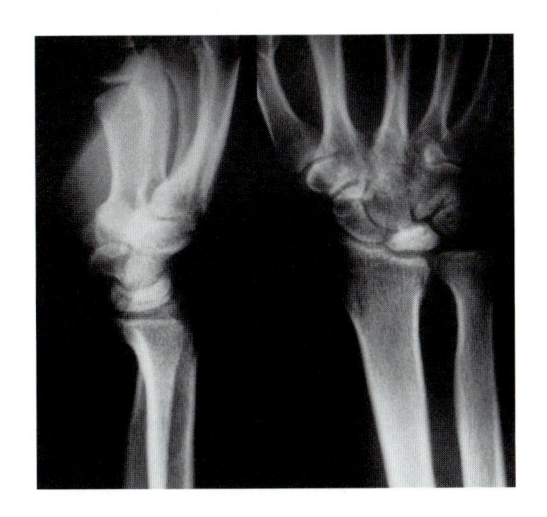

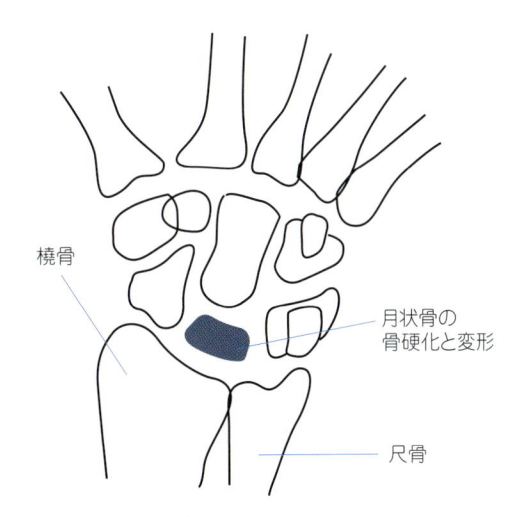

図3.3.14　Kienböck病

Ⅲ 疾患各論

CHART 32

Dupuytren 拘縮は，高齢者に多い
de Quervain 病では，Finkelstein テストで陽性
DIP 関節の変形性関節症は，Heberden 結節。RA ではない

手の神経麻痺

1 橈骨神経麻痺 radial nerve palsy

原因 → 上腕骨骨幹部骨折，睡眠時の圧迫，注射，絞扼性，外傷
症状は主に伸展作用障害
　　　　→ 手関節伸展不能，知覚障害（第1，2指背側）と指 MP 関節伸展不能，
　　　　　下垂手 drop hand
▶後骨間神経麻痺
原因 → 回外筋の線維性アーチ〈Frohse arcade〉での圧迫，ガングリオンなど
ポイント → 指の伸展はできませんが，手関節の伸展は可能です。

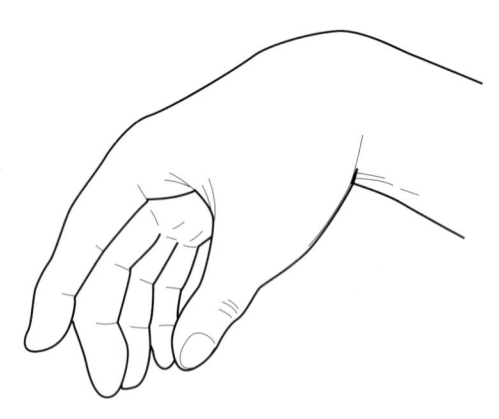

図3.3.15　橈骨神経麻痺（下垂手）

2 正中神経麻痺 median nerve palsy

原因 → 開放性外傷，上腕骨顆上骨折などの肘関節周辺骨折，絞扼性神経障害
　　　　　母指球筋萎縮による猿手 ape hand，示指の屈曲障害を生じます。
▶手根管症候群（低位麻痺）
最も多い絞扼性神経障害
橈骨末端骨折後，透析によるアミロイド沈着などでも生じます。中年以降の女性に好発します。

夜間痛が特徴とされます。

Phalenテスト（手関節掌屈位保持）により，または逆Phalenテスト（手関節背屈位保持）により正中神経領域の疼痛，しびれ（主に母指，示指）を訴えます。

母指球筋の麻痺と正中神経領域の知覚障害（示指，中指，環指橈側），対立運動不能などがみられます。

治　療　→　ビタミンB_{12}の内服，副腎皮質ステロイド薬の局所注射，手根管切開術を行います。

▶前骨間神経麻痺（高位麻痺）

長母指屈筋，深指屈筋麻痺により母指・示指の屈曲が不能です。

知覚障害がなく，自然回復があり得ます。

▶回内筋症候群

手根管症候群と誤診されやすいです。

正中神経麻痺の一つであり，前腕近位部で正中神経が絞扼されます。

保存療法を主としますが，ときに切断術などが行われます。

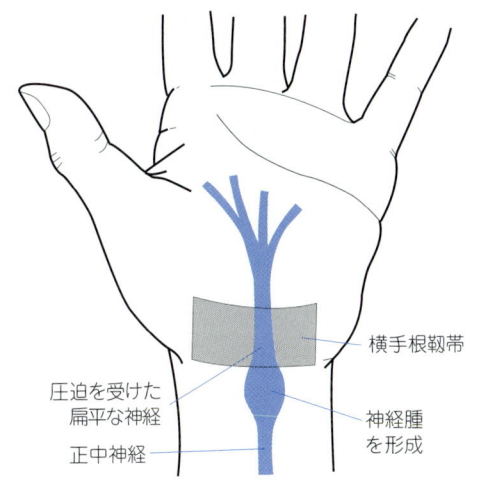

図3.3.16　正中神経麻痺（手根管症候群）

3 尺骨神経麻痺 ulnar nerve palsy

上肢の尺側を通る尺骨神経の障害により，小指のしびれ，第4，5指の屈曲障害，小指球の萎縮などがみられます。

a　低位麻痺（尺骨神経管症候群，Guyon管症候群）

▶原　因

手根骨骨折やガングリオン，サイクリングのハンドル圧迫などで小指球筋，骨間筋の麻痺がみられます。

▶鑑別ポイント

手背尺側の知覚障害は伴いません。

Froment（フロマン）徴候　→　母指内転筋麻痺を長母指屈筋が代償します。母指・示指間で紙を挟ませると，母指を屈曲して保持しようとします。

b　高位麻痺（肘部管症候群）（p.126参照）

▶原　因

上腕骨外側上顆骨折後に生じます。

高位麻痺による尺側深指屈筋麻痺のため，小指と環指のDIP関節が屈曲できません。

手関節尺屈力が低下します。

尺骨神経領域の知覚障害（小指中心，環指尺側）が現れます。

Ⅲ　疾患各論

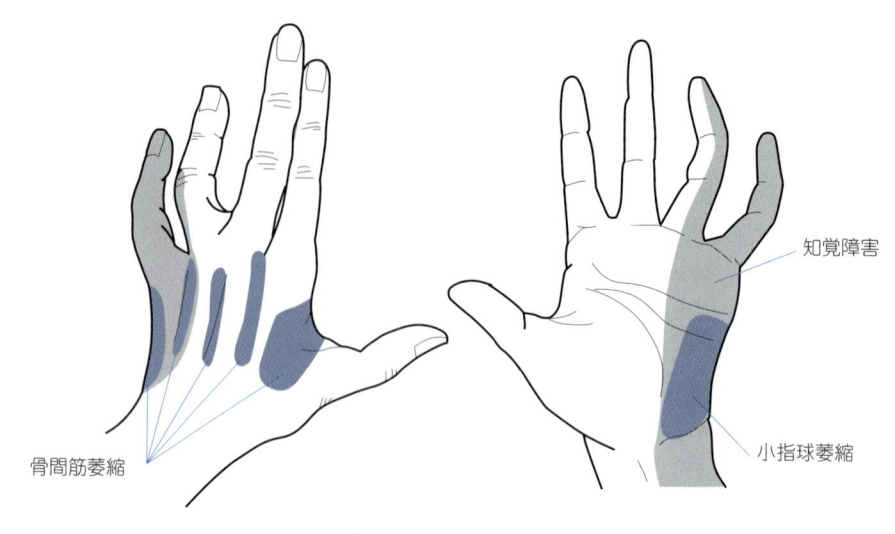

図3.3.17　尺骨神経麻痺

骨間筋萎縮／知覚障害／小指球萎縮

> **CHART 33**
> 正中神経麻痺：猿手，指屈曲不可（示指DIP関節）
> 橈骨神経麻痺：オバケ手〈下垂手〉，指伸展不可（MP関節）
> 尺骨神経麻痺：鷲手，指開閉不可

外傷②

1 舟状骨骨折

　手をついたときに生じますが，捻挫や打撲として処理され，陳旧性の偽関節の状態で見つかることも少なくありません。血行が悪く，近位骨片は壊死しやすいです。

▶治　療

　転位がみられないときには母指を含めたthumb spica cast（母指IP関節まで含めたギプス固定）を行いますが，Herbert screw にて手術することも多いです。骨癒合には，6〜12週間かかります。壊死がみられたときには骨移植術を行います。

2 月状骨周囲脱臼

　月状骨が単独脱臼することを月状骨脱臼といいますが，それより月状骨周囲の脱臼の方が多いです。この場合，月状骨と橈骨の関係は正常ですが，月状骨とその他の手根骨との関係がずれています。

3 中手骨骨折

▶ Bennett 脱臼骨折
第1中手骨基部関節内骨折，遠位骨片は橈側近位方向に転位します。
母指を牽引，外転位にして整復，Kirschner 鋼線などで固定します。

4 ボクサー骨折

第5中手骨頸部骨折。ボクシング，ケンカなどにて生じます。

5 指骨骨折

労働災害，スポーツ活動，転倒などで生じ，PIP関節近辺の骨折では，拘縮を残しやすいです。

6 指関節脱臼

普通，徒手整復は容易に行われますが，以下の3つは手術を要することが多いです。
・示指 MP 関節背側脱臼
・母指 MP 関節背側脱臼
・示指 PIP 関節掌側脱臼

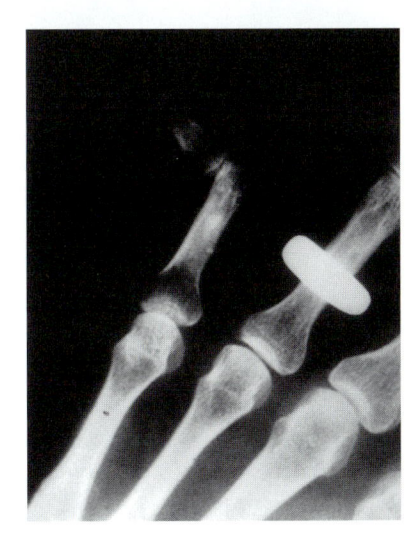

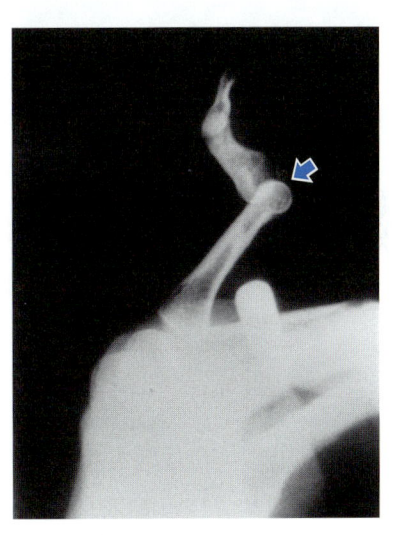

背側脱臼。バレーボールのレシーブにて受傷
図3.3.18　小指 PIP 関節脱臼・X線像

Ⅲ 疾患各論

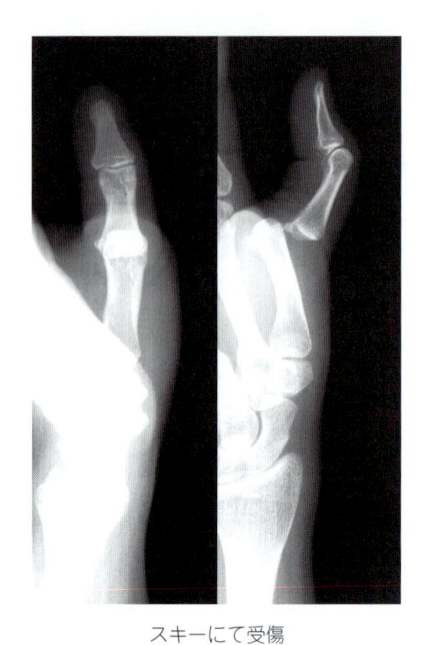

スキーにて受傷

図3.3.19 母指MP関節脱臼・X線像

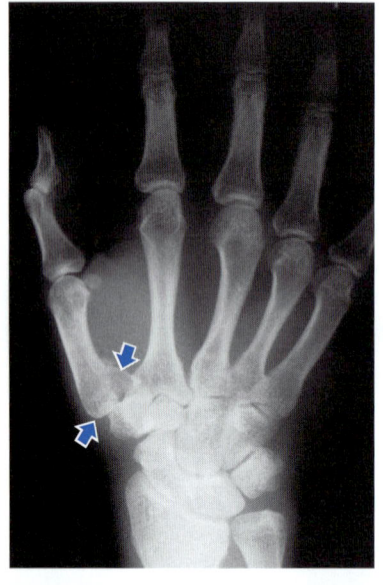

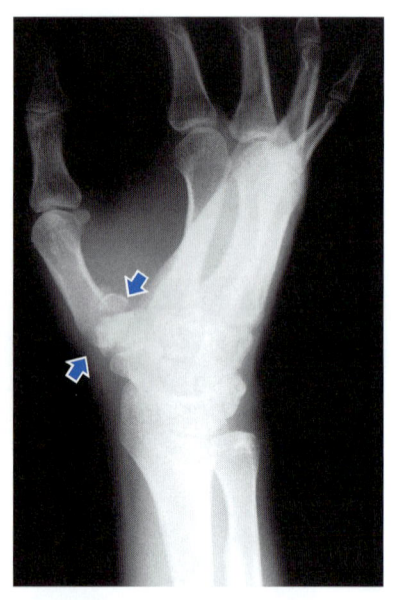

図3.3.20 母指CM関節脱臼骨折〈Bennett脱臼骨折〉・X線像

CHART 34

舟状骨骨折は，見逃されることもあり，偽関節を生じやすい
Bennett骨折は，母指CM関節の脱臼骨折

その他

1 書　痙

　書字のときのみにみられる運動機能障害です。筋緊張や振戦のため，書字が困難です。中年以降，字を書く機会の多い人，ピアニストや彫刻家などにみられます。
　心身症の一部ともされています。
▶治　療
　装具，精神安定薬，職種の変更

2 振動障害

　白ろう病　→　局所の循環障害

3 hypothenar hammer 症候群

　ハンマーの使用などにより小指球への繰り返しの小さな外力により尺骨動脈に血栓を生じます。

Ⅲ 疾患各論

Check Test

☐ 1	橈骨神経麻痺では，前腕の回内ができない。	×	前腕の回内は，正中神経支配の円回内筋と方形回内筋による
☐ 2	橈骨神経麻痺では，手関節の背屈ができない。	○	下垂手が生じる
☐ 3	橈骨神経麻痺では，棒を握ることができない。	×	手指の屈曲は，正中神経支配と尺骨神経支配の筋肉による
☐ 4	橈骨神経麻痺では，手関節の屈曲障害が生じる。	×	手関節伸展障害が生じる
☐ 5	正中神経麻痺では，母指の外転障害が生じる。	×	母・示指の屈曲障害を来す
☐ 6	尺骨神経麻痺では，小指の屈曲障害が生じる。	○	
☐ 7	猿手は，尺骨神経麻痺によって生じる。	×	正中神経麻痺によって生じる
☐ 8	尺骨神経管症候群では，手指骨間筋の萎縮が生じる。	○	
☐ 9	手根管症候群では，鷲手が認められる。	×	鷲手は主に尺骨神経麻痺においてみられる変形である
☐10	手根管症候群では，母指球の萎縮が認められる。	○	
☐11	手根管症候群は絞扼性末梢神経障害である。	○	
☐12	手根管症候群では，小指の感覚異常が認められる。	×	母指，示指，中指を中心とする手掌の感覚障害である
☐13	Kienböck病は，女性に好発する。	×	青壮年男子に多い
☐14	Kienböck病の罹患部位は，手の舟状骨である。	×	手の月状骨の無腐性壊死である
☐15	Heberden結節は，遠位指節間関節に好発する。	○	
☐16	de Quervain病は，狭窄性腱鞘炎である。	○	
☐17	de Quervain病は，上腕骨外顆に圧痛があり，肘屈伸運動で痛みが増強する。	×	
☐18	de Quervain病は，母指をなかにして手を握り，手関節を他動的に掌屈・尺屈させると痛む。		Finkelstein テスト
☐19	中手骨開放骨折は緊急処置の適応ではない。	×	開放骨折であるかぎり，原則としてゴールデンアワー内に創の処置を行う
☐20	弾撥指は絞扼性末梢神経障害でみられる。	×	腱鞘炎であり，神経が絞扼されているわけではない
☐21	槌指は，指背腱膜末節骨付着部の断裂や剥離骨折で起こる。	○	伸筋腱断裂によるものと剥離骨折によるものがある
☐22	Madelung変形は，舟状骨骨折による変形である。	×	橈骨遠位端の成長障害による変形である
☐23	骨折の合併症として，Sudeck骨萎縮がみられる。	○	反射性交感神経性萎縮の一つ
☐24	骨折の合併症として，Dupuytren拘縮がみられる。	×	手掌腱膜の慢性，進行性の肥厚性病変

4 頸椎

機能解剖

▶脊柱
頸椎7個 → 前彎。胸椎12個 → 後彎。腰椎5個 → 前彎
椎間板の内部には，血管は存在しません。
頸椎の回旋は，第1頸椎〈環椎〉と第2頸椎〈軸椎〉の間で行われます。

▶脊柱管前後径
C_5, C_6 間で15, 16 mm

▶狭窄
14 mm 以下で狭窄とします。11 mm 以下で頸髄症の危険があります。

▶腱反射
亢進 → 中枢神経障害
減弱 → 神経根，末梢神経障害

頸椎の先天異常

1 歯突起異形成

歯突起が短いものから完全欠損まで様々です。
歯突起骨折後の偽関節との鑑別が問題となります。

2 Klippel-Feil 症候群

先天性頸椎癒合のことで，短頸，毛髪線の低位 low set hair line（項部頭髪の生え際が低い），頸椎運動制限が3主徴です。

先天性筋性斜頸 congenital muscular torticollis

斜頸は総称です。先天性（筋性，骨性），後天性（神経性，炎症性，外傷性，特発性）がありますが，先天性筋性斜頸が最も多いです。
生後1週間くらいで胸鎖乳突筋に腫瘤が発生し，2〜4週間で最大となります。
頭部は患側へ側屈，顔面は健側に回旋しています。

Ⅲ 疾患各論

90％は自然治癒します。マッサージ，徒手矯正は行わない方がよいでしょう。

6か月，または1年以上経過しても軽快しないときには，切腱術などの手術を考慮します。

▶参　考

小児先天性3大異常
　　　→　先天性筋性斜頸，先天性股関節脱臼，先天性内反足

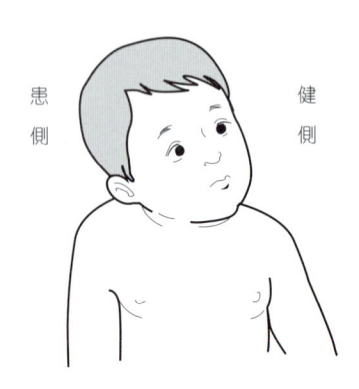

図3.4.1　先天性筋性斜頸

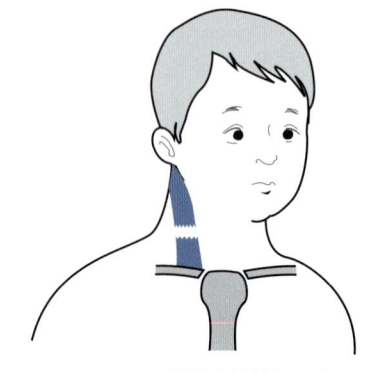

図3.4.2　胸鎖乳突筋筋切り術

回旋不安定性〈回旋位固定〉rotatory fixation

外傷，炎症などを原因として，環軸関節の非対称性亜脱臼を生じます。脊髄症状は呈さず，疼痛を主とします。小児に多くみられます。

多くの場合，数日間で自然治癒します。

ハーフタイム

小児先天性疾患の減少

　整形外科領域における先天性疾患の代表である股関節脱臼は，かつては，1,000人に1人と報告されていましたが，現代はどうでしょう。詳しくはわかりませんが，かなり減少しています。整形外科学会としても大規模な調査をすべき時期にきております。先天性内反足，先天性筋性斜頸を含めて整形外科先天性疾患の3大疾患とされていますが，みな減少傾向にあります。なぜ，先天性疾患は減少したのでしょうか。母体の栄養がよくなったためでしょうか。精子は弱くなっているのに，とかく女性は強い？

頸椎椎間板ヘルニア cervical disc herniation

椎間板の退行変性に基づく線維輪断裂部からの髄核脱出です。

▶好発部位

C_5/C_6, C_6/C_7, C_4/C_5

神経根症状，麻痺症状を呈します。

▶自覚症状

頸部痛，背部の凝り，運動制限などを訴えます。

・神経根症状
  → 神経支配領域に及ぶ疼痛，しびれ，感覚能の低下，筋力低下

・脊髄症状
  → ヘルニアでも正中ヘルニアでは脊髄を圧迫します。下肢に症状が進み，手指の巧緻性低下，下肢痙性麻痺による歩行異常，重症例では排尿障害を起こします。

▶他覚所見

Spurling テスト〈foraminal-compression test〉陽性 → 頭部を患側に倒して圧迫を加えると，神経根に圧迫があるときは患側上肢に疼痛，しびれが放散します。

Jackson テスト陽性 → 頭部を健側に倒しながら患側の肩を押し下げると，神経根に圧迫があれば患側上肢に疼痛，しびれが放散します。

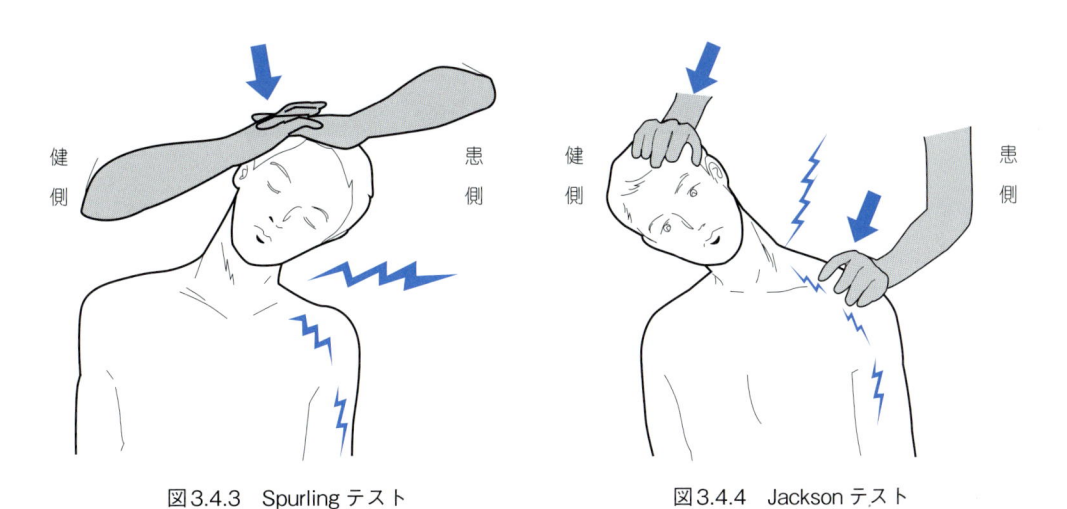

図3.4.3 Spurling テスト

図3.4.4 Jackson テスト

▶神経根障害

障害高位に一致して筋力低下，感覚障害，腱反射異常が現れます。

Ⅲ 疾患各論

表3.4.1 神経根の高位診断

障害椎間板	障害神経根	反射低下	筋力低下	感覚障害
C_4/C_5	C_5	上腕二頭筋	三角筋	上腕外側
C_5/C_6	C_6	腕橈骨筋	手関節伸展筋	前腕橈側，母指
C_6/C_7	C_7	上腕三頭筋	手関節屈曲筋	中指
C_7/T_1	C_8		指屈曲筋	前腕尺側，小指

▶脊髄障害

下肢腱反射亢進，体幹より下肢に及ぶ感覚障害・運動障害，排尿障害。病的反射の出現

▶画像所見

単純X線 → 脊柱管前後径の狭小（14 mm），椎間間隙の狭小化，骨棘形成

MRI → 髄核の脱出，椎間板変性，脊髄の圧迫程度など診断価値は非常に高いです。

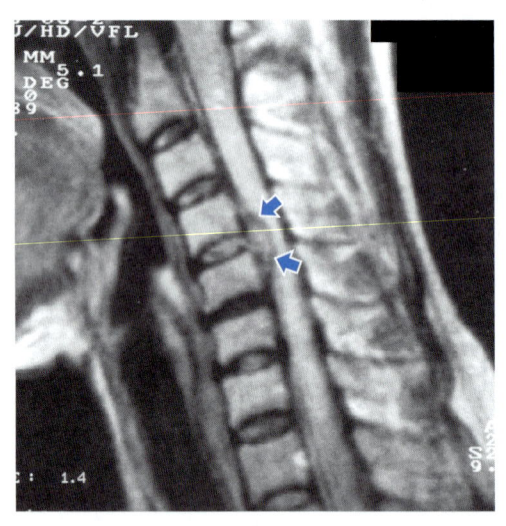

$C_4 \sim C_5$間の椎間板ヘルニア：↑

図3.4.5 頸椎椎間板ヘルニア・MRI

脊髄造影ミエログラフィ
　→ root sleeve の欠損，造影剤の欠損などにより詳細な情報が得られます。

椎間板造影ディスコグラフィ
　→ 椎間板からの造影剤の露出などをみます。最近は，MRIの進歩に伴い，あまり行われなくなりつつあります。

▶診断上の注意

特に手術を行う場合は，神経学的高位とヘルニア高位の一致を確認する必要があります。

▶治　療

◎保存療法 → 安静，頸椎カラー固定（ポリネック，フィラデルフィア，ソーミー）

◎牽引療法，薬物療法

◎手　術

脊髄症状や，神経根の脱落症状をみながら適応を決めます。

前方固定・椎間板切除術併用などが一般的ですが，多椎間に及ぶ場合は次項の頸椎症と同様の脊柱管拡大術なども行われます。

CHART 35

先天性筋性斜頸は，自然治癒しやすい
頸椎椎間板ヘルニア：Spurling テスト，損傷高位と反射異常の check を！

頸椎症，頸部骨軟骨症

椎間板の退行変性に基づき，椎間板の狭小化や椎間孔の狭小により神経根や脊髄の圧迫症状を起こします。C_5/C_6，C_6/C_7，C_4/C_5 の順に多くなっています。

臨床症状は前述の椎間板ヘルニアとほぼ同様です。ヘルニアは，根症状が強いのに対し，本症では脊髄障害がみられます。

▶脊髄症状

腱反射の亢進，痙性歩行などがみられます。上肢の腱反射が減弱しているときは，神経根障害を示します。

▶画像所見

単純 X 線，MRI，ミエログラフィ，CT など，椎間板ヘルニアと同様な所見をチェックします。神経根の圧迫により，脊髄への全体的な圧迫をみます。

▶治療

保存療法 → 安静，頸椎カラー固定

▶手術療法

手術の適応はヘルニアとほぼ同じです。圧迫された神経の除圧と，脊椎の固定が基本となります。

・前方除圧・固定術 → 1～2椎間の限局性の病変に適応

・後方除圧術

　→ 2椎間以上の多椎間例や，脊柱管狭窄例に行います。以前は除圧目的の椎弓切除術が主でしたが，現在は脊椎後方要素の支持性を考えて，脊柱管拡大術，椎弓切除術が行われます。

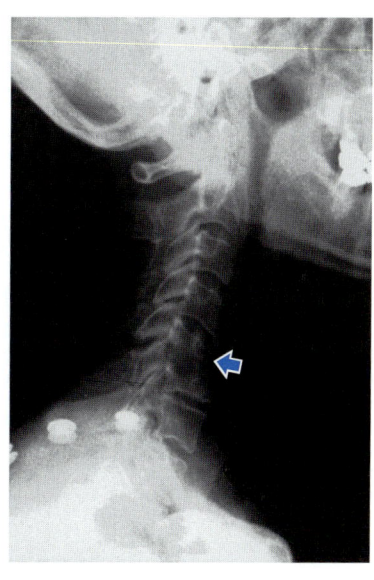

C_5，C_6 中心に骨の変形，椎間板の狭小化，彎曲異常がみられる：⬆

図3.4.6　頸椎症・X線像

椎弓切除術（斜線部切除）　　脊柱管拡大術

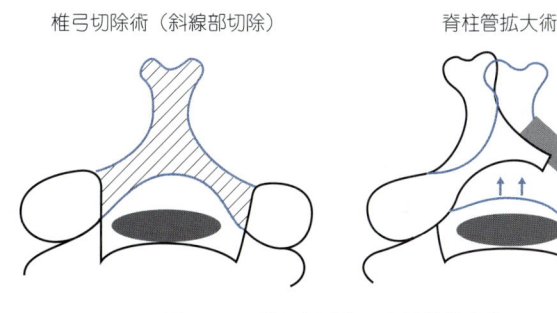

図3.4.7　椎弓切除術，脊柱管拡大術

Ⅲ 疾患各論

頸椎後縦靱帯骨化症 ossification of posterior longitudinal ligament〈OPLL〉

椎体後面，脊柱管の前壁を構成する後縦靱帯が肥厚，骨化して脊髄を圧迫します。
日本に多く，家族に多発する傾向があります。欧米では，日本の1/10です。
糖尿病の合併がみられます。

▶症　状

頸髄への圧迫により，腱反射の亢進，痙性歩行などがみられます。

▶X線所見

骨化の形態は，分節型，連続型，混合型に分けられます。狭小率が40％を超えると脊髄症が発生しやすくなります。
ごく軽微な外傷をきっかけとして発生することもあります。
臨床症状，画像診断は，頸椎症とほぼ同じです。
分節型の診断には，側面断層撮影が有効です。

▶治　療

保存療法，手術療法とも前述項目とほぼ同じです。

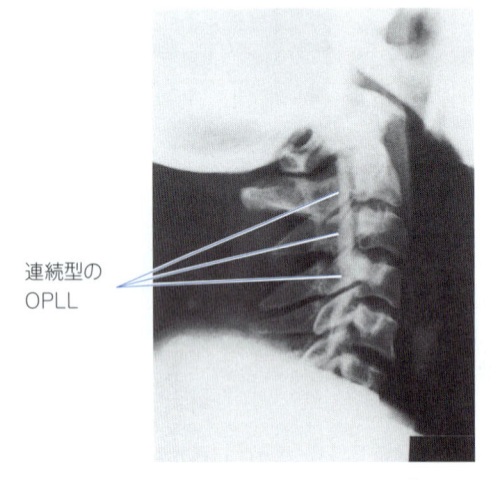

図3.4.8　OPLL・X線像　　　　図3.4.9　OPLL

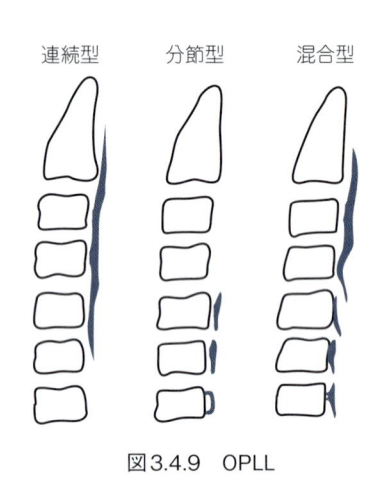

リウマチ性脊椎炎

滑膜性関節である上位頸椎，環軸関節での病変が多いです。
亜脱臼による脊髄症状が問題となります。

CHART 36

OPLL, 頸部骨軟骨症は, 脊柱管を圧迫して脊髄症状を起こす
上肢の症状のほか, 腱反射亢進, 痙性歩行などを生じる

■ 外　傷

脊椎損傷 spine injury

衝突, 転落, 交通事故, 労働災害, スポーツ外傷などで生じます。

1 上位頸椎損傷

a 環椎破裂骨折 Jefferson fracture
衝撃的垂直圧迫外力により起こります。

b 歯突起骨折
見逃されやすいです。
第2頸椎歯突起の骨折ですが, 通常は保存的に治療します。
上位頸椎損傷では, 脊柱管が広いため, 麻痺は生じにくいです。

c 軸椎関節突起間骨折 hangman fracture
絞首刑, 外傷による過伸展牽引外力などにより生じます。

2 中・下位頸椎損傷

a 棘突起骨折
第7頸椎に生じやすいです。ゴルフなどでの急激な筋収縮でも起こります。

b むち打ち損傷, 頸椎捻挫
追突事故により, 頸椎が伸展屈曲されて生じます。軟部組織損傷に留まりますが, しばしば他覚的所見の乏しい愁訴が続くことがあります。

3 胸椎以下の損傷

a 圧迫骨折
楔状変形。骨粗鬆症があると，外傷がなくても圧迫骨折を起こします。
胸・腰椎移行部に多くみられます。
軽度後屈位でギプス固定を行います

b Chance 骨折 seat belt fracture
交通事故で生じます。脊椎の後半部を主とした水平骨折です。

頸髄損傷

プールへの飛び込み，転落事故，交通事故などで生じます。第5,6頸椎間が最も多いです。
特有な症状として高体温や低体温がみられます。

▶損傷高位診断
正常な知覚，運動機能を認める最下位の髄節をもって判定します。

表3.4.2 頸髄損傷レベル別運動麻痺

損傷高位	主な残存筋	残存運動機能
C_4	呼吸筋（横隔膜）	（呼吸機能が障害される）
C_5	三角筋	肩，肘の屈曲
C_6	手根伸筋	手関節の伸展
C_7	指の伸筋，手根屈筋	指の伸展，手関節の屈曲
C_8	深指屈筋	指の屈曲

▶治療
まず最初に，頸部の安静固定を行います。転位が大きいときは直達牽引を行います。
急性期に副腎皮質ステロイド薬大量療法を行います。

▶保存療法
頭蓋直達牽引（Crutchfield 型），halo 装具

▶手術療法
脊椎整復，除圧，固定術

慢性期のリハビリテーションが大切です。残存機能の温存，強化のためには早期から訓練を始めます。
褥瘡予防に体位変換は必須であり，呼吸訓練として肺の理学療法も欠かせません。

4 頸 椎

脊髄損傷 spinal cord injury

頸椎，胸・腰椎移行部に多いです。
▶完全麻痺
仙髄神経節支配域の知覚運動障害，球海綿体反射消失，陰茎持続勃起症
▶頸髄損傷
四肢麻痺
▶胸・腰髄損傷
対麻痺
▶MRI所見
急性期 T_2 低信号を呈します。
▶合併症
褥瘡　→　仙骨，大転子，踵骨，坐骨結節
感染症　→　膀胱炎（排尿障害による），肺炎
発汗減少（交感神経麻痺による）
関節拘縮
　循環器障害　→　徐脈，血圧低下，全身浮腫
　消化器障害　→　麻痺性イレウス，消化性潰瘍，宿便
▶重症度
Frankel 分類（5段階）
　complete（A）：知覚，運動とも完全麻痺
　sensory only（B）：運動は完全，一部知覚はあります。
▶中心性頸髄損傷
　　→　不全損傷
　　　　高齢者の過伸展損傷などにて生じます。
　　　　上肢の麻痺が残りやすいです。

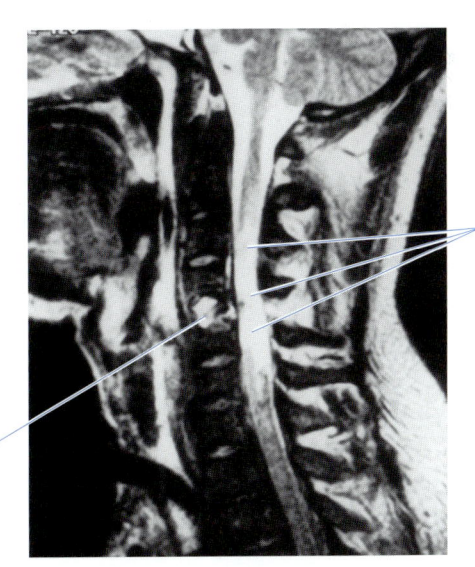

脊髄は高信号
（脊髄損傷）

C_5，C_6 の損傷

図3.4.10　頸髄損傷・MRI

Ⅲ 疾患各論

腕神経叢損傷 brachial plexus injury

第5頸神経から第1胸神経が一部分，または全部損傷されます。

▶上位型
　肩関節運動障害
▶下位型
　手指運動障害，Horner症候群（片側の眼瞼下垂，縮瞳，眼球陥凹など）
▶受傷機転
　ほとんどのケースが，オートバイによる牽引損傷です。
▶分娩麻痺
　自然治癒しやすいです。
▶神経根引き抜き損傷
　神経の再生は望めません。
　脊髄造影にて造影剤の漏出，硬膜の囊腫状陰影が認められます。
　ヒスタミンテスト陽性
▶治　療
　約3か月は経過を観察します。
▶手術療法
　神経剝離，神経縫合，神経移植，肋間神経移行（肘屈曲再建），Steindler法（肘屈曲再建）などが行われます。

CHART 37

むち打ち損傷では，他覚的所見に乏しい
頸髄損傷は，四肢麻痺，損傷高位に注意
腕神経叢麻痺：神経根引き抜き損傷では，不可逆変化を生じる

その他

1 頸肩腕症候群

　コピュータのオペレータ，振動工具使用者など，手，腕，肩などの使い過ぎで生じることが多いようです。
　頸，肩，腕の凝り，手指の痛みやしびれ，頸椎の運動制限，筋の拘縮などを来します。
　作業条件の改善を図り，負担を軽くすることが重要です。

4 頸椎

Check Test

☐ 1	脊柱の前彎とは後方凸の彎曲である。	× 前方（腹側）に凸の彎曲を前彎，後方（背側）に凸の彎曲を後彎という
☐ 2	第5頸髄神経根障害にみられる所見は，上腕三頭筋反射低下である。	× 上腕三頭筋反射低下は，C_7障害による
☐ 3	第5頸髄神経根障害にみられる所見は，前腕外側の知覚鈍麻である。	× 前腕外側の知覚麻痺は，C_6障害による
☐ 4	第5頸髄神経根障害にみられる所見は，三角筋の筋力低下である。	○
☐ 5	頸椎症性神経根症ではHorner症候群がみられる。	× Horner症候群は中枢性の症状である
☐ 6	頸椎症性神経根症ではHoffmann反射がみられる。	× Hoffmann反射は脊髄レベルでの障害の徴候である
☐ 7	頸椎症性神経根症では上肢のけいれんがみられる。	× 上肢のけいれんは中枢性の症状である
☐ 8	頸椎症性神経根症では上肢深部腱反射の亢進がみられる。	× 脊髄レベルでの障害の徴候である
☐ 9	頸椎症性神経根症では頭頸部圧迫〈Spurling〉試験は陽性である。	○
☐10	頸椎後縦靱帯骨化症では膝蓋腱反射の亢進がみられる。	○
☐11	脊髄損傷では，麻痺域の発汗は増加する。	× 交感神経麻痺のために発汗は減少する
☐12	脊髄損傷において，不完全損傷でも初期には排尿障害が起こることがある。	○ 脊髄ショックの状態となり，排尿障害が起こる
☐13	脊髄損傷において，頸髄損傷では異常な体温上昇をみることがある。	○ 特有な症状として高体温（41～42℃）や低体温（35℃以下）をみる
☐14	腕神経叢麻痺の原因で最も多いのはバイク事故である。	○
☐15	脊椎椎体の圧迫骨折は，胸・腰椎移行部に多い。	○
☐16	脊椎椎体の圧迫骨折において，椎体は楔状を呈することが多い。	○
☐17	脊椎椎体の圧迫骨折では，軽度前屈位でギプス固定を行う。	× 軽度後屈位でのギプス固定が頻用されてきた

5 胸　郭

胸肋鎖骨肥厚症

胸肋関節部と胸鎖関節部に発赤，腫脹，疼痛を生じます。
掌蹠膿疱症との因果関係が議論されています。

Tietze（ティーツェ）病

肋軟骨が膨隆し，圧痛を認めます。
若い女性に多く現れます。

胸郭出口症候群

前斜角筋と中斜角筋の間を鎖骨下動脈と腕神経叢が通過しますが，ここで神経や血管の絞扼性障害を生じます。

▶原　因
頸肋（頸椎にみられる過剰肋骨）や筋肉などにより血管と神経叢の圧迫が生じます。なで肩の女性にも多いとされます。

▶症　状
冷感，しびれ，脱力など多彩です。わかりづらく，自律神経失調症のような訴え方をします。

▶診　断
下記の誘発検査手技でしびれや放散痛が出現したときに陽性としますが，その陽性率は必ずしも高くありません。

・Morley テスト　→　鎖骨上窩を指で圧迫（腕神経叢の易刺激性）
・Adson テスト　→　患側に頭を傾け深呼吸　→　橈骨動脈の拍動消失
・Wright テスト　→　過外転位で橈骨動脈の拍動停止
・Eden テスト　→　両肩を後下方に引くと橈骨動脈の拍動停止
・Roos テスト（3分間上肢挙上負荷テスト）：Wright テストと同じ肢位で手指の屈伸を3分間行います。
　　→　しびれ，だるさなどで上肢を下ろしてしまいます。

▶治　療
日常生活指導，原因に応じて，第1肋骨切除，頸肋切除，前斜角筋切離術などを行います。

5 胸郭

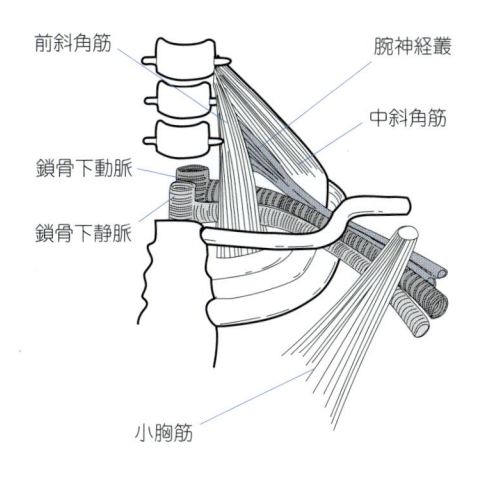

図3.5.1　胸郭出口部の解剖

（前斜角筋、腕神経叢、中斜角筋、鎖骨下動脈、鎖骨下静脈、小胸筋）

Morley テスト

Wright テスト

Adson テスト

Eden テスト

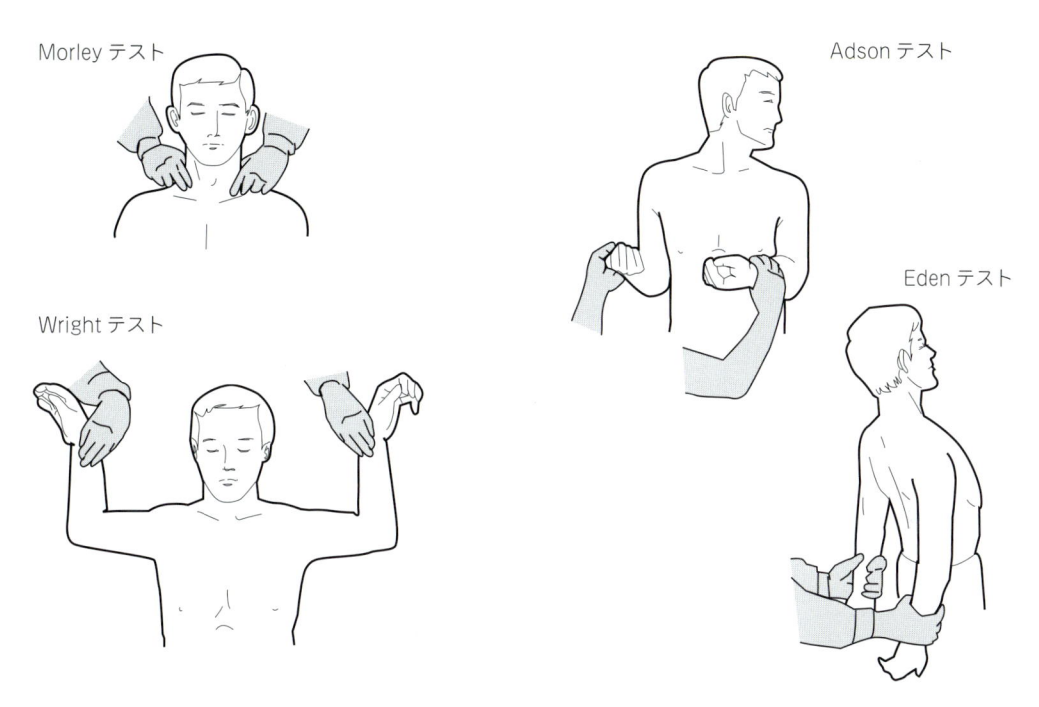

図3.5.2　胸郭出口症候群の診断方法

CHART 38

胸郭出口症候群の確定診断は難しい
　Wright テストが最もポピュラーな診断方法

6 胸椎, 腰椎

胸 椎

第11胸椎～第2腰椎の間は, 生体力学的に応力が集中しやすいです。

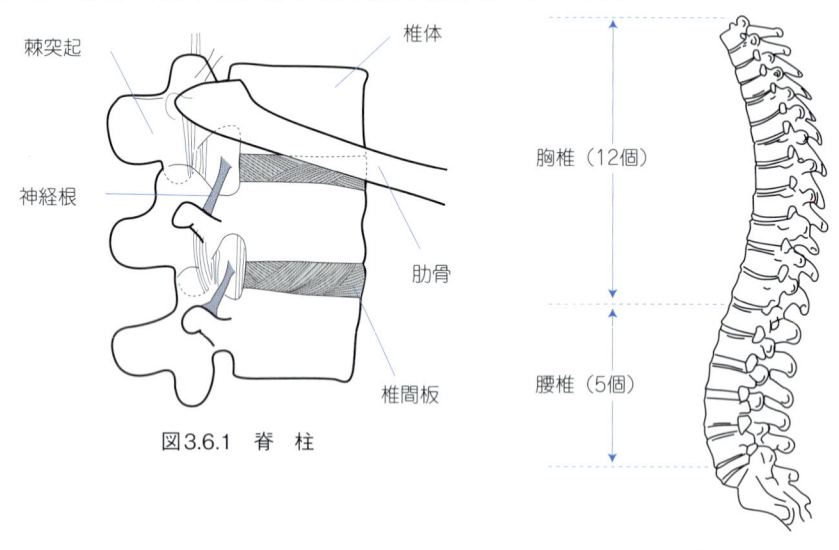

図3.6.1　脊　柱

図3.6.2　胸椎・腰椎

脊柱側彎症

前額面で脊柱が側方へ彎曲した状態の総称です。

1 特発性側彎症

最も多くみられます。10歳以上の思春期の女性に好発します。
右凸胸椎側彎を呈します。
年齢が若いほど, 進行も速いです。多くの場合, 骨成長終了と同時に進行は停止します。

▶診　断

背部から観察します。前屈させて肋骨隆起 rib hump をみます。1～1.5 cmの相違がみられたら陽性とします。そのほかに, 両肩の高さの相違や, 肩甲骨の突出などをみます。

▶X線所見

脊柱全体を撮影します。胸椎レベルで右凸の側彎, 腰椎レベルで代償性の左凸の側彎をみることが多いです。

▶ Cobb 角

主たる彎曲を示す椎体の上端と下端を結ぶ線を取り，その角度をみます。

骨年齢は，腸骨の骨端核の成長から判断します。

▶ 治　療

思春期の女性に多いため，その治療には心理的な局面も十分考慮します。

Cobb 角 20 〜 50°　→　保存的に加療

Cobb 角 50° 以上　→　心肺機能の低下を考慮して手術の適応となることが多いです。

▶ 保存療法

以前は顎から骨盤までの Milwaukee brace が主に用いられていましたが，現在では underarm brace が用いられています。外見上，患者は嫌がりますので，治療に当たっては本人と家族の十分な理解と協力が必要です。

▶ 手術療法

外見上，心理的に，また心肺機能への影響が懸念されるときに行います。かつては Harrington rod が使われていましたが，現在では Cotrel-Dubousset などの椎体固定手術が行われています。

2 他の側彎症

▶ 乳児側彎症

3 歳以下に好発します。男児，左凸が多いです。

▶ 若年性側彎症

3 歳ころから現れます。急速進行例が多いです。

▶ 神経筋性側彎症

脳性麻痺やポリオにて生じます。

▶ 先天性側彎症

癒合椎，奇形の合併がみられます。

▶ von Recklinghausen 病や Marfan 症候群でも側彎症を合併しやすいです。

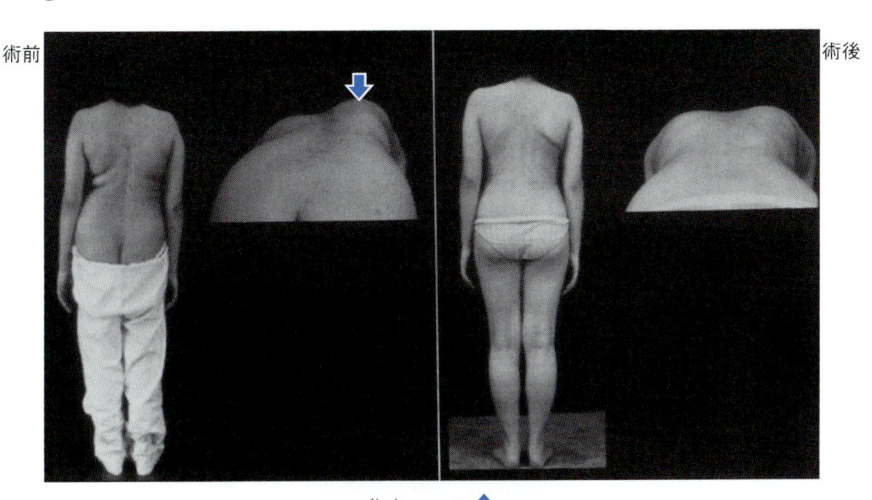

図 3.6.3　脊柱側彎症

Ⅲ 疾患各論

結核性脊椎炎 tuberculous spondylitis

現在も決して稀ではありません。
胸椎，腰椎に多く発症します。
熱感，発熱，拍動性の痛みなど，急性の炎症症状は示しません。
したがって，結核性膿瘍は「冷膿瘍」とも呼ばれます。

▶流注膿瘍
膿瘍が腸腰筋内を下降して巨大化します。

▶症　状
鈍い疼痛，だるさ，微熱などはっきりした症状に乏しいです。
脊髄麻痺（Pott 麻痺）
　→　肉芽組織や乾酪組織などにより脊髄が圧迫されて生じます。徐々に発症します。

▶診　断
単純X線所見において，椎間板腔の狭小，そこに面する椎体の骨萎縮を伴う破壊像がみられます。
　→　椎体破壊が進むと楔状変形がみられます。総じて不均衡な像を呈します。
　　　硬化像がみられても，それは椎体の圧縮変形であり，実際には骨形成はありません。

▶治　療
保存療法
　→　化学療法（ストレプトマイシン〈SM〉，カナマイシン〈KM〉，パラアミノサリチル酸カルシウム〈PAS〉，イソニアジド〈INH〉，リファンピシン〈RFP〉，エタンブトール〈EB〉）

▶副作用
ストレプトマイシン〈SM〉　→　難聴，耳鳴り，めまい
エタンブトール〈EB〉　→　視神経障害による視力障害や四肢知覚障害

▶手　術
保存療法の抵抗例や麻痺のある患者に行います。

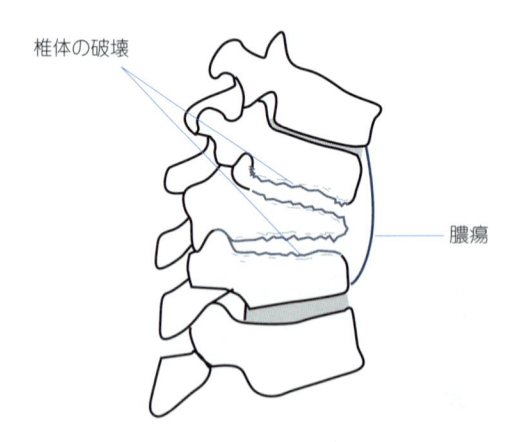

図3.6.4　結核性脊椎炎

化膿性脊椎炎 pyogenic spondylitis

原因菌は黄色ブドウ球菌が最も多いのですが，最近では糖尿病や重症肝障害に合併して，弱毒菌の感染が増えています。

腰椎に多発し，血行感染や手術などによる直接感染により発症します。

最近では，中年以降，50〜60歳代に好発しています。

▶症　状

疼痛は相当強く，体動も困難です。血液データは赤沈の亢進，白血球増多，CRP上昇など，急性炎症症状を示します（参考：結核性）。

▶画像所見

初期は，椎体椎間板炎

椎間板腔の狭小化　→　骨の硬化，新生，吸収・破壊，形成が混在しています。

▶治　療

安静，および抗生物質による早期治療，局所掻爬と骨移植を行います。

強直性脊椎炎

(p.61参照)

強直性脊椎骨増殖症〈Forestier病〉

50歳以上に多く発症します。OPLLを伴う例が多く，疼痛は意外と少ないです。

CHART 39

> 思春期女性の特発性側彎症：rib hump をみる
>   Cobb角50°以上にて手術を考慮する
> 化膿性脊椎炎では，激痛を生じる

Ⅲ 疾患各論

腰　椎

椎間板内圧は，上体屈曲で立体の1.5倍の負荷が増します。20歳を過ぎると，プロテオグリカンが減少し，クッション作用が減ります。

腰椎椎間板ヘルニア lumbar disk herniation〈LDH〉

脱出した椎間板組織が神経根を圧迫して腰痛，下肢痛を引き起こします。重要な疾患の一つです。
退行変性，重量物挙上，先天的素因などが関与します。

▶好発部位
L_4/L_5 に最も多発し，次に L_5/S_1 に生じます。
若年者では，髄核が線維輪を破って脱出します。
中高年では，髄核に限らず，後方線維輪自体が椎体から剥がれて脱出します。

▶好発年齢
20～30歳代の男性に多いとされますが，各年齢層にみられます。

▶脱出程度
突出 protrusion（髄核が線維輪を破らずに突き出ている状態），脱出 extrusion（髄核が線維輪を破って脊柱管へ出ている状態）

▶自覚症状
腰痛，片側の下肢痛，Déjèrine（デジュリーヌ）徴候（咳やくしゃみで痛みが増悪）

a　他覚所見

▶SLRテスト〈straight leg raising test〉：陽性（Lasègueテスト）
　仰臥位で下肢を伸展させたまま挙上させると痛みを生じるもので，本症に最も特有です。ただし，部位診断には役立ちません。
　疼痛性側彎（疼痛を避けようと側彎を呈します），脊柱不撓性（脊柱の可動性が消失します），
　well leg raising test → 健側下肢挙上で患側に疼痛を生じます。
　wooden board sign〈Hüftlendenstrecksteife〉
　　→　10歳代のヘルニア。SLR手技にて骨盤も挙上されます。
▶femoral nerve stretch test〈大腿神経伸展テスト〉：腹臥位で大腿部を伸展させると大腿前面に痛みを生じます。
　　→　高位ヘルニアで陽性を示します。
▶Valleix（ヴァレー）圧痛点（上殿部の圧痛）
▶知覚障害
▶腱反射減弱
　L_3/L_4 → 膝蓋腱反射
　L_5/S_1 → アキレス腱反射

▶下肢筋力低下

L_4/L_5 → 長母趾伸筋〈EHL〉筋力低下（母趾の背屈力の低下）

L_5/S_1 → 腓骨筋力低下

▶ヘルニア高位診断

→ 表3.6.1参照

表3.6.1 ヘルニア高位診断

ヘルニア部位	障害神経根	腱反射低下	筋力低下	知覚障害
L_3/L_4	L_4	膝蓋腱	足内反	下腿内側
L_4/L_5	L_5	なし	長母趾伸筋	足背（母趾）
L_5/S_1	S_1	アキレス腱	足外反，底屈	足外側，足底

参考：腸腰筋（L_1/L_2, L_2/L_3），大腿四頭筋（L_1/L_2, L_2/L_3, L_3/L_4），前脛骨筋（L_3/L_4, L_4/L_5），腓腹筋（L_5/S_1），大殿筋（L_5/S_1）

b 画像所見

▶単純X線（側面像）

椎間腔の狭小化がみられます。

▶MRI

ヘルニア突出，椎間板の低信号（T_2）を呈します。

▶ミエログラフィ

手術を前提に行うことが多いです。水溶性造影剤を用います。

決して，血管造影剤を用いてはいけません（禁忌）。

▶椎間板造影

MRIの進歩により現在，あまり行われなくなりました。

c 治療

▶保存療法

安静。ヘルニア腫瘤の自然消失はあり得ます。また，中腰の作業は回避します。

非ステロイド性抗炎症薬〈NSAID〉，硬膜外ブロック（局所麻酔薬，副腎皮質ステロイド薬などの硬膜外注入），コルセット，骨盤牽引などが有用です。

▶腰痛体操

急性期以後に行います。腹筋などの強化により腰椎の支持性を得ます。Williams体操など。

▶手術療法

保存療法に抵抗，運動麻痺の出現，膀胱直腸障害の出現などが手術適応の対象です。

尿閉などの排尿障害がみられたときには，緊急に手術を行う必要があります。

経皮的髄核切除術，後方椎間板切除術，Love法，脊椎固定，前方椎間板切除術など。

Ⅲ 疾患各論

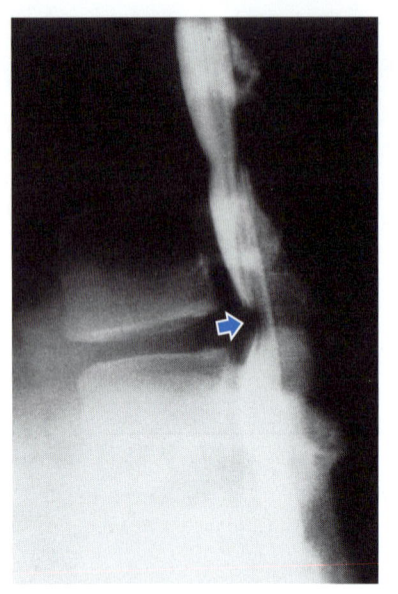

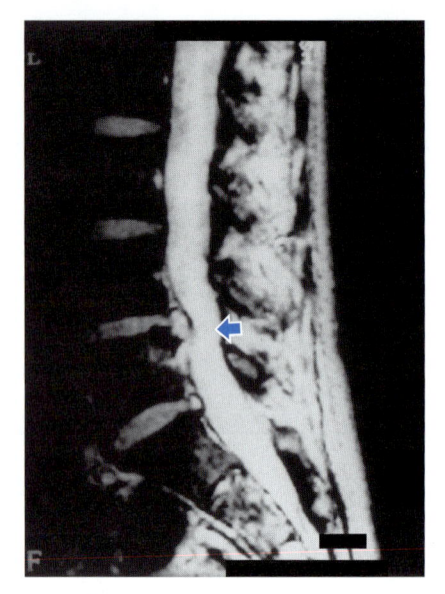

L₄/L₅間の椎間板ヘルニア：⬆

図3.6.5　腰椎椎間板ヘルニア・X線像　　　　図3.6.6　腰椎椎間板ヘルニア・MRI

Schmorl 結節と椎体辺縁分離

　成長途中で，髄核が椎体内に陥入したのが Schmorl 結節。無症状のことが多いです。
　椎体辺縁分離は，骨成長部分が一部剝がれ，その隙間に椎間板組織の一部が陥入して癒合不全となった状態をいいます。

急性腰痛症〈腰椎捻挫，ぎっくり腰〉

　不意の動作，重いものを持った後などに生じやすいです。
　椎間関節内への滑膜の嵌入？　とみられますが，はっきりしません。
　安静のほか，硬膜外ブロックが著効します。

脊椎分離症 spondylolysis

　関節突起間部の疲労骨折と考えられています。以前は遺伝的素因説がいわれていましたが，現在はスポーツを活発に行う成長期の小児にみられることが多く（3倍），疲労骨折の一つとされます。

▶X線所見

斜め45°の単純X線斜位像にて判断します。CTも有用です。

▶治 療

保存的治療にて骨癒合も期待できます。スポーツ活動は，半年間中止するのが望ましいでしょう。コルセット装着も有用です。

ADL〈日常生活動作〉やスポーツ活動にて障害が強いときには，手術も考慮します。

前方固定，後方固定，後側方固定などを行います。

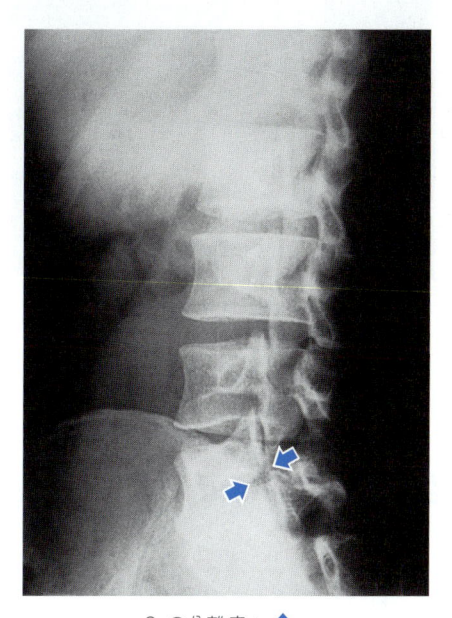

S_1の分離症：↑

図3.6.7　脊椎分離症（腰椎）・X線像

脊椎すべり症 spondylolisthesis

分離症に続発して生じる場合と，無分離すべり症とがあります。

通常，下肢の放散痛は起こさず，腰痛のみの場合が多いです。中高年者では，時々脊柱管狭窄症の症状を呈し，下肢のしびれや脱力感，間欠性跛行を呈します。

▶治 療

軟性コルセットを付けます。

▶手術療法

脊椎固定術　→　後方固定，後側方固定，椎体間固定，instrument surgery（固定のため金属のバーやネジを使った手術）

図3.6.8　脊椎すべり症（腰椎）・X線像

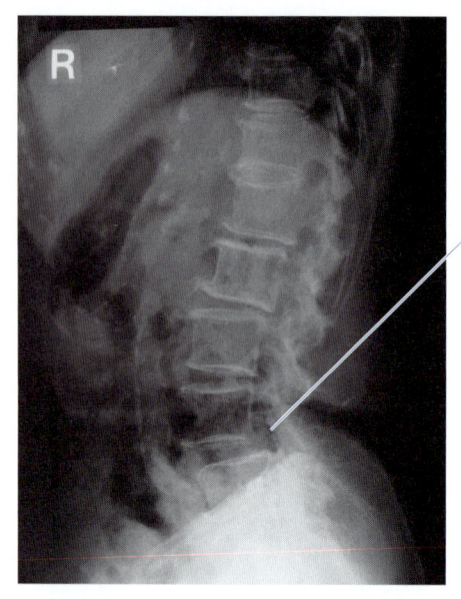

（注記：L₅/S₁間のすべり症。上位腰椎も軽度ずれている）

変形性脊椎症 spondylosis deformans

退行変性，加齢現象の一つです。様々な程度の背部痛を生じます。
▶X線所見
椎体の辺縁と椎間関節に様々な程度の骨棘が多数の椎体にわたってみられます。
▶症　状
無症状の人もあり，高齢者の増加に伴い，患者数は非常に多くなっています。
慢性的な腰痛が一般的な訴えですが，程度は様々です。長年にわたる厳しい農作業によって腰が曲がってしまっている女性は，X線像をみると，腰椎の前彎が消失しているのがわかります。
▶治　療
消炎鎮痛薬やコルセットが用いられることがあります。
骨粗鬆症があるときは，ビスホスホネート，ビタミンKなどが使われます。

腰部脊柱管狭窄症 lumbar spinal canal stenosis

腰椎脊柱管内の馬尾神経，神経根が慢性的に絞扼されて神経症状が生じている状態の総称です。
▶原　因
変形性脊椎症，脊椎すべり症，後縦靱帯肥厚，椎間関節肥厚，黄色靱帯肥厚，医原性，外傷後，先天性（軟骨無形成症 achondroplasia など）など多彩です。

▶症　状

馬尾性間欠性跛行

→ 歩いているうち，下肢がしびれて歩けなくなる，少し休んでいるうちに治ってまた歩けるようになる，という現象をいいます．重症例では，両下肢の脱力も生じます．脊柱管狭窄による静的圧迫で，神経が阻血状態になっているところに歩行による動的負荷が加わって生じるとされます．

また，自転車，あるいは何かを押して歩くなどの動作では，腰椎の前彎が減少し，間欠性跛行は起きません．

腰痛，下肢痛は少ないです．

▶理学所見

腰部の後屈制限，腱反射低下，下肢・陰部のしびれなどがみられます．

▶鑑別診断

閉塞性動脈硬化症などによる血管障害性間欠性跛行

▶X線所見

原因疾患により様々です．

MRI，ミエログラフィにより脊髄への圧迫程度を判断し，症状と合わせ，手術適応などを判断します．

▶治　療

神経の除圧を目的としますが，原因疾患により他の手術を同時に行います．

広範椎弓切除術，脊柱固定術，instrument surgery

脊髄腫瘍 spinal cord tumors

(p.86「7 骨・軟骨腫瘍と類似疾患」参照)

原発性脊髄腫瘍は，ほとんどすべて外科的治療の適応となります．部位別に硬膜外腫瘍，硬膜内髄外腫瘍，髄内腫瘍などに分けられます．

しびれなどの知覚障害は徐々に進行していきます．

a　硬膜外腫瘍

乳癌，肺癌の転移など続発性の症例が多いです．

b　硬膜内髄外腫瘍

硬膜下腔，またはクモ膜下腔に発生．最も多いです．

大部分が神経鞘腫 schwannoma (neurilemoma)，または髄膜腫 meningioma です．

初発症状は疼痛，しびれが多いです．

c　髄内腫瘍

上衣腫 ependymoma，神経膠腫 glioma が多いです．

完全摘出は難しいです．

解離性知覚障害がみられます．

Ⅲ 疾患各論

d 馬尾腫瘍
腰椎部から仙骨部にかけて発生する脊髄腫瘍です。多くは神経鞘腫です。

e 脊髄砂時計腫 dumbbell-typed tumor
脊柱管の内外に椎間孔にまたがって存在します。頸椎単純X線斜位像にて椎間孔の拡大を判断します。

▶診 断

MRI，ガドリニウム造影剤を用いて腫瘍の描出を図ることも多いです。ミエログラフィでそれぞれに特徴ある停留像を呈します。

脊髄液穿刺を行うと，蛋白細胞解離がみられます。

▶治 療

腫瘍摘出術を行います。必要に応じていろいろな再建術を考慮します。

図3.6.9 脊髄腫瘍・ミエログラフィ

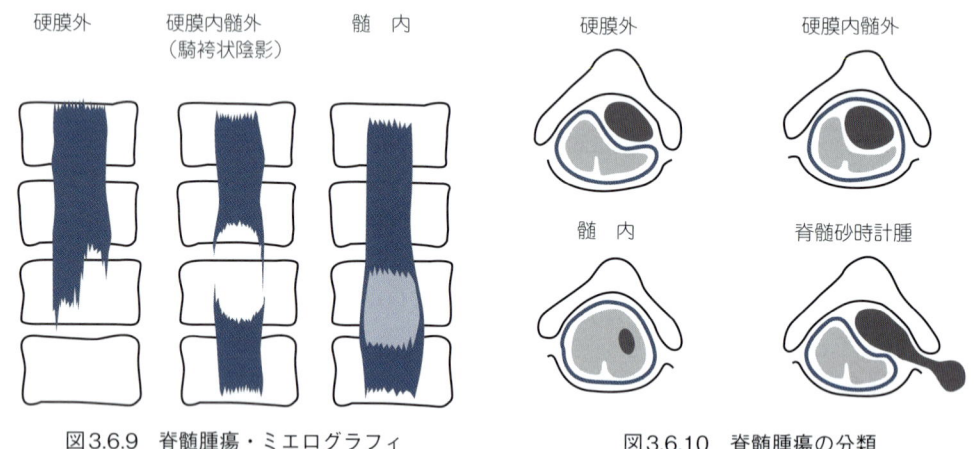

図3.6.10 脊髄腫瘍の分類

CHART 40

> 腰椎椎間板ヘルニアは，SLRテストにて診断する
>   詳細な理学所見より部位診断できる
>   母趾伸展力低下：L_5神経根障害
> 腰椎分離症は，斜位像が重要
> 脊柱管狭窄症の症状は，間欠性跛行

脊椎の奇形

a 潜在性二分脊椎
椎弓の癒合不全のみで，神経組織の脱出はなく，臨床症状はありません。

胸椎・腰椎の損傷

大きな外力により損傷されます。高度の変形や麻痺が生じたときには手術を要します。
▶参　考：尿閉$S_{2\sim4}$，排便障害$S_{3\sim4}$，インポテンス$L_1\sim S_3$

Check Test

☐ 1	Wrightテストは，胸郭出口症候群の診断法である。	○	
☐ 2	筋萎縮性側索硬化症は，脊柱側彎症を合併しやすい。	×	
☐ 3	Guillain-Barré症候群は，脊柱側彎症を合併しやすい。	×	
☐ 4	神経線維腫症 von Recklinghausen 病は，脊柱側彎症を合併しやすい。	○	高度の側彎症を伴うことがある
☐ 5	Duchenne型筋ジストロフィーは，脊柱側彎症を合併しやすい。	○	10歳前後で関節拘縮，側彎などが出現
☐ 6	学校検診における脊柱側彎症の立位でのチェックポイントは，前屈位での肋骨隆起の視診である。	○	前屈位にして肋骨隆起（rib hump）の有無を後方から視診することが最も重要
☐ 7	学校検診における脊柱側彎症の立位でのチェックポイントは，棘突起列の触診である。	×	あまり意味がない
☐ 8	化膿性脊椎炎は脊椎後方部に好発する。	×	脊椎前方が圧倒的に多い
☐ 9	化膿性脊椎炎は小児に好発する。	×	50～60歳代に多い
☐10	化膿性脊椎炎の起因菌は黄色ブドウ球菌が多い。	○	
☐11	化膿性脊椎炎では血行性感染は少ない。	×	血行性感染が大部分である
☐12	化膿性脊椎炎では椎間板腔狭小化はみられない。	×	椎間板に波及し，椎間板腔は狭小化し，治癒する
☐13	進行する脊柱変形の原因となるのは，脊椎分離症である。	×	脊椎分離症は，すべり症を伴うことはある
☐14	腰椎分離症はスポーツが原因で生じる。	○	
☐15	若年者で急性の激しい腰痛と下肢痛とで体動ができず来院し，椎間板ヘルニアと診断された。まず，行うべき対応は，安静の指示である。	○	急性期には疼痛も激しいため，安静を要する
☐16	若年者で急性の激しい腰痛と下肢痛とで体動ができず来院し，椎間板ヘルニアと診断された。まず，行うべき対応は，腰痛体操である。	×	腰痛体操はストレッチング，腰椎保護のための腹筋強化
☐17	若年者で急性の激しい腰痛と下肢痛とで体動ができず来院し，椎間板ヘルニアと診断された。まず，行うべき対応は，体幹ギプス固定である。	×	
☐18	$L_5 \cdot S_1$間の腰部椎間板ヘルニアではアキレス腱反射の減弱がみられる。	○	
☐19	腰部椎間板ヘルニアは，好発年齢が50歳代である。	×	20～30歳代の男性に多い
☐20	腰部椎間板ヘルニアは，好発部位が第3，4腰椎間である。	×	好発部位の1位は第4，5腰椎間（60％位）である
☐21	腰部椎間板ヘルニアは，保存療法で軽快することは少ない。	×	安静，骨盤牽引，消炎鎮痛薬投与などの保存療法で軽快する例がかなりある
☐22	腰部椎間板ヘルニアによる腰痛の治療では腰椎前彎維持の指導を行う。	×	前彎が増強すると骨への負担，椎間板への負担が増加し，腰痛がさらに悪化する
☐23	腰部椎間板ヘルニアによる腰痛の治療では膝関節屈筋の強化を行う。	×	腹筋を強化する
☐24	腰部椎間板ヘルニアによる腰痛の治療では骨盤間欠牽引を実施する。	○	
☐25	後縦靱帯肥厚は脊柱管狭窄の原因となる。	○	
☐26	脊椎すべり症は脊柱管狭窄の原因となる。	○	
☐27	椎間関節肥厚は脊柱管狭窄の原因となる。	○	
☐28	黄色靱帯肥厚は脊柱管狭窄の原因となる。	○	

☐29	クモ膜癒着は脊柱管狭窄の原因となる。	×	クモ膜は脊柱管の構成要素ではない
☐30	腰部脊柱管狭窄症では下肢や陰部のしびれがみられる。	○	
☐31	腰部脊柱管狭窄症に特徴的な症候は，間欠性跛行である。	○	特徴的な症候の一つに馬尾神経性間欠性跛行がある
☐32	腰部脊柱管狭窄症に特徴的な症候は，膝蓋腱反射亢進である。	×	腱反射は低下する
☐33	腰部脊柱管狭窄症に特徴的な症候は，足間代（クローヌス）である。	×	足間代が出現するのは中枢神経障害のときである
☐34	腰部脊柱管狭窄症の症候の一つとして特徴的なのは，腰部の後屈制限である。	○	腰椎の運動制限はしばしばみられる
☐35	腰部脊柱管狭窄症の症候として特徴的なのは，棘突起叩打痛である。	×	棘突起叩打痛は骨結核や椎体の感染症，圧迫骨折時に認められる症状である
☐36	腰部脊柱管狭窄症の症候として特徴的なのは，Lasègue徴候である。	×	Lasègue徴候は，腰椎椎間板ヘルニアにおける代表的な症候である
☐37	腰椎部の外傷により，両側 S_2〜S_5 が障害された。神経症状としてみられるのは，尿閉である。	○	尿閉は S_2〜S_4 の損傷でみられる
☐38	腰椎部の外傷により，両側 S_2〜S_5 が障害された。神経症状としてみられるのは，排便障害である。	○	排便障害は S_3〜S_4 の損傷でみられる
☐39	腰椎部の外傷により，両側 S_2〜S_5 が障害された。神経症状としてみられるのは，インポテンス〈陰萎〉である。	○	インポテンスは L_1〜S_3 の損傷でみられる
☐40	腰椎部の外傷により，両側 S_2〜S_5 が障害された。神経症状としてみられるのは，足背の知覚障害である。	×	足背の知覚は L_5 支配である
☐41	脊髄腫瘍は，進行性の知覚障害を認めることが多い。	○	
☐42	脊髄腫瘍において，硬膜内髄外腫瘍の初発症状は排尿異常であることが多い。	×	硬膜内髄外腫瘍の初発症状は，疼痛，しびれが多い
☐43	脊髄腫瘍において，硬膜外腫瘍では解離性知覚障害を認めることが多い。	×	解離性知覚障害は，髄内腫瘍に多い
☐44	脊髄腫瘍において，硬膜内髄外腫瘍のミエログラムはH字状を呈することが多い。	×	境界明瞭な騎袴状停留像を呈する
☐45	脊髄腫瘍において，腫瘍存在部より尾側で採取した脳脊髄液では蛋白細胞解離を認めることが多い。	○	蛋白量増加，細胞数正常の蛋白細胞解離を認めることが多い
☐46	脊椎分離症の罹患部位は，椎間関節である。	×	椎弓の上下関節突起間の骨欠損である
☐47	Schmorl結節の罹患部位は，椎体上下面である。	○	硬化像をもつ小陥凹がみられる
☐48	二分脊椎の罹患部位は，椎弓である。	○	椎体の軟骨性化骨が不完全なために起こる

7 股関節

機能解剖

　股関節は球関節〈ボールジョイント〉であり，これが膝関節との大きな違いです。骨の適合性が問題となります。
▶主な筋肉とその作用
　股関節の屈曲：腸腰筋，大腿直筋（大腿四頭筋のうちの一つ）
　股関節の伸展：大殿筋
　股関節の外転：中殿筋（中殿筋が機能不全になると骨盤を支持できず，Trendelenburg徴候がみられます）

先天性股関節脱臼〈先天股脱〉

　先天性股関節脱臼　→　CDH〈congenital dislocation of the hip〉
　　　　　　　　　　　LCC〈luxatio coxae congenita〉

　通常，臼蓋形成不全や亜脱臼も含みます。後方に脱臼します。発生率は0.1〜0.3％。近年，減少しています。女子の方が男子より5〜9倍多く発症しています。
▶病　因
　遺伝，関節弛緩，子宮内での異常位，出生後のおむつ（伸展位おむつの関与が考えられています）
▶整復障害因子
　骨頭靱帯の伸展・肥厚，関節唇の嵌入，関節内脂肪組織など
▶予　防
　開排位（股関節屈曲外転）でのおむつ指導が有用です。1975年から先天股脱全国発生予防運動により激減しています。
▶症状，診断
　時期的に異なります（後述）。
▶新生児期
　左右非対称の開排制限，click徴候（Ortolani法，Barlowテスト）→　用手的に股関節の脱臼音と整復音（click）を確認します（素人があまりに何回も行うとかえって股関節を痛めます）。
▶乳幼児期
　左右非対称の開排制限，大腿皮膚溝の不均衡（脱臼側の方が数が多く，深い），下肢の短縮（Allis徴候　→　屈曲位で，膝の高さが違います），大転子高位・突出，処女歩行後の跛行，Trendelenburg徴候（歩行時，患側の股関節が落ち込みます）。

▶X線所見

Shenton 線 → 正常では，閉鎖孔の上縁をなす曲線を上外側に延長すると大腿骨頸部の内縁に一致しますが，本症ではその連続性が乱れます。

Calvé 線 → 腸骨外縁のなす曲線と大腿骨頸部外縁をなす曲線はほぼ一致しますが，本症では乱れます。

臼蓋角（α角）→ 正常20〜25°。30°以上は臼蓋形成不全

CE 角 → 骨頭中心と臼蓋嘴を結ぶ角度。正常25〜35°。20°以下は病的

▶関節造影

関節内介在物や骨頭をみます。

▶MRI，エコー

無侵襲の検査手段として行われることがあります。

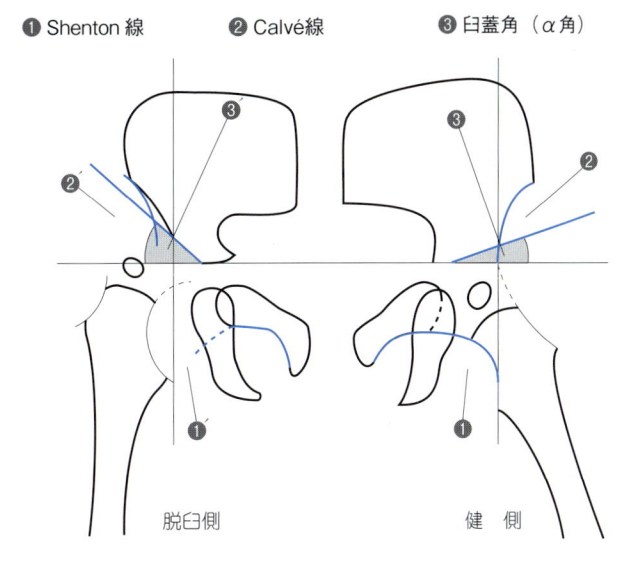

❶ Shenton 線　❷ Calvé線　❸ 臼蓋角（α角）

脱臼側　　健側

図3.7.1　先天性股関節脱臼のX線診断における主な基本線

▶治　療

①おむつ指導

②リーメンビューゲル法〈Riemenbügel 法，RB 法〉，Pavlik 法

→ つりバンドによる緩やかな可動域制限を行います。伸展のみを制限します。装着後1〜2週間で開排制限がとれ，脱臼は整復されることが多いです。整復後4〜6週間装着し，安定性を確認してからはずします。

・overhead 牽引 → 様々な方向の介達牽引（水平，垂直，overhead，外転）です。1歳以上の完全脱臼例に適応します。

・徒手整復・Lorenz ギプス固定（開排位）→ ペルテス様変形（骨頭の変形）を来します。

③幼児期治療 → 観血的整復術，骨盤骨切り術（Salter 法，Chiari 法）

▶予　後

亜脱臼が残ったり，臼蓋形成不全により，二次的変形性股関節症に移行することが多いです。

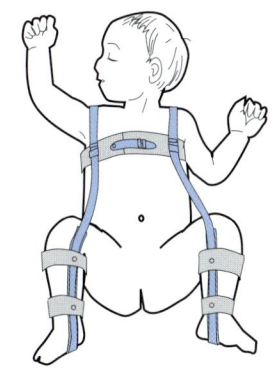

図3.7.2　Riemenbügel 装具

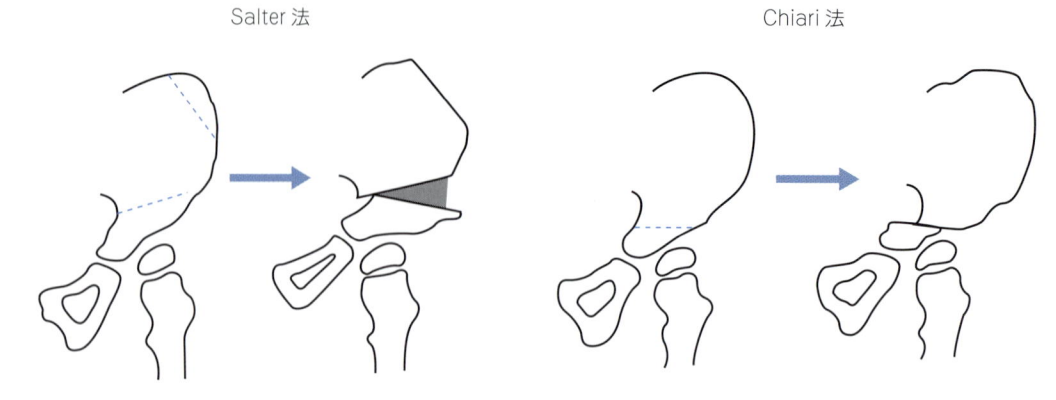

Ⅲ 疾患各論

Salter 法　　　　　　　　　　　　　　　　Chiari 法

図3.7.3　先天性股関節脱臼の骨盤骨切り術

先天性大腿骨欠損

数々の程度の欠損がみられます。腓骨列の欠損を伴うことが多いです。

Perthes（ペルテス）病

小児の大腿骨頭の阻血性壊死とされます。大腿骨頭の陥没変形，扁平巨大化，骨端核の扁平化，頸部短縮などを生じます。

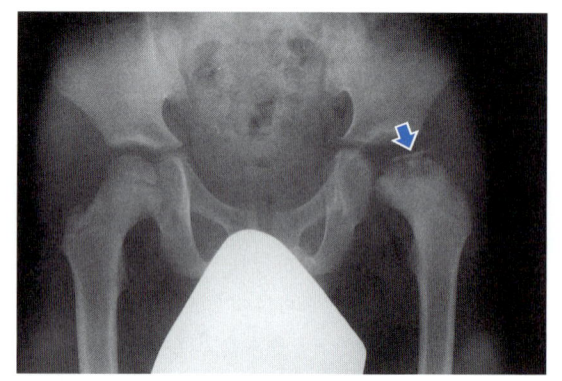

▶発症年齢

3～12歳，特に6～7歳に好発します。男児の方が女児より多く発症します（5：1）。両側性は，15～20％に認められます。

▶臨床症状

股関節痛以外，膝関節痛のみのことがあります（注意が必要！）。

開排・内旋，屈曲が制限されます。

左大腿骨頭の骨端核は硬化扁平化し，一部，分節している：⬆

図3.7.4　Perthes 病（日本大学　龍順之助教授　提供）

▶X線所見と病期分類

病変は，骨端核の前上方に多くみられます。

初期（滑膜炎期）　→　関節液が貯留しています。MRI が壊死の早期診断に有用です。

壊死期，硬化期　→　骨頭に陥没，crescent sign（軟骨下骨折）が認められます。

再生期，分節期　→　肉芽や新生骨が混在しています。圧潰がみられます。

修復期　→　壊死骨吸収と骨新生が進行します。骨端核の骨陰影の増強が強まります。

▶ Catterall 分類と予後
　group 1　→　壊死は限局，予後は良好です。
　group 2　→　壊死は前方1/2，圧潰が生じることもありますが，予後は良好です。
　group 3　→　壊死は2/3以上に。骨頭変形を残しやすいです。
　group 4　→　壊死は骨頭全体に。予後は不良です。
▶ head at risk 徴候（Catterall による予後に関連した徴候。これらが多いほど変形が残る可能性が高い）
　Gage 徴候，骨端外側の石灰化，骨頭の亜脱臼，骨端線の水平化，骨幹端部嚢腫
▶ 鑑別診断
　初期 Perthes 病と単純股関節炎との鑑別が重要ポイントです。
▶ 治　療
　保存療法　→　免荷装具療法，2～3年間着用します。
　手術療法　→　大腿骨内反骨切り術，大腿骨頭回転骨切り術を行います。
▶ 予　後
　5歳以前の若年発生例，壊死範囲の狭い例は比較的予後が良好です。

大腿骨頭すべり症

思春期（10～16歳）の男子に多くみられる，大腿骨近位骨端が後下方にすべる疾患です。
二次性徴の遅れていることが多く，肥満児に多くみられます。両側性は20～40％です。
女性は，初潮後には発症しません　→　原因は，ホルモンの関与？
・急性型　→　すべり程度が大きいです。
・慢性型　→　全体の70～80％を占めます。acute on chronic 型（慢性型で軽い外傷が加わり，急にすべりが増強するタイプ）

▶ 症　状
　股関節痛，他の部位に痛みがあることもあります。慢性型では，跛行が認められます。
　肢位　→　著しい外旋
　Drehmann 徴候　→　仰臥位で股関節を屈曲していくと，患肢は開排します。
　臨床検査には通常，異常はみられません。
▶ X線所見
　側面像において，骨端核の後方へのすべりが認められます。
　・Trethowan 徴候　→　頸部外側の線の中に骨頭が入ってしまいます（正面像）。
　・Capener 徴候　→　骨頭後方部分が寛骨臼の外にはみだします（側面像）。
　・head shaft angle　→　減少します。
　・後方傾斜角 posterior tilt angle　→　増加します。
▶ 治　療
　すべりの程度により左右されます。
　牽引のみでは，再転位の可能性が高いです。
　内固定 *in situ* pinning

後方傾斜角が30°以上では，大腿骨骨切り術，骨頭回転術を行います。
▶合併症
骨頭壊死 → 暴力的な徒手整復，骨切り術の後に生じやすいです。

> **CHART 41**
>
> 先天性股関節脱臼は女児に多い
>   開排したおむつ指導，Riemenbügel法で治療
> Perthes病は小学校低学年に好発，若年発症例ほど予後は良い
> 大腿骨頭すべり症は中学生男子に好発，Drehmann徴候が特徴

単純性股関節炎

3〜10歳の男子に好発します。
通常，単発です。
エコー，MRIで関節液の貯留がみられます。
通常，2〜4週間の経過観察のみでよいでしょう。

化膿性股関節炎

（p.50参照）

変形性股関節症

関節軟骨の変性，摩耗による破壊，反応性の骨硬化・骨棘が特徴です。
・一次性 → 元来は特発性のものを指しますが，現在は軽度のすべり症や臼蓋形成不全の存在が考えられています。
・二次性 → 一次性より多いです。先天性股関節脱臼，亜脱臼を根本原因とすることが多いです。10歳代でCE角が15°以下の患者は，次第に大腿骨頭が上方へずれていきやすいです。ほかに外傷（骨折，脱臼など），大腿骨頭壊死の後などで生じます。
▶臨床症状
股関節痛 → 長時間歩行後の疼痛，運動開始後の疼痛から，次第に安静時痛や夜間痛が出現するようになります。
可動域制限 → 特に，内旋，外転，屈曲，伸展制限が進行していきます（あらゆる方向と考えて良し）。
跛行 → 硬性墜落跛行（脚長差），軟性墜落跛行（中殿筋機能不全）

股関節の機能判定基準
→ 疼痛，可動域，歩行能力，ADL〈日常生活動作：腰かけ，立ち仕事，しゃがみこみ，階段昇降，車・バスなどの乗り降り〉を重視して作成されています。

▶病期分類

前股関節症 → 関節裂隙の狭小化なし
初期股関節症 → 部分的に狭小化あり
進行期股関節症 → 軟骨下骨の接触あり
末期股関節症 → 関節裂隙の広範な消失

▶治 療

若年者では，なるべく保存的に加療します。CE角が15°以下の場合は，関節の変形が進むといわれますが，免荷歩行（松葉杖など），筋力強化などにて極力保存療法を選びます。疼痛の強い症例では，骨切り術，重労働に勤務する症例では，関節固定術などが選択されます。

▶保存療法

体重のコントロール（減量），歩行時の杖使用，長距離歩行の禁止，筋力補強（特に外転筋），消炎鎮痛薬の投与

▶手術療法

大腿骨内反骨切り術，大腿骨外反骨切り術 → 関節の適合性を考えて選択します。

大腿骨頭回転骨切り術 → 関節面の適合性を考慮して選択されます。

Chiari 骨盤骨切り術 → 骨盤を横断して骨切りして，臼蓋の形成を行います。

寛骨臼回転骨切り術
→ 形成不全のある臼蓋側に対して，関節面の適合性を考えて，寛骨をドーム状に骨切り術を行います。臼蓋形成不全の強い初期股関節症が最も良い適応となります。術式としては，訓練を要します。最近は進行期股関節症にも適応されます。

▶人工関節置換術

1960年に，Charnley 式人工股関節の開発により飛躍的に進歩しました。臼蓋側は超高密度ポリエチレン，大腿骨頭側は金属からなります。骨との固定は，骨セメント（polymethyl methacrylate〈PMMA〉）を用います。上記の Charnley 式をもとに現在，MRI に対応できるチタンやセメントレス人工関節など様々な種類があり，本法は末期変形性股関節症で盛んに行われています。

人工関節置換術の合併症 → 神経麻痺，術後脱臼，血栓性静脈炎，動脈塞栓症，深部静脈血栓症，感染，弛み loosening，骨溶解。耐用年数はほぼ20年？（深部静脈血栓症の予防として，下肢のマッサージ，挙上，足関節の運動などを行う）

Ⅲ 疾患各論

骨頭変形

骨棘

骨嚢胞

臼蓋形成不全・骨硬化

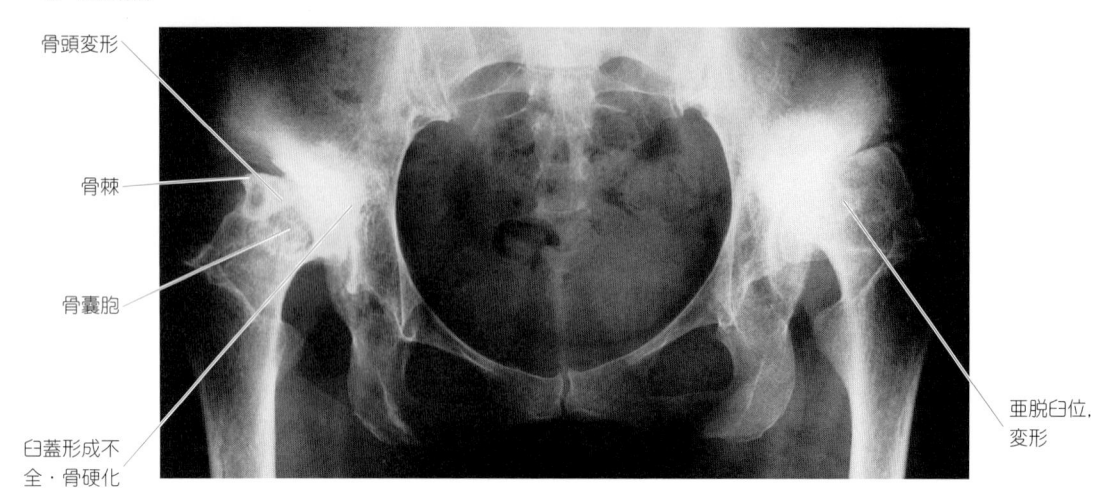

亜脱臼位,変形

図3.7.5　変形性股関節症・X線像

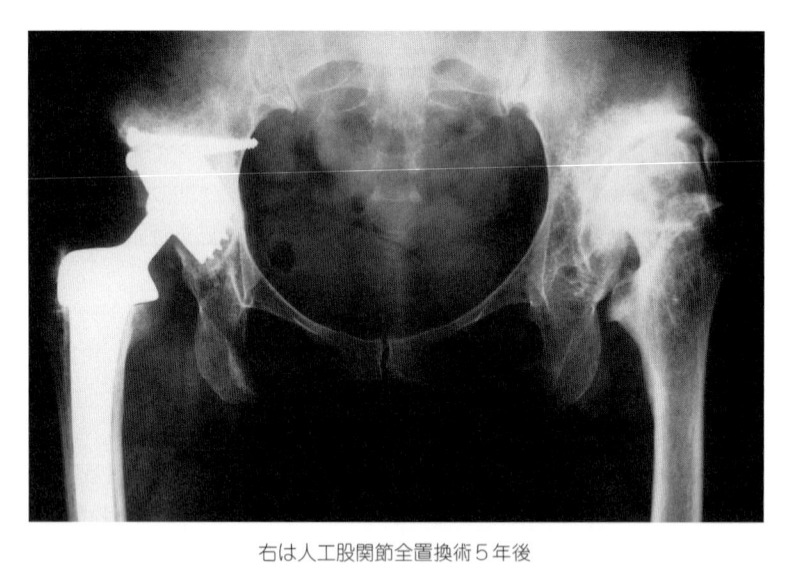

右は人工股関節全置換術5年後

図3.7.6　変形性股関節症・X線像

臼蓋荷重部の骨硬化

関節裂隙の狭小化（消失）

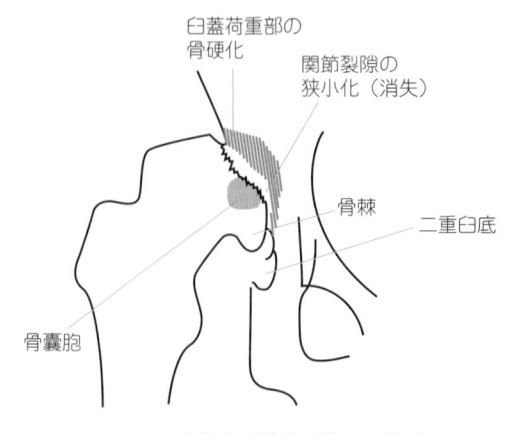

骨棘

二重臼底

骨嚢胞

図3.7.7　末期変形性股関節症・模式図

◎**急速破壊型股関節症** rapidly destructive coxarthropathy〈RDC〉
高齢者に多く，急速に関節裂隙の狭小化，破壊が生じます。
比較的正常な股関節に発生し，可動域制限が少なく，片側性です。

大腿骨頭壊死症

▶**原　因**
特発性：ステロイド性，アルコールの多飲
　　アルコール　→　日本酒にして1日3合以上，15年間以上
　　副腎皮質ステロイド薬　→　パルス療法など短期間で大量の投与後
　　40〜60歳の男性に多く発症しています。
　　50〜70％が両側性です。
症候性：外傷（骨折後），膠原病，腎臓移植後，ネフローゼ，塞栓症（潜水病，Gaucher病，鎌状赤
　　　　血球貧血），放射線照射

▶**臨床症状**
股関節痛。ときに急性発生（すでに無症状の壊死の存在）

▶**可動域制限**
外転制限，内旋制限

▶**病期分類**
stage 1　→　単純X線で異常なし。MRIで診断（骨シンチなども）
stage 2　→　帯状硬化像
stage 3　→　骨頭圧潰
stage 4　→　変形性関節症

▶**X線所見**
初期には帯状硬化，中期以降には陥没変形がみられます。

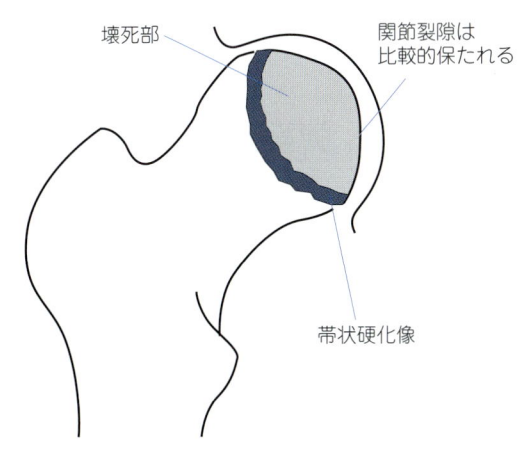

図3.7.8　大腿骨頭壊死

▶ MRI 所見

壊死範囲の把握，早期診断に有用です。

band pattern → 壊死に特異的な所見です。壊死骨頭 high intensity（T_1），壊死分界部 low intensity，正常骨組織 high intensity がみられます。

▶ CT 所見

壊死範囲の判定に有用です。

▶ 骨シンチグラフィ

cold in hot → 壊死部は cold（取り込みなし），その周辺部は hot（修復反応）

▶ 治　療

保存療法 → 骨の圧潰を防ぐため，免荷歩行や活動制限，筋力訓練（外転筋など）を行います。

手術療法　stage 1 → 骨頭穿孔術
　　　　　stage 2 → 骨移植術，骨頭回転骨切り術
　　　　　stage 3 → 骨移植術，骨頭回転骨切り術
　　　　　stage 4 → 人工股関節置換術，人工骨頭置換術

色素性絨毛結節性滑膜炎 pigmented villonodular synovitis〈PVS〉

（p.66，215参照）

膝関節に多く発症しますが，股関節にも生じます。進行すると骨破壊を起こします。
特に外傷もないのに，股関節周囲に鈍痛を生じます。
滑膜切除術が行われますが，十分には取りきれず，再発しやすいです。

滑膜骨軟骨腫症

関節包内に多数の軟骨小体や骨軟骨体が生じます。
股関節周囲のひっかかり感を生じます。
遊離体の摘出，滑膜切除を行います。

弾撥股

大転子と腸脛靱帯間で生じます。伸展から屈曲していくとき，索状物となっている腸脛靱帯が大転子の前方に移動してきて弾撥します。内転，内旋位で増強します。

一過性大腿骨頭萎縮症

明らかな原因もなく，股関節痛と跛行が出現します。数か月で改善します。
妊娠後期の女性，中年男性に多く発症します。

CHART 42

変形性股関節症は，日本では二次性が多い
　臼蓋形成不全例では，臼蓋回転骨切り術が，末期例には人工関節置換術が行われる
大腿骨頭壊死の原因として，副腎皮質ステロイド薬，アルコール多飲，潜水病などがある
　早期診断にMRIは有用

骨　盤

1 骨盤環不安定症

恥骨結合部に弛みが生じ異常な可動性を来した状態で，若い女性に多くみられます。
恥骨結合部や会陰部に疼痛を生じます。
通常は，保存的に経過をみます。

2 恥骨骨炎

スポーツ障害としてもみられます。
恥骨周辺や会陰部に疼痛を生じます。
X線像上，恥骨結合部に骨萎縮，骨吸収，びらん像が認められます。
治療は安静，数か月～数年で治癒します。

3 硬化性腸骨骨炎

若い経産婦に多く発症します。
出産後などに殿部に疼痛を生じます。
仙腸関節の硬化像が認められます。
保存的に加療します。

III 疾患各論

外傷

股関節脱臼・骨折

高所からの転落事故，交通事故など大きな外力によって生じます。
後方脱臼が最も多くみられます。
股関節屈曲位にて強い外力が大腿骨軸の方向に加わって生じます。
脱臼肢位は，内転・内旋・軽度屈曲位，短縮の特徴的な肢位をとります。
臼蓋の後方部分の骨折を伴うことがあります。
位置関係の把握には，CTが有用です。

▶治　療

徒手整復　→　high energy injury ゆえに整復にも力が要ります。通常，麻酔を必要とします。大腿骨を軸方向に牽引，外旋しながら整復します。ときに直達牽引を用います。
骨頭壊死を防止するため，なるべく24時間以内に整復します。

手術　→　主に臼蓋骨片の整復固定目的にて行います。

▶合併症

坐骨神経損傷
　→　股関節脱臼時，または手術時に生じます。神経剝離術を要することもあります。回復はあまりよくありません。

大腿骨頭壊死
　→　脱臼は24時間以内に整復しないと，高率に壊死が生じるといわれます。2～3か月の免荷が必要です。

1 前方脱臼

転落事故などの際，股関節に強い外転が強制されたときなどに生じます。後方脱臼よりはるかに稀です。

2 中心性脱臼

股関節外転位にて，大腿骨長軸方向に外力が働いたときに生じます。
大腿骨頭は，寛骨臼底部を破って骨盤内に突出します。
転位の正確な把握には，CTが有用です。
大転子にスクリューを打ち込み，直達牽引して整復することが多いです。整復位が悪いときにはプレートなどを用い，観血的整復内固定術を行います。

7　股関節

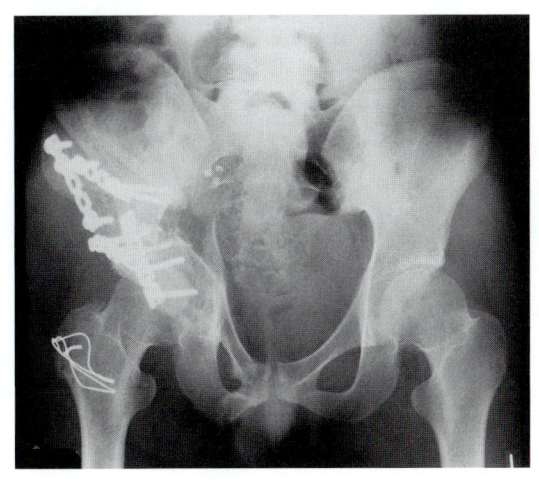

手術でできるだけ整復位を図るが，いくらか変形が残る

図3.7.9　股関節脱臼・骨折・X線像

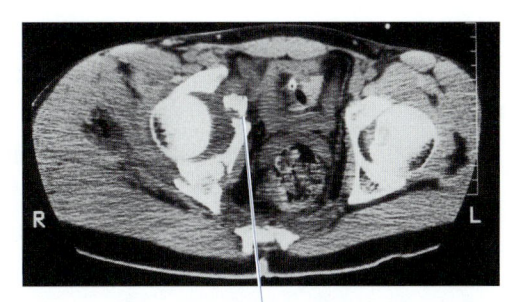

臼底部の骨折がCTでよくわかる

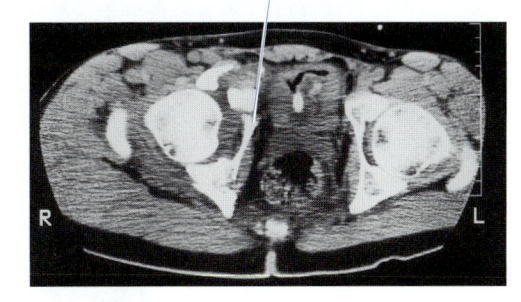

図3.7.10　股関節脱臼・骨折・MRI

大腿骨頸部骨折

1 大腿骨頸部内側骨折

骨粗鬆症を有する患者に多く発生しています。高齢社会を迎え，患者数は年毎に増加しています。骨癒合が得られず，寝たきりになることが多いです。高齢者では，骨頭下骨折が多くみられます。
　→　廃用性萎縮症候群となるので，早期離床を目指します。

● メモ
　内側骨折は骨癒合が得られないため，人工骨頭置換術を行い，早期離床を目指します。高齢社会を迎え，どんどん増加しています。国家試験にも毎年出題されており，最重要問題です。

▶骨癒合不良の原因
　①関節内骨折ゆえに外骨膜がない　→　骨膜性仮骨が形成されません。
　②骨頭部への血流は頸部からのみ　→　血行不全を起こします。
　③骨折線は垂直方向に走り，剪断力が加わるため，骨片が離解しやすいです。
　④高齢者は骨再生能力が低いです。

▶受傷機転，症状
　高齢者はごく小さな外力で骨が折れます。夜中トイレに行ったときに，ちょっとつまずいたときなどに起きてしまいます。起きあがれなくなります。若年者で折れるときは，強い外力を要します。

Ⅲ 疾患各論

▶**分類** Garden分類Ⅰ～Ⅳ

Garden分類Ⅰ，Ⅱの不全骨折，嵌合骨折では自動運動が可能であり，診断に注意を要します。

▶**治　療**

若年者では，骨壊死の危険性があっても，全例骨癒合を目指した治療を行います。

高齢者では，廃用性萎縮防止に最大限の努力を払います。

（長期臥床　→　認知症，誤嚥，肺炎，膀胱炎，褥瘡　→　致命的）

早期離床を促し，1日も早く受傷前の生活レベルまでの復帰を目指します。

・保存療法　→　一般的には，手術療法が行えないときに選択されます。健側の運動療法も早期から取り入れるべきです。

・手術療法　→　偽関節や骨頭壊死の危険性が高く，人工関節置換術や人工骨頭置換術を行うことが多いです。早期離床を目指します。骨頭の壊死は骨癒合完成後に生じることもあります。

通常，人工関節置換術後，1週間以内の離床を目指します。しかし，患者の状態により，リハビリテーションは必ずしもうまくいくとは限りません。

骨頭下骨折：⬆

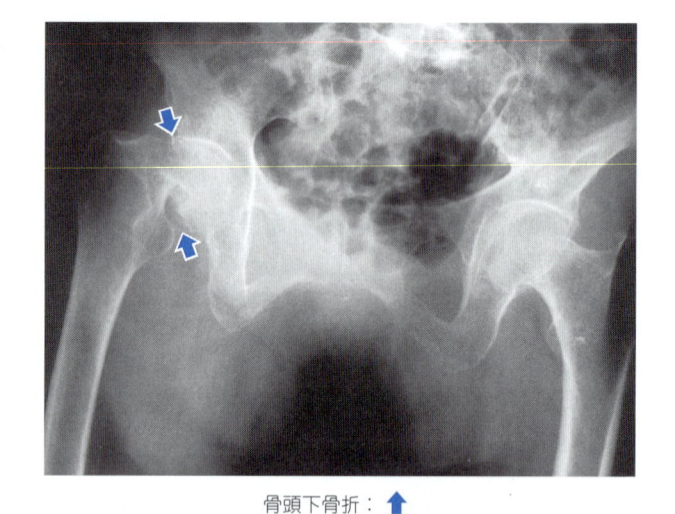

図3.7.11　大腿骨頸部内側骨折・X線像

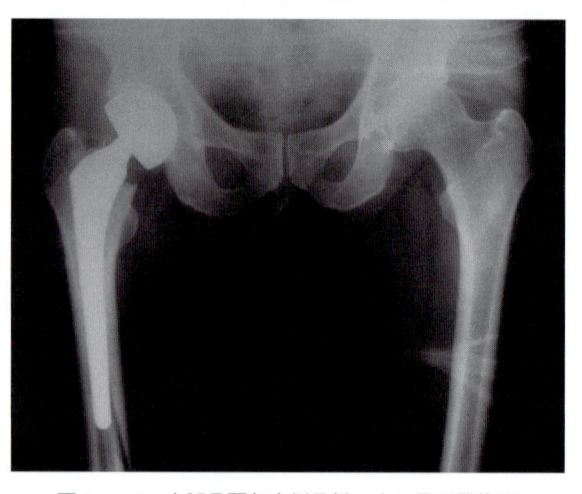

図3.7.12　大腿骨頸部内側骨折の人工骨頭置換術

2 大腿骨頸部外側骨折

本症は，骨粗鬆症の多い高齢者の中でも，より高齢の人に起こりやすいのですが，関節外骨折であり血流は豊富で，骨癒合は悪くありません。

内側骨折と同様に早期離床，日常生活の復帰を目指します。

▶治 療

骨癒合が良好ゆえ，観血的整復内固定術が行われます。

nail plate, Ender ピン, pinning などが行われます。

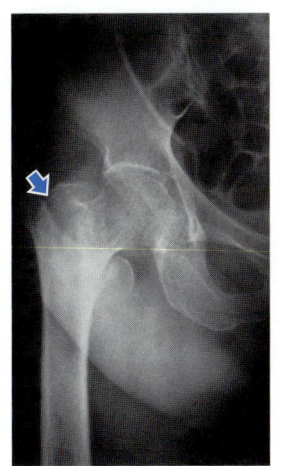

転子部の骨折：⬆

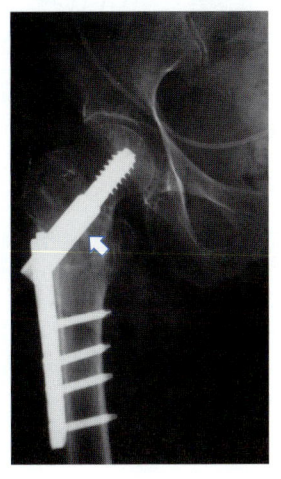

コンプレッション・ヒップスクリューによる固定：⬆

図3.7.13　大腿骨頸部外側骨折・X線像

骨頭下骨折
中間部骨折 } 内側骨折

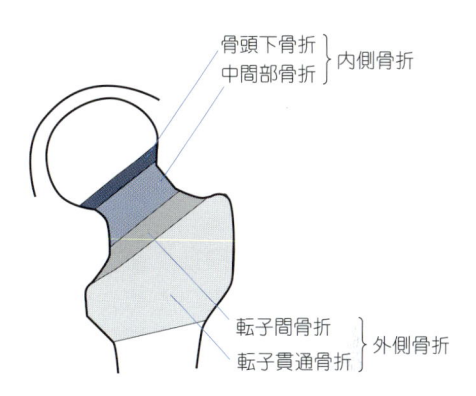

転子間骨折
転子貫通骨折 } 外側骨折

図3.7.14　大腿骨頸部骨折の部位別分類

大腿骨骨幹部骨折

外傷の機会の多い青年・成人に多く起こります。小児にも結構みられます。

大量出血による血圧低下，ショックなどに気をつけましょう。

▶治 療

・保存療法　→　主に小児例に行います。垂直介達牽引を選びます。
　　　　　　　　直達牽引を交えた90°牽引などを行います。

・手術療法　→　成人例では，保存療法は長期間を要し，部位によっては膝関節の機能障害も残しやすいため，手術を行うことが多いです。

・髄内釘固定　→　本法の最も良い適応です。Küntscher 釘が代表的

最近は interlocking nailing と称し，横止めのスクリューを上下に挿入し，長軸および回旋力に対しても安定性が得られるものが選択されます。

以前はプレート固定もなされていましたが，現在は大きな切開，骨膜の広範囲な剥離を要するなどの欠点により，あまり行われなくなりました。

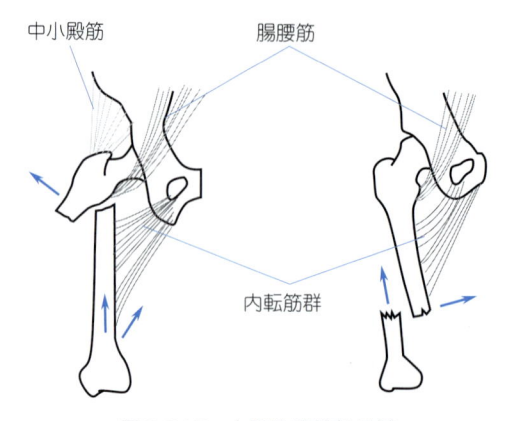

図3.7.15　大腿骨骨幹部骨折

中小殿筋　腸腰筋　内転筋群

> **CHART 43**
>
> 外傷性股関節脱臼は，後方脱臼が多く，臼蓋骨折を伴うことがある
> 　骨頭壊死の防止のためになるべく早期に整復する
> 高齢者の大腿骨頸部骨折はここ数年，出題頻度が非常に高い
> 　原因，画像，治療法などをよく勉強すること

Check Test

☐ 1	大腿四頭筋は股関節を屈曲する作用をもつ。	○	大腿四頭筋の主な作用は膝の伸展だが，この中の大腿直筋は股関節の屈曲作用をもつ
☐ 2	大殿筋は股関節を屈曲する作用をもつ。	×	大殿筋は股関節伸展筋である
☐ 3	中殿筋は膝関節を伸展させる筋である。	×	中殿筋は股関節の外転筋である
☐ 4	片脚立位時に骨盤支持に最も重要な筋は中殿筋である。	○	
☐ 5	一側の変形性股関節症で障害されるADLに，患肢足指の爪切りがある。	○	屈曲障害により患肢の足に手が届きにくい
☐ 6	一側の変形性股関節症で障害されるADLに，患側の靴下の着脱がある。	○	
☐ 7	一側の変形性股関節症で障害されるADLに，階段の昇降がある。	○	疼痛，可動域制限により，重症度に応じ，階段昇降は制限される
☐ 8	clickテストは，先天性股関節脱臼の診断法である。	○	新生児期の先天性股関節脱臼の診断法である
☐ 9	生後4か月の乳児。健康診査で先天性股関節脱臼を指摘された。最初に行う治療は，オーバーヘッド牽引である。	×	オーバーヘッド牽引は主に1歳以上の完全脱臼例に適応する
☐10	生後4か月の乳児。健康診査で先天性股関節脱臼を指摘された。最初に行う治療は，大腿骨直達牽引である。	×	禁忌に近い
☐11	生後4か月の乳児。健康診査で先天性股関節脱臼を指摘された。最初に行う治療は，リーメンビューゲル装具である。	○	
☐12	股関節後方脱臼では，坐骨神経麻痺を来す。	○	坐骨神経は大腿骨頭のすぐ後方を走行。損傷を受けやすい
☐13	Perthes病は，大腿骨近位骨端軟骨のすべりがある。	×	Perthes病は骨端核の扁平化や分裂像はみられるが，すべりは特にみられない
☐14	Perthes病は，学齢期の女児に多く，男児に少ない。	×	学童初期に多く，男女比は5：1で男児に好発する
☐15	Perthes病では，股関節の内旋，屈曲障害は早期に出現する。	○	股関節外旋筋群のスパスムなどにより，外転，内旋，屈曲の障害が早期から出現する
☐16	Perthes病は，X線写真で大腿骨頭骨端核の扁平化がみられる。	○	
☐17	Perthes病は，発病年齢が低いほど予後は悪い傾向がある。	×	発症年齢が低いほど，予後は良い
☐18	乳児の化膿性股関節炎は，経過中に股関節脱臼を起こすことがある。	○	病的脱臼を起こすことが多い
☐19	乳児の化膿性股関節炎は，治癒後に股関節の完全強直を残すことが多い。	×	炎症が消退すれば，可動性は回復する
☐20	乳児の化膿性股関節炎では，起炎菌は緑膿菌が多い。	×	起炎菌は主として黄色ブドウ球菌である
☐21	特発性大腿骨頭壊死は，しばしば急性疼痛で発症する。	○	40～60歳の男性に多い
☐22	特発性大腿骨頭壊死は，両側発生例が多い。	○	両側発症例が多く，50～70％に他側の発症をみる
☐23	特発性大腿骨頭壊死は，副腎皮質ステロイド薬投与後に発生するものが多い。	○	

Ⅲ 疾患各論

□24	特発性大腿骨頭壊死は，治療に人工関節置換術が用いられる。	○	有茎骨釘刺入術，回転骨切り術や人工骨頭，人工関節置換術が行われる
□25	特発性大腿骨頭壊死の初期からみられるX線像は，関節裂隙狭小化である。	×	変形性股関節症でみられる
□26	特発性大腿骨頭壊死の初期からみられるX線像は，骨囊胞形成である。	×	稀
□27	特発性大腿骨頭壊死の初期からみられるX線像は，帯状硬化である。	○	初期にしばしばみられる
□28	特発性大腿骨頭壊死の初期からみられるX線像は，陥没変形である。	×	陥没変形は初期よりも中期以降にみられることが多い
□29	大腿骨頭すべり症はスポーツが原因で生じる。	×	ホルモンの関与が考えられている
□30	大腿骨頭すべり症は，男性の方が女性よりも罹患率が高い。	○	男子が女子の2～5倍多く罹患する
□31	大腿骨頭すべり症は，15歳前後が好発年齢である。	○	
□32	大腿骨頭すべり症は，脊椎すべり症を合併することが多い。	×	脊椎すべり症とは，何の関係もない
□33	大腿骨頸部外側骨折に用いられる固定材料は，Harrington 桿（rod）である。	×	Harrington rodは，脊椎骨折や脊柱側彎症に対して行う内固定具である
□34	大腿骨頸部外側骨折に用いられる固定材料は，Ender 釘である。	○	最近，減っている
□35	大腿骨頸部外側骨折に用いられる固定材料は，Rush ピンである。	×	Rush ピンは上腕骨骨幹部骨折などに用いる
□36	大腿骨頸部骨折において，高齢者では大半が骨頭下骨折である。	○	高齢者の骨折にはこの型が多い
□37	大腿骨頸部骨折において，骨癒合が起こった後は骨頭破壊を来すことはない。	×	合併症の一つに骨癒合の完成した骨折の骨頭壊死があげられる
□38	大腿骨頸部骨折において，転位の大きい完全骨折は人工骨頭置換術の適応となる。	○	
□39	大腿骨頸部内側骨折は血流障害のため，骨癒合の悪い骨折である。	○	

8 膝関節

機能解剖

膝関節は，大腿脛骨関節と膝蓋大腿関節で成り立ちます。

安定性は，靱帯を中心とした軟部組織で保たれます（股関節との大きな相違）。伸展位が最も安定した状態です。

単なる蝶番運動ではありません。屈伸と少しの回旋の連合運動です。

- screw-home movement → 最終伸展時，脛骨は軽度外旋
- femorotibial angle〈FTA〉 → 大腿脛骨角は，約176°軽度外反
- Mikulicz線（下肢機能軸） → 大腿骨頭と足関節中心を結びます（荷重線）

膝関節にかかる荷重は，以下のようになります。

- 歩行時 → 大腿脛骨関節には体重の2〜3倍，膝蓋大腿関節には0.5倍
- 階段昇降時 → 膝蓋大腿関節には体重の3〜5倍

a 筋肉

大腿四頭筋（伸展筋）→ 大腿直筋，中間広筋，内側広筋，外側広筋

膝伸展機構 → 大腿四頭筋―膝蓋骨―膝蓋腱―脛骨粗面
　　　　　　　膝蓋骨は大腿四頭筋の効果を高める働きがあります。

ハムストリング hamstring（屈曲筋）
→ （外側）大腿二頭筋，（内側）半膜様筋，薄筋，半腱様筋，縫工筋（半膜様筋を除いた3つで鵞足）

b 靱帯 ligament

前十字靱帯 anterior cruciate ligament〈ACL〉，後十字靱帯 posterior cruciate ligament〈PCL〉，内側側副靱帯 medial collateral ligament〈MCL〉，外側側副靱帯 lateral collateral ligament〈LCL〉

関節の安定機構として，最重要です。

c 半月板〈半月〉meniscus

衝撃吸収作用があります。

内側および外側半月板

外側半月板はときに円板状。日本人に多くみられます。

▶画像診断

関節造影 → 水溶性造影剤と空気の二重造影。半月板，軟骨，骨軟骨片などをみますが，現在はMRIで代用されることが多くなっています。

Ⅲ 疾患各論

ストレスX線 → 靱帯の弛みを関節面の開き具合などから判断します。
MRI → 半月板，前十字靱帯，後十字靱帯，骨壊死，骨軟部腫瘍，軟骨損傷など様々な情報が得られます。
CT，3DCT → 骨の形態をみるのによいでしょう。

▶関節鏡
検査から，治療の主体になっています。

▶関節穿刺
通常，上外側から穿刺します。

▶関節液
正常 → 4 ml 以内。淡黄色，透明，粘稠度は高いです。炎症した関節液は混濁したり，粘稠度は低くなります。
関節血症 → 前十字靱帯損傷，膝蓋骨脱臼，関節内骨折，色素性絨毛結節性滑膜炎，滑膜損傷などで出現します。

> CHART 44
>
> 膝伸展機構として，大腿四頭筋が重要
> 靱帯は関節の安定性を図り，半月板は衝撃吸収作用を担う
> 正常の関節液は，粘稠度が高い

内反膝〈O脚〉，外反膝〈X脚〉

乳幼児の膝は，生理的に内反しています。
それに対して，2～6歳になると，膝は外反していきます。

反張膝

正常な状態は，成人で 0～10°（2横指以内）
異常な反張は，Marfan 症候群，Ehlers-Danlos 症候群，先天性膝関節脱臼，関節弛緩性の大きい人などでみられます。

Blount 病

下腿内反変形を生じます。
2歳以降の幼児に多く発症します。

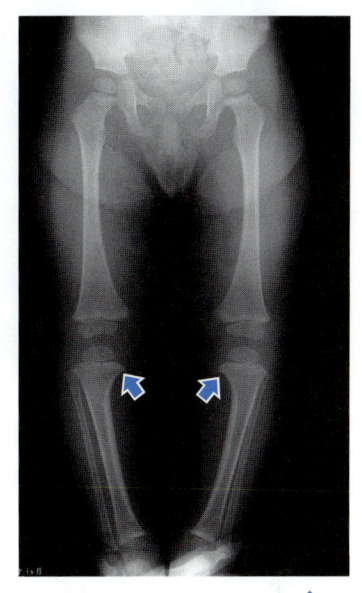

脛骨近位内側骨端核の障害：↑

図3.8.1　Blount 病

離断性骨軟骨炎 osteochondritis dissecans

軟骨下骨部分で関節面が剥離し，最終的に遊離体（関節ネズミ）を形成します。
力学的要因，血行障害などが原因と考えられています。

▶好発年齢
　15～20歳にみられます。
▶好発部位
　大腿骨内側顆顆間部（85％），大腿骨外側顆（13％），大腿骨膝蓋面，膝蓋骨
▶症　状
　病巣が分離していない時期には，不快感や軽い疼痛のみですが，遊離体を形成すると，嵌頓症状や可動域制限，激痛を生じます。
▶X線所見
　軟骨下骨の骨透亮像，病巣底部の骨硬化像，関節内遊離体などを認めます。
▶治　療
　病巣の異常可動性がなければ，運動制限や免荷を行います。病態に応じて，骨釘移植による固定，新鮮化による骨軟骨片の整復固定，軟骨片の摘出などを行います。

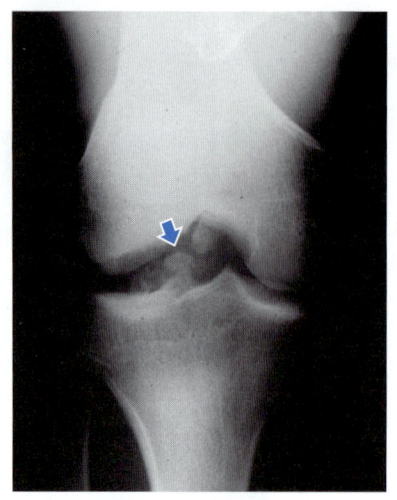

Ⅲ 疾患各論

大腿骨内側顆の顆間部で骨軟骨が遊離し，関節ネズミとなっている：↑

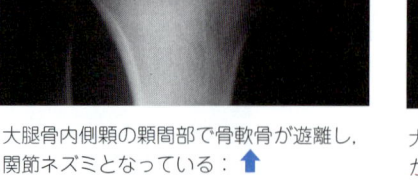

図3.8.2　離断性骨軟骨炎・X線像

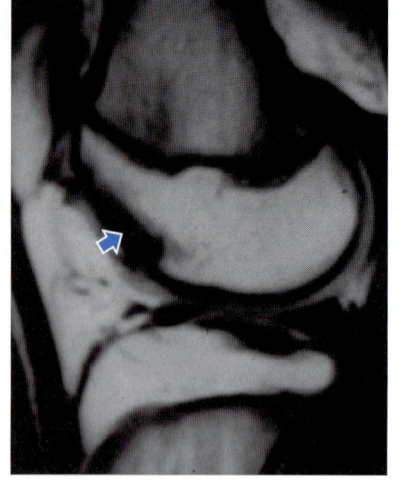

大腿骨内側顆，膝蓋大腿関節面で低信号域がみられる：↑

図3.8.3　離断性骨軟骨炎・MRI（T₁強調像）

ジャンパー膝，膝蓋腱炎〈膝蓋靱帯炎〉

スポーツ活動（バレーボールやバスケットボール）などによる使い過ぎ症候群の一つです（膝伸展機構の過度の使用）。

膝蓋腱上端に圧痛があります。腱の中央や下方に圧痛を生じることもあります。

▶保存療法
　ウォーミングアップ，ストレッチング，運動後のアイシング
▶手　術
　難治例に対しては，炎症を起こしている部分の摘出術を行うこともありますが，一般的には保存療法を選びます。

Osgood-Schlatter 病

使い過ぎ症候群の一つです。
脛骨粗面の疼痛，膨隆を生じます。
小学校高学年から中学校低学年の男子に好発します。

▶X線所見
　脛骨粗面部の異常骨化像を認めます。剥離した骨片は最初は小さいですが，長期例では大きな骨片となります。脛骨粗面は，膨隆したまま治癒します。

▶治 療

スポーツ活動の制限，大腿四頭筋のストレッチング，膝用サポーターなどの装具療法を行います。成人例では，骨片の摘出術を行うこともあります。

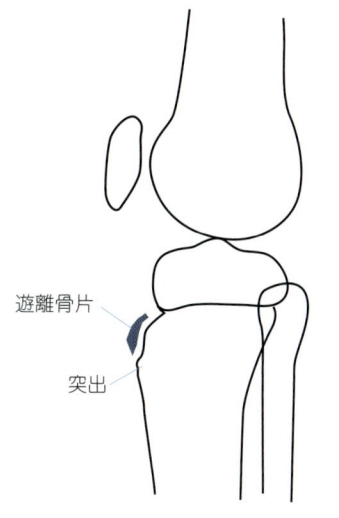

図3.8.4　Osgood-Schlatter病

Sinding-Larsen-Johansson 病

骨成長期における 10 〜 12 歳の男子に好発します。
膝蓋骨下極（または上端）に運動痛，圧痛，腫脹などがみられます。

有痛性分裂膝蓋骨

膝蓋骨が，ときに 2 個以上の骨化核をもち，X 線上，分裂してみえます。
膝蓋大腿関節外側に疼痛などを生じます。上外側が分裂していることが多くなります。
治療として，ストレッチング，ときに摘出術，支帯切離術などが行われます。

CHART 45

離断性骨軟骨炎は，関節ネズミの原因として最も多い
Osgood-Schlatter 病は，脛骨粗面の骨端症
　　中学生によくみられる。成長とともに障害は消失

半月板損傷 meniscus injury

半月（板）機能　→　衝撃吸収作用があります。膝関節の安定化を図ります。
受傷機転　→　屈曲位にて荷重が加わっているとき，異常な回旋力が加わって受傷しやすいです。
　　　　　　　中1/3から後方1/3の断裂が多いです。
現在はスポーツ外傷に伴い，10〜20歳代の受傷が多くなっています。
前十字靱帯損傷の合併例では，最初に外側半月板が，後に内側半月板が損傷されやすいです。
外傷のない例や小児例では，外側半月板の円板状半月板損傷のケースが多く，時々ばね現象がみられます。

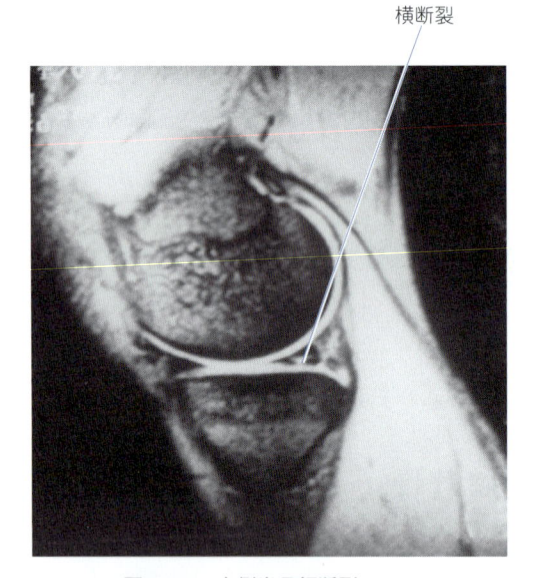

図3.8.5　内側半月板断裂・MRI 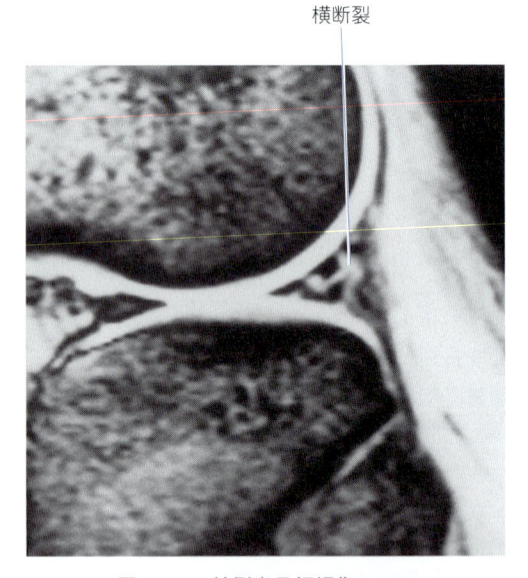　　　　図3.8.6　外側半月板損傷・MRI

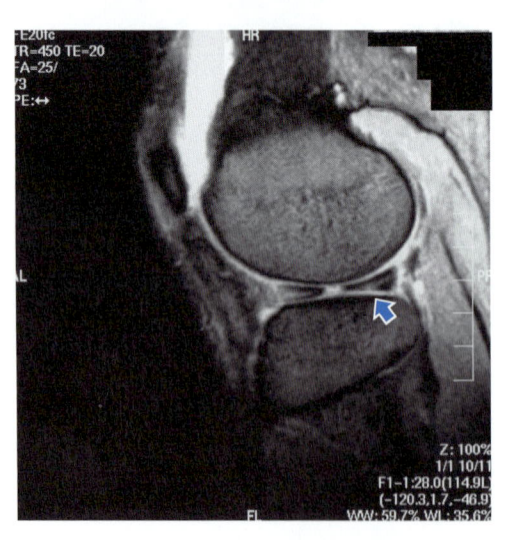

図3.8.7　内側半月板損傷・MRI 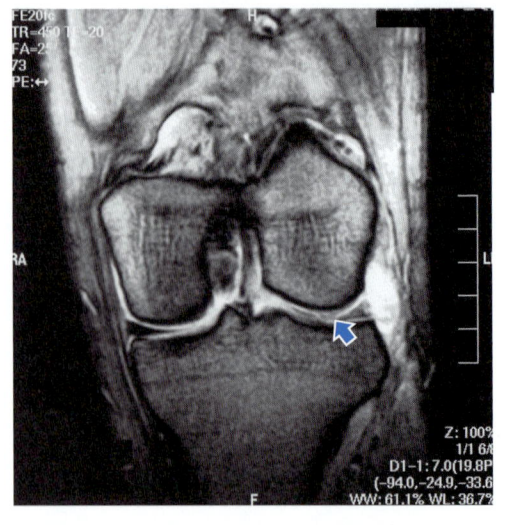　　　　図3.8.8　外側半月板損傷（変性断裂）・MRI

▶断裂形式

横断裂，水平断裂，縦断裂，バケツ柄断裂，変性断裂など．
バケツ柄断裂で高率に嵌頓 locking がみられます．

▶症　状

関節裂隙に一致した疼痛
ひっかかり感 catching
嵌頓 locking（バケツ柄断裂）　→　可動域制限，激痛
異常音 click
大腿四頭筋萎縮
半月板単独損傷では，関節血症が生じることはほとんどありません．

▶診　断

McMurray テスト
　→　膝関節を屈曲から伸展するとき，外反したり（外側半月板をみるとき），内反したり（内側半月板をみるとき）します．疼痛や click を生じます．

Apley テスト　→　腹臥位，膝90°にて膝に圧迫や牽引を加え，疼痛や click をみます．
関節造影　→　外側半月板の診断率が悪いです（膝窩筋腱の存在）．
MRI　→　診断率は非常に高くなりました．

▶治　療

関節包を切開しての全摘出術から，関節鏡視下の部分摘出術へ．
半月板を切除すると，長期的にみて軽度の変形性膝関節症変化を生じてきます．
縫合術　→　辺縁1/3の血行が期待できる断裂に対して行います．
ラスピング rasping　→　修復が期待される症例に対し行います．

辺縁部断裂．出血がみられる：⬆
図3.8.9　内側半月板新鮮断裂（右膝）
（☞巻頭カラー写真13）

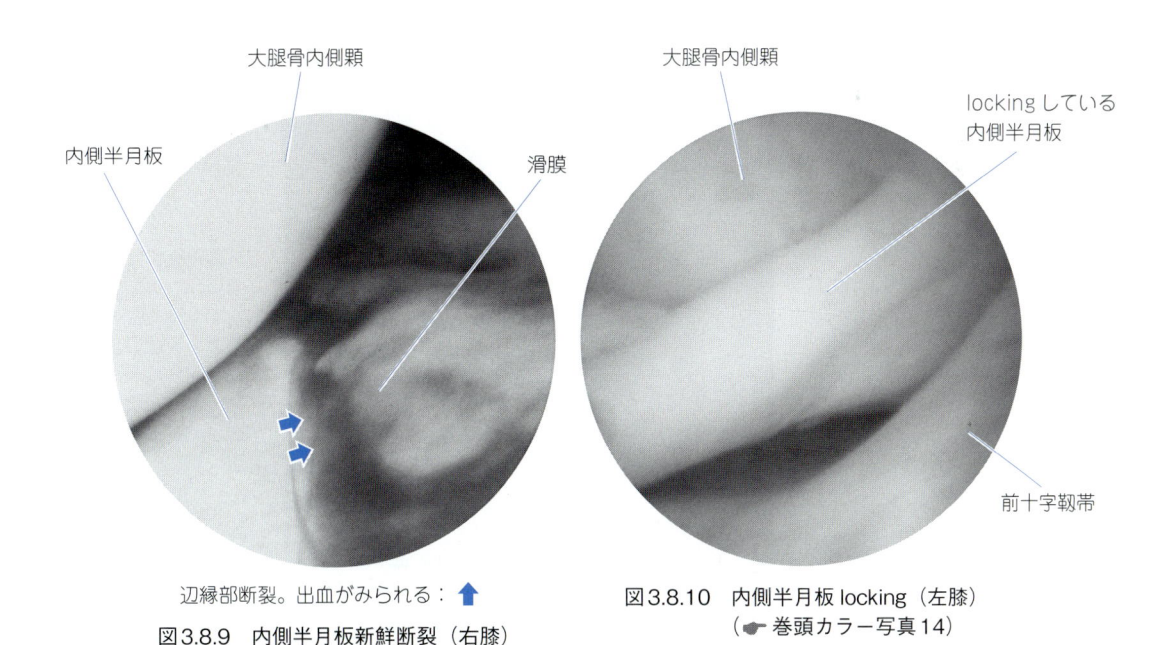

図3.8.10　内側半月板 locking（左膝）
（☞巻頭カラー写真14）

Ⅲ　疾患各論

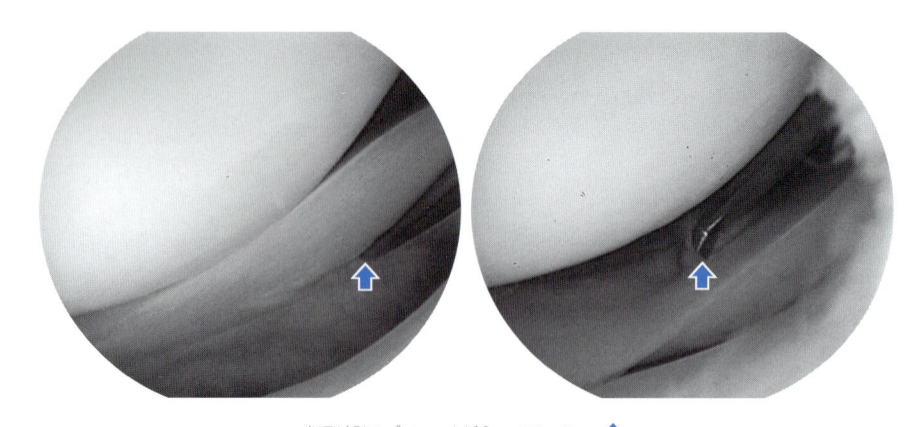

断裂部にプローベが入っている：⬆

図3.8.11　外側半月板断裂（☛巻頭カラー写真15）

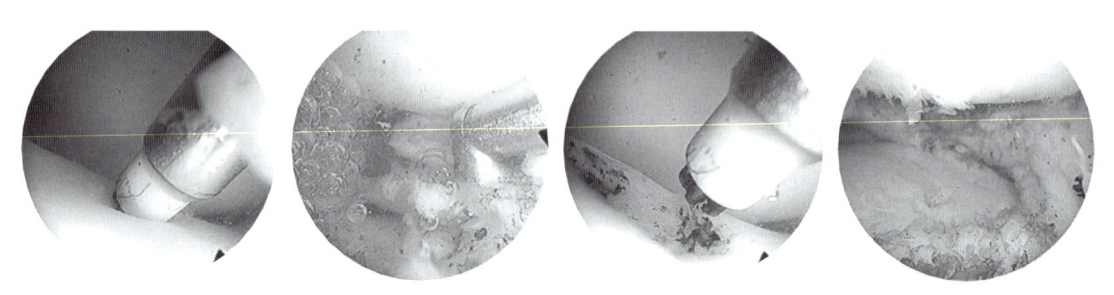

図3.8.12　外側円板状半月板の部分切除（☛巻頭カラー写真16）

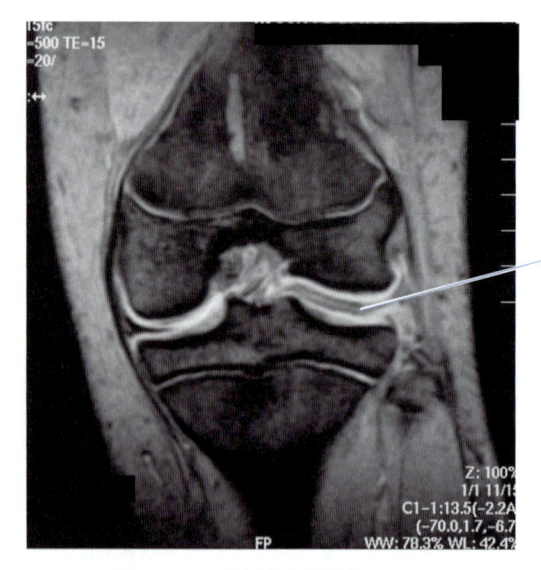

外側円板状半月板。半月板が内側まで入りこんでいる。信号変化は損傷を示唆する

図3.8.13　外側半月板損傷・MRI

1 半月板嚢胞

断裂を伴うことが多いです。摘出術や半月板部分の切除を行います。

2 半月板骨化

稀に，断裂した半月片が骨化します。
半月板切除を行います。

前十字靱帯損傷

スポーツ活動中，膝関節を捻って受傷します。軽度屈曲，外反位での受傷が多いです。
コンタクトスポーツ　→　ラグビー，サッカーなどの接触で
ノンコンタクトスポーツ　→　女子のバスケットボールなど

▶症　状
受傷時は「ブチッ」pop という断裂感を生じます。
関節血症を発症します。
慢性例　→　膝くずれ giving way，ガクッとくずれる怖さ apprehension
スポーツ活動への支障はありますが，日常生活で困ることは少ないです。

▶診　断
前方引き出しテスト　→　膝関節90°屈曲位にて脛骨の前方移動を徒手的にみます。
Lachman テスト　→　膝関節30°屈曲位にて脛骨の前方移動を徒手的にみます。
pivot shift テスト〈Nテスト〉
　　→　膝の屈伸の際，外反・内旋を加えて脛骨の前方亜脱臼を徒手で感じ取ります。
前方引き出しテスト，Lachman テストはストレス検査であり，X線像にても定量的に測定できます。

▶治　療
保存療法　→　スポーツを特にしない患者，中高年者は保存療法が選択されます。
　　　　　　　大腿四頭筋訓練，装具療法など
手術療法
　　→　新鮮例で，付着部がきちんとボリュームたっぷりに残っているときは一次修復術がなされることがありますが，通常，mop end tear（バサバサの断裂）の形を取り，単なる縫合術では良い成績は期待できません。
靱帯再建術　→　再建材料：自家腱〔ハムストリング hamstring，骨付き膝蓋腱（中1/3使用）〕，人工靱帯
　　　　　　　isometric point（膝の屈伸で大腿骨と脛骨の付着部間の長さがあまり変わらない箇所）への固定，notch plasy（顆間窩拡大術）
　　　　　　　靱帯再建の設置部位は，isometric point とします。また，移植した靱帯が顆間窩に挟まらないよう notch plasy を実施する場合があります。

Ⅲ　疾患各論

スポーツ復帰には，6〜12か月（平均9か月）かかります。

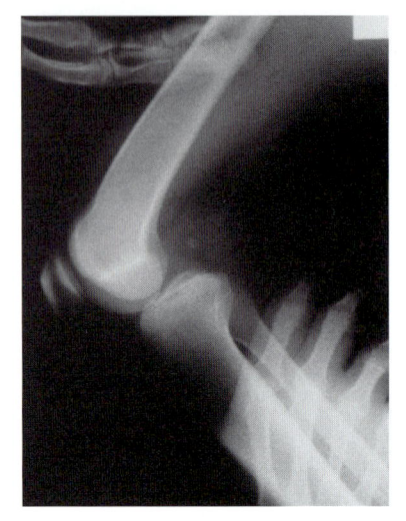

後方押し込みストレスＸ線撮影 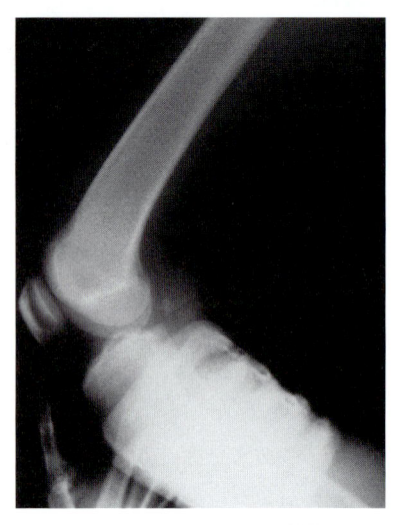　　　　　前方引き出しストレスＸ線撮影

図3.8.14　前十字靱帯損傷・Ｘ線像

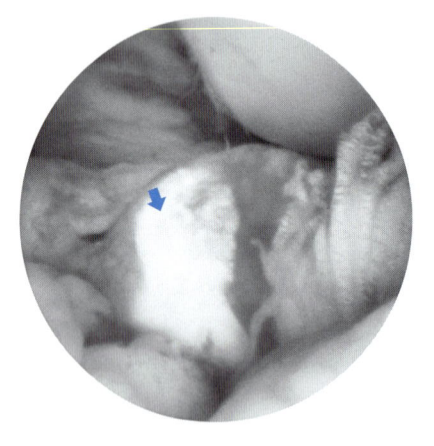

図3.8.15　前十字靱帯断裂・関節鏡
（☞巻頭カラー写真17）

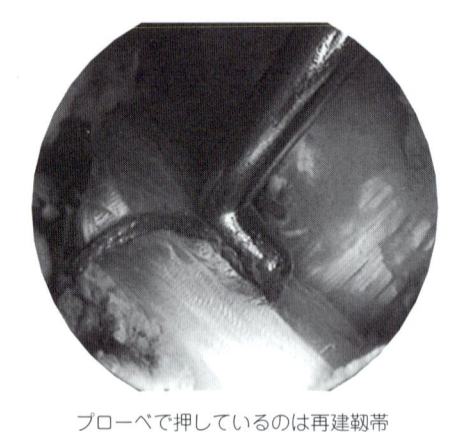

プローベで押しているのは再建靱帯

図3.8.16　靱帯再建術
（☞巻頭カラー写真18）

後十字靱帯損傷

スポーツ外傷でも生じますが，バイク事故など交通事故でも多く起こります（dashboard injury）。
・後方押し込みテスト　→　膝関節90°屈曲位にて脛骨を後方に押し込んで健側と比べます。
・posterior sagging　→　臥位で脛骨の落ち込みを視診します。

機能障害は，前十字靱帯損傷のときに比べて少なく，保存療法をとることが多いです。
　治療としては，大腿四頭筋訓練などを行います。再建術では，ハムストリングなどを前十字靱帯再建術のときと同様に用います。

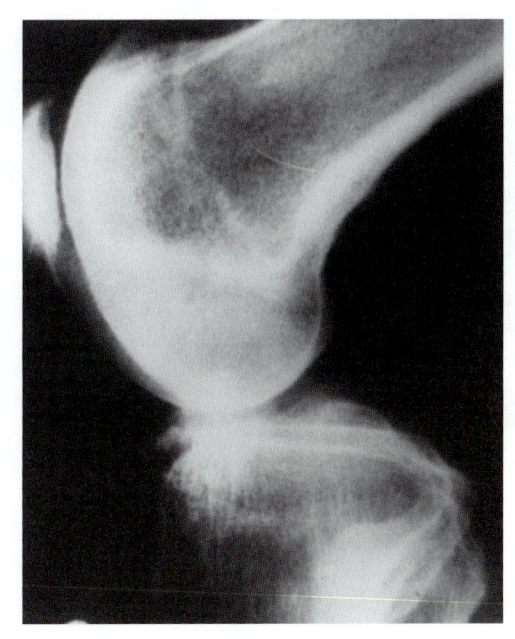

大腿骨に比べ，脛骨上端は後方に転位している
図3.8.17　後十字靱帯後方押し込み・X線像

内側側副靱帯損傷

外反損傷です。
膝の靱帯損傷の中で最も多く生じています。
スキーやコンタクトスポーツでの受傷が目立ちます。
損傷部位　→　大腿骨付着部（内側上顆）が多いです。
損傷程度は，
 ・1度　→　不全損傷
 ・2度　→　部分損傷，不安定性は様々
 ・3度　→　完全断裂
内側側副靱帯単独損傷では，関節血症を生じることは稀です。

▶治　療
通常，保存療法を行います。
前十字靱帯損傷などを合併したときに手術を考慮します。
▶参　考
　Pellegrini-Stieda 病　→　内側側副靱帯大腿骨付着部の石灰化
　不幸の3徴候　→　前十字靱帯損傷，内側側副靱帯損傷，内側半月板損傷の三者の合併。以前は予後はあまり良くありませんでした。

III 疾患各論

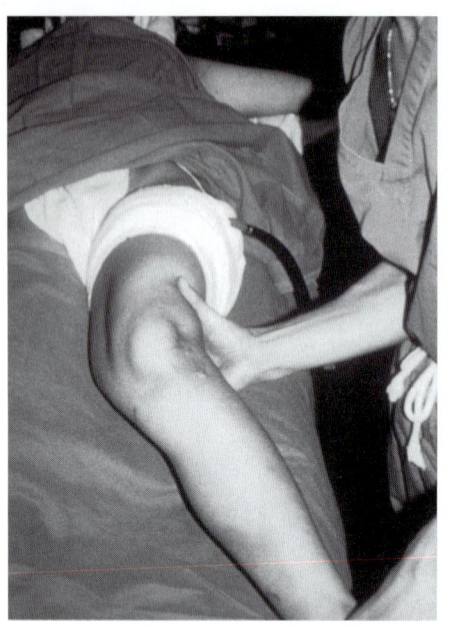

麻酔下で外反ストレステストをすると
重度の動揺性を示す

図3.8.18　内側側副靱帯断裂（左膝）

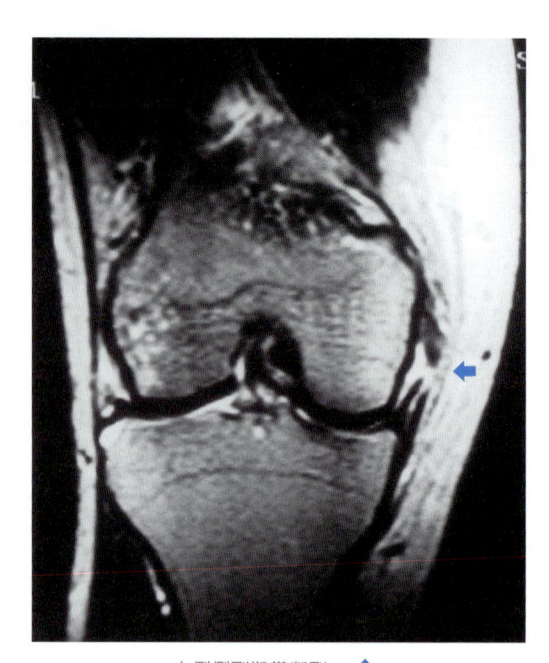

内側側副靱帯断裂：⬆

図3.8.19　内側側副靱帯断裂（右膝）・MRI

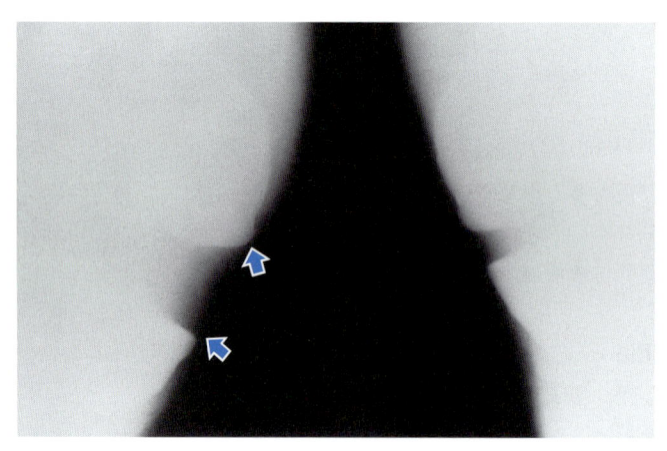

外反ストレスにて関節裂隙の開大は著しい。内側側副靱帯と前十字靱帯
または後十字靱帯損傷の合併を示唆する：⬆

図3.8.20　内側側副靱帯断裂（右膝）・X線像

外側側副靱帯損傷

通常，あまり問題となりませんが，前十字靱帯損傷などを合併したり，腓骨神経損傷を伴うことがあります。

> **CHART 46**
>
> 半月板損傷：スポーツ外傷に伴い，内側半月板損傷が増加
> 　　　　　　lockingは，バケツ柄断裂で多くみられる
> 前十字靱帯損傷：スポーツ活動に大きな支障を来す。スポーツを続けるに
> 　　　　　　　は，再建術を要することが多い。ハムストリングや膝蓋
> 　　　　　　　腱を使う

膝蓋軟骨軟化症

若年女子に多くみられます。
運動時や階段の昇降時に，膝蓋骨後部の疼痛が生じます。
病態はまだはっきりしていません。
治療としては，大腿四頭筋訓練などを行います。

腸脛靱帯炎

腸脛靱帯は，大腿の外側を走り，Gerdy結節に付着します。
大腿骨の外側顆で，こすれるような炎症を起こします。
長距離ランナーに多くみられます。
安静，ときに切離術などが行われます。

鵞足炎

鵞足部とは，内側側副靱帯の脛骨側付着部近く，半腱様筋腱，薄筋腱，縫工筋腱の3つの腱の付着部です。走り過ぎて炎症を起こすことがあります。

タナ障害

関節腔内の隔壁の遺残，通称タナが膝蓋骨と大腿骨内側顆に挟まって肥厚・断裂を起こします。内側に多く生じます。

必要に応じて切除しますが，over treatment〈手術のし過ぎ〉に注意が必要です。

膝蓋骨脱臼・亜脱臼

外側脱臼，亜脱臼がほとんどです。肩関節脱臼と受傷機転が異なり，また再発しやすく，重要な脱臼の一つです。

▶ 素　因

大腿四頭筋異常，大腿骨顆部形成不全，脛骨粗面の外方偏位，全身関節弛緩性，膝蓋骨高位，外反膝などが関与します。

▶ 分　類
- 外傷性脱臼
- 恒久性脱臼
- 習慣性脱臼　→　ある一定の肢位にて脱臼を繰り返します。
- 反復性（再発性）脱臼　→　不定期に脱臼します。最も多くみられます。若年女子に多いです。

以下，主に反復性膝蓋骨脱臼について，みていきましょう。

▶ 症状・診断

初回脱臼時に，激痛と関節血症を生じます。

ときに骨軟骨骨折（単なる膝蓋骨脱臼と間違われることがあります）を起こします。

apprehension 徴候　→　膝蓋骨を外方に押しやると「おさらがはずれる不安感」を訴えます。

Q角 の増大（Q角　→　上前腸骨棘―膝蓋骨中央―膝蓋腱，正常：女性では20°以内）。

膝蓋骨の走行異常

grating テスト　→　膝蓋骨を押し付けて圧迫すると膝蓋骨後面の疼痛を訴えます。

▶ 画像診断

スカイライン像（膝蓋骨軸射）が重要です。

▶ 治　療
- 保存療法　→　急性期には包帯固定，ときにギプス固定などにて安静
- テーピング，サポーター
- 大腿四頭筋訓練

▶ 手術療法

脱臼の再発を繰り返すときには手術を行います。

外側支帯切離術，内側支帯縫縮術，内側広筋移行術，脛骨粗面移行術（distal realignment：Elmslie-Trillat法）など多数の手術方法があります。

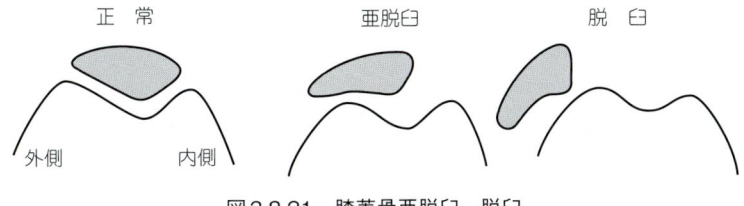

図3.8.21　膝蓋骨亜脱臼，脱臼

膝蓋大腿関節障害

一次性　→　配列異常 malalignment の存在？
二次性　→　反復性膝蓋骨脱臼後など
膝蓋大腿関節にれき音 crepitation が生じます。
階段の昇降時に疼痛があります。
grating テスト 陽性

▶画像診断
軸射像での膝蓋骨の偏位，関節裂隙の狭小化，骨棘などを認めます。
注意　→　画像の程度と臨床症状はあまり一致しません。
▶治　療
・保存療法　→　大腿四頭筋訓練，サポーター
・手術療法　→　脛骨粗面前内方移行術，外側支帯解離術

変形性膝関節症

55歳以上の中年女性に多くみられます。日本では，非常に多いです。
軟骨の摩耗，骨棘形成，変形，可動域制限などの関節構成体の退行性変性と増殖性変化を認めます。
一次性変形性膝関節症　→　明らかな原因はなし。内反変形，肥満，筋力異常
二次性変形性膝関節症　→　外傷，骨壊死，靱帯損傷，脱臼の後など

▶症　状
大腿四頭筋の萎縮がみられることが多いです。
膝関節痛　→　運動時痛
変形　→　内反変形，lateral thrust（踵接地直後に膝が急に外側に動揺します）
可動域制限　→　膝蓋跳動いわゆる「膝に水が溜まった」という状態
▶画　像
関節裂隙の狭小化，軟骨下骨の硬化像，骨棘形成，関節内遊離体，軟骨下骨嚢腫がみられます。
FTA〈大腿脛骨軸の角度〉の増加を認めます。

Ⅲ 疾患各論

▶保存療法

非ステロイド性抗炎症薬，消炎鎮痛薬（インドメタシンなど）の投与，理学療法（温熱療法，運動療法 → 大腿四頭筋訓練）など。

疼痛時の歩行訓練や階段昇降訓練は**禁忌**に近いです。

減量，免荷，足底板，膝装具の使用なども有用です。

関節内注射（ヒアルロン酸）

副腎皮質ステロイド薬の注射 → 軟骨面の破壊を来すステロイド関節症〈steroid arthropathy〉を起こす危険性があります。

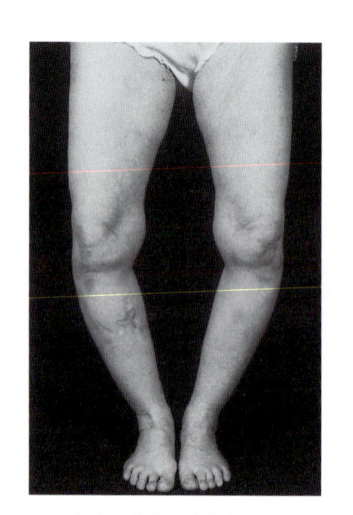

骨硬化　骨嚢胞　関節裂隙の狭小化

骨棘

立位で高度の内反を示す

図3.8.22　変形性膝関節症

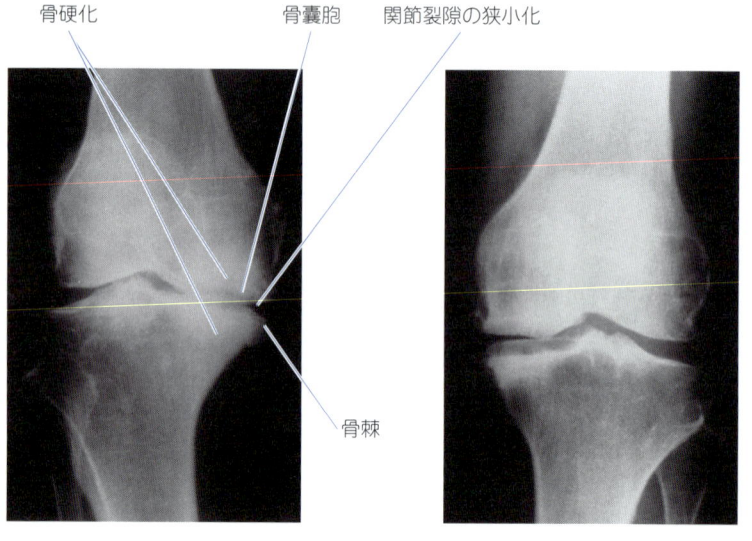

図3.8.23　変形性膝関節症・X線像

▶手術療法

débridement（デブリドマン）

脛骨高位骨切り術 high tibial osteotomy〈HTO〉（ドーム状，楔状）

人工関節置換術 → 除痛効果は確実，末期関節症に適応されます。

人工関節置換術の合併症 → 塞栓，膝蓋骨脱臼，弛み，感染，破損，金属融解〈metallosis〉

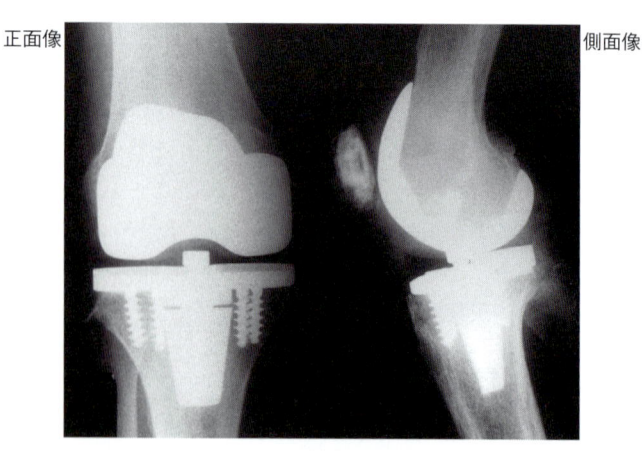

正面像　　　側面像

図3.8.24　人工膝関節置換術・X線像

8 膝関節

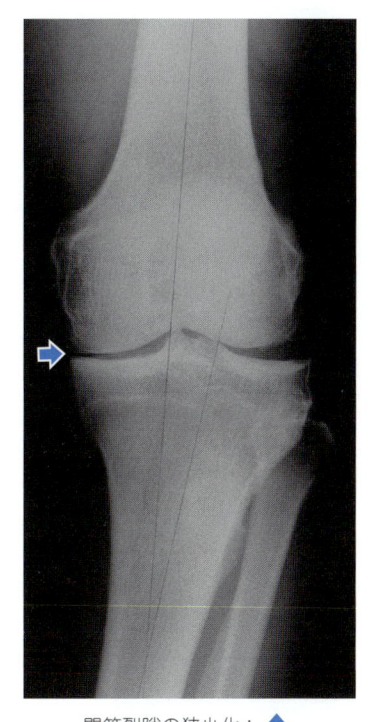

関節裂隙の狭小化：⬆　　　　　ドーム型骨切り部位：⬆

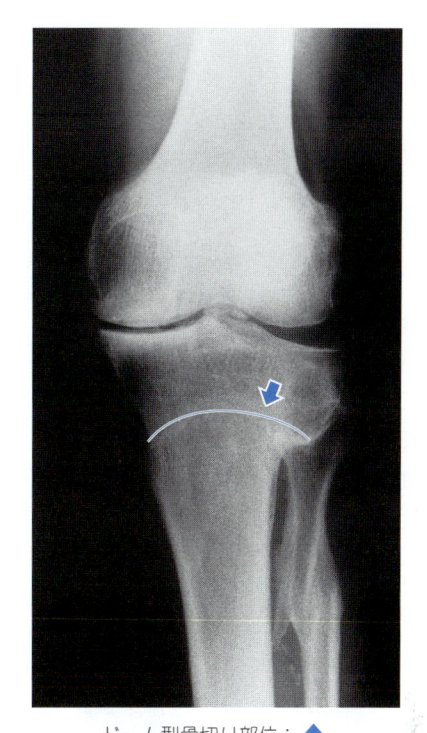

図3.8.25　変形性膝関節症・X線像　　図3.8.26　変形性膝関節症・脛骨高位骨切り術

ハーフタイム

変形性膝関節症のおばさんとアメリカの教授

　かつて，アメリカ・ボストンのハーバード大学の教授（整形外科）と日本の農村を少し歩いたことがあります．その夜，会食で教授が言いました．「あの人たちに名刺を配りたかったよ．ワハハハ」．さぞかし，そこは人工膝関節置換術，脛骨高位骨切り術の適応患者の宝庫に見えたのでしょう．でも，その教授は知らないのです．元気な日本のオバチャン達は，手術が大嫌いで，しかも正座ができないと術後満足しない人が結構いることを．西欧では，正座の習慣がないので患者さんの満足度が高いのですが，日本の術後成績判定基準では，正座が項目に入っているので，ほとんど絶対満点は取れないのです．だから日本では術後成績に満点はない？　それではドクターが自惚れてしまう？

特発性骨壊死症

大腿骨内側顆の荷重部分に好発します。
高齢の女性に多くみられます。

▶症　状
急性期の疼痛は急激で強度 ← 骨片の剥離？
▶画像所見
　第1期（発症期）→ 骨シンチグラフィやMRIで確認
　第2期（吸収期）→ 骨吸収像
　第3期（陥凹期）→ calcified plate〈石灰化板〉
　第4期（変性期）→ 関節裂隙の狭小化
▶治　療
画像の病期に応じて，免荷，杖，足底板，装具などを用います。
病巣の大きさに応じて脛骨高位骨切り術，人工関節置換術を選択します。

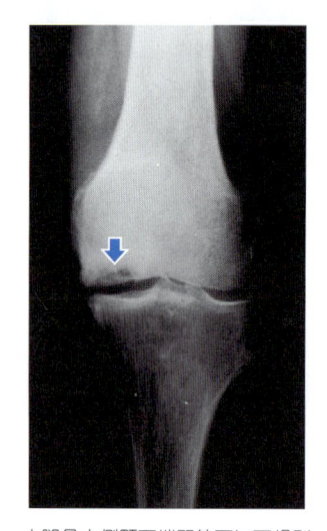

大腿骨内側顆下端関節面に不規則な骨透亮像がみられる：⬆
図3.8.27　骨壊死・X線像

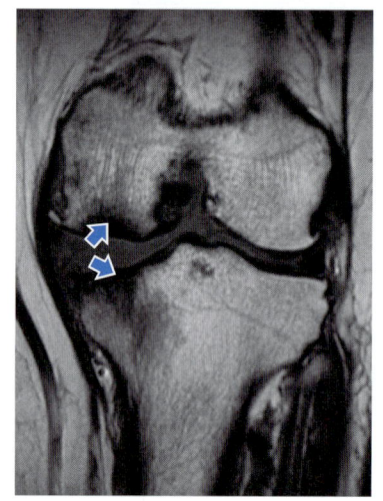

低信号域がみられる：⬆
図3.8.28　骨壊死末期・MRI（T_2強調像）

神経病性関節症〈Charcot 関節〉

脊髄癆（梅毒），脊髄空洞症，糖尿病，先天性痛覚欠損症などで痛覚，深部感覚，位置覚が侵されてしまいます。

膝関節に好発します。

骨破壊，変形，腫脹，動揺性は高度です。

疼痛はあっても，ごく軽度で無痛覚を特徴とします。

動揺性，変形が高度であり，人工関節は禁忌とされます。

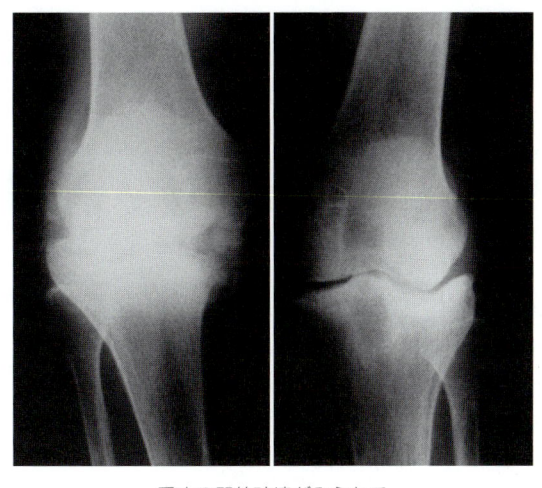

重度の関節破壊がみられる

図3.8.29　神経病性関節症・X線像

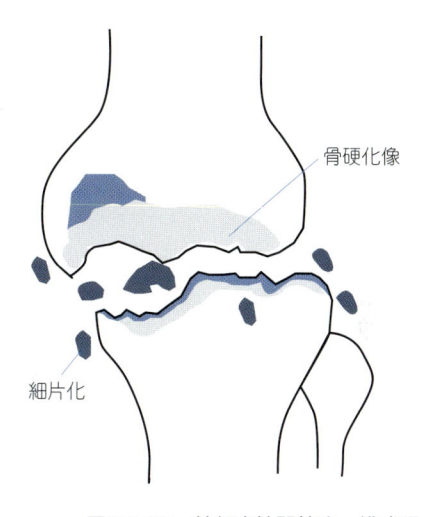

骨硬化像

細片化

図3.8.30　神経病性関節症・模式図

血友病性関節症

血液凝固因子第Ⅷ，Ⅸ因子欠如により生じます。関節内出血を繰り返します。膝・足関節に多くみられます。急性期には血液凝固因子を投与することもあり，局所の安静を保ちます。

CHART 47

反復性膝蓋骨脱臼は，若年女子にみられる
　関節弛緩や骨形成不全などの素因をもつ
変形性膝関節症の出題率は近年非常に高い
　病態，治療法をよく学ぶこと
Charcot 関節は梅毒などが素因となる
　関節の破壊は高度であるが，無痛である

Ⅲ　疾患各論

関節リウマチ

(p.54参照)

　変形性膝関節症は，内反が多いのに対し，リウマチでは外反変形が目立ちます。変形性膝関節症に比べ，全体的に骨萎縮が目立ちます。ムチランス型では，関節の破壊，動揺性が強いです。
　手術では，滑膜切除術を行うこともありますが，人工関節置換術を行うことが多いでしょう。

偽痛風

(p.65参照)

　ピロリン酸カルシウムなどの結晶が引き起こす急性の結晶性滑膜炎です。偏光顕微鏡で結晶を確認できます。痛風と似た疼痛発作を起こすので，偽痛風と呼ばれます。
　X線像では，関節軟骨や半月板に石灰陰影を認めます。関節鏡では，半月板表面にきらきら光る結晶がみられます。

化膿性関節炎

(p.50参照)

　乳児では黄色ブドウ球菌，成人では関節穿刺後などが問題となります。

結核性関節炎

　関節液は黄色クリーム状で，さらさらしています。
　治療は抗結核薬の投与を行います。必要に応じて滑膜切除，病巣搔爬などを行います。最終的に強度の拘縮を残すことが多いです。

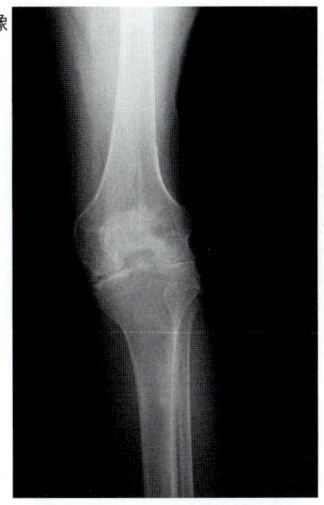

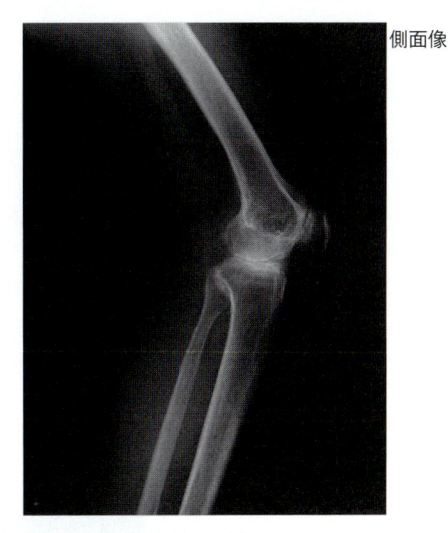

正面像　　　　　　　　　　　　　　側面像

関節裂隙の狭小，軽度の骨萎縮がみられるが，X線所見より臨床症状は重度で，可動域は極度に悪い

図3.8.31　結核性関節炎・X線像

色素性絨毛結節性滑膜炎 pigmented villonodular synovitis〈PVS〉

(p.66参照)

膝関節に好発しますが，股関節や足関節にもみられます。
びまん型
　→　関節全体に絨毛の増殖がみられます。原因不明の関節内出血の繰り返しを特徴とします。ときに骨内にまで病変が及びます。
　　　治療としては，広範な滑膜切除を要しますが，ときに再発もします。
限局型，結節型
　→　localized nodular synovitis ともいいます。
　　　腫瘍結節が嵌頓して疼痛を生じます。注意深い診察において，腫瘤を触知できます。腫瘤の摘出を行います。

Ⅲ 疾患各論

滑膜骨軟骨腫症

　滑膜の未分化細胞が化生して，関節包内に多数の軟骨小体や骨軟骨体が生じます。滑膜と連続性を有するものから，遊離体へと進行していきます。
　不定の疼痛，違和感を訴えますが，進行例では嵌頓症状を起こします。

▶画像所見
　石灰化，骨化を認める症例では，単純X線にて容易に診断でき，MRIも有用です。

▶治　療
　遊離体の摘出，滑膜切除が行われますが，遊離体が多く，病変部が広範なときは再発することがあります。

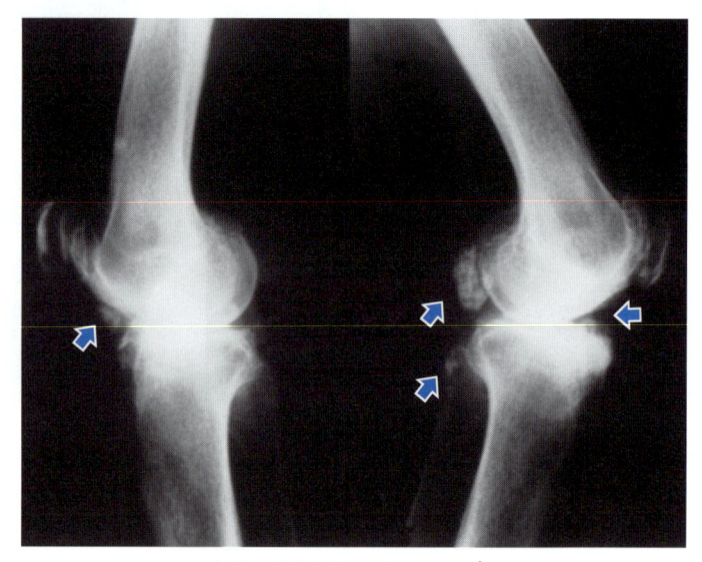

多数の骨軟骨片がみられる：⬆
図3.8.32　滑膜骨軟骨腫症・X線像

膝窩嚢腫〈Baker嚢腫〉

　膝関節後方の滑液包の炎症です。中年以降の女性に好発します。
　関節腔と交通することがあります。

▶症　状
　膝関節後面の不快感や正座時の違和感があります。
　関節造影では，関節腔と嚢腫の交通を確認できます。MRIでもはっきりわかります。
▶治　療
　穿刺排液が行われますが，難治例には摘出術を行います。再発は結構多いです。

滑膜血管腫

反復性の関節内血腫です。腫脹は患肢の挙上で縮小し，立位にて大きくなります。

> **CHART 48**
>
> 【圧痛部位と診断】
> 　膝領域では，圧痛部位がそのまま診断名となることが多い
> 　膝蓋骨内縁　→　タナ障害
> 　膝蓋靱帯　→　ジャンパー膝〈膝蓋靱帯炎〉
> 　脛骨粗面　→　Osgood-Schlatter 病
> 　内側関節裂隙　→　内側半月板損傷，変形性膝関節症
> 　外側関節裂隙　→　外側半月板損傷
> 　大腿骨内側上顆　→　内側側副靱帯損傷
> 　大腿骨外側顆上方　→　腸脛靱帯炎
> 　鵞足部　→　鵞足炎

外　傷

膝関節周囲骨折

1 大腿骨顆上・顆部骨折

直達外力，高所からの転落事故などにより生じます。
腓腹筋の作用により遠位骨片は後方に引かれます。

▶治　療
保存療法　→　転位の少ない症例は，30°屈曲位にて直達牽引ののち，ギプス固定などが行われます。
手術療法　→　転位の大きい症例には手術が行われます。
　　　　　　　nail plate，支持プレート〈buttress plate〉，横止め髄内固定などが行われます。

Ⅲ　疾患各論

2 膝蓋骨骨折

直接の外力，または筋力（大腿四頭筋の急激な収縮）などにより生じます。

▶治　療

骨片の転位の少ないものは，ギプス固定などにより保存的に加療します。約3週間の固定ののち，後療法に移ります。

骨片の離解が大きい症例には手術を行います。

鋼線による引き寄せ締結法 tension band wiring　→　膝蓋骨の表面を固定することにより，大腿四頭筋の張力を圧迫力として作用させることができます。

3 外傷性膝関節脱臼

比較的稀であり，大きな外力により生じます。

大腿骨に対して脛骨近位端がどの方向にずれているかによって，前方，後方，内側，外側，回旋脱臼がありますが，前方脱臼が2/3と多いです。十字靱帯は，完全断裂していることが多くなっています。

変形の程度により脱臼方向は判断できますが，関節の動揺方向，循環障害などに気をつけましょう。後方脱臼では，膝窩動脈損傷による下腿の阻血性壊死に十分注意します。

▶治　療

脱臼は，可及的早期に整復します。膝窩動脈損傷例には血管の修復も必要です。

保存的に4〜8週間ギプス固定をすることもありますが，固定後に著しい関節動揺性を示すものには靱帯再建術を考慮します。

4 脛骨近位端骨折

大腿骨と脛骨が衝突したときには，脛骨が損傷されることが多いです。

外側顆の split compression タイプ〈分裂陥没型〉では，外反機転により内側側副靱帯損傷を合併します。同時に外側半月板が損傷されることも多いです。

骨片転位の把握には，CT，3DCT，断層撮影，隠れた骨折や損傷範囲の把握にはMRIが有用です。

▶治　療

転位の少ない場合　→　3〜4週間のギプス固定で治療，その後約2か月の免荷を要します。

手術療法

→　関節面が8mm以上陥没しているときには，観血的整復内固定術が行われることが多いです。骨欠損部位には，自家骨などを移植します。

関節面がきれいに整復されないと変形性膝関節症に移行しやすいです。

同時に前十字靱帯や半月板損傷の処置を要することがあります。

下腿骨骨折

　下腿は外傷を受けやすい部位であり，外傷学としても重要な位置を占めているため，ここで取り上げておきます。

　下腿は脛骨の回りの軟部組織が少ないため，開放骨折（骨折部と外界が交通している状態です）になりやすいです。

　　直達外力（交通事故などの直接の外力）　→　横骨折や粉砕骨折
　　介達外力（スキー事故などによる捻転力）　→　らせん骨折

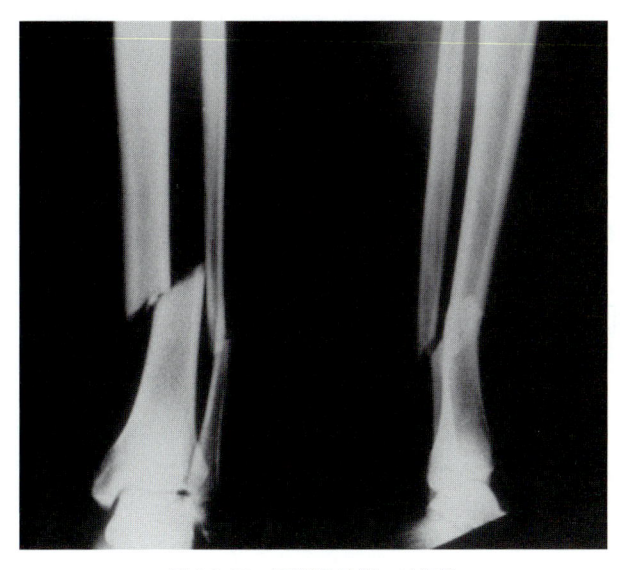

図3.8.33　下腿骨骨折・X線像

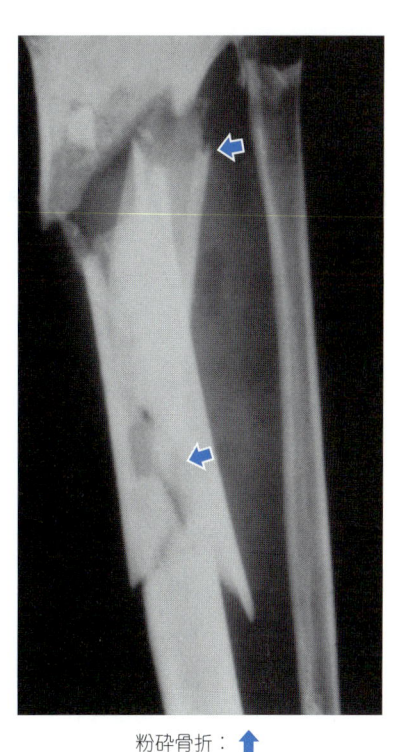

粉砕骨折：↑
図3.8.34　下腿骨骨折・X線像

▶治　療

　下1/3の骨折は血流が乏しいため？　偽関節に意外となりやすいです。
　保存療法　→　長下肢ギプスからPTB〈patella tendon bearing〉ギプスに移行する方法
　手術療法　→　以前は金属プレートによる固定が多かったのですが，現在は横止め髄内固定（Küntscher釘）が広く行われています。術後はギプスが不要であり，荷重開始も早いです。

▶開放骨折の治療

　骨髄炎の防止が最も大切です。
　骨折部位を健常な軟部組織で覆います。débridementなども行われます。

Ⅲ　疾患各論

　感染のおそれがあるときには，肉芽の形成と感染の静止を待ってから創を閉鎖します（二次性創閉鎖）。
　感染の危険性があるうちに観血的整復内固定術を行うと感染，骨髄炎発生の危険がありますので，創外固定法がよく用いられます。創とは離れた位置に固定ピンを挿入して，骨折部には手をつけずに固定します。
▶参　考：通常の閉鎖骨折では，愛護的に整復し，保存的に加療します。手術の際には骨癒合促進のため，初め骨膜は温存し，骨髄腔などの処置もできるだけ最小限にします。荷重は最初は控えることが多いです。

下腿骨疲労骨折

　下腿骨は疲労骨折の中で，最も多い好発部位です。スポーツによる over use syndrome の代表例です。
脛骨上1/3に最も多く，疾走型疲労骨折といいます。
　脛骨中1/3　→　跳躍型疲労骨折と呼ばれ，難治性で骨改変層がみられます。
　腓骨上1/3の疲労骨折は，うさぎ跳びとの関連が指摘されます。
　早期診断には骨シンチグラフィが有用です。

● メモ
　疲労骨折は体重の加わる下肢のみに生じるわけではありません。尺骨などにも発生します。

区画症候群

　下腿前方には前脛骨筋，外側には腓骨筋，後方には下腿三頭筋が，それぞれ一定の筋膜・筋中隔で隔てられています。これを区画〈コンパートメント〉といいます（大腿前面への強い打撲により，前脛骨筋が損傷されたときは，前脛骨筋症候群といいます）。
　これらが，外傷により損傷され，筋内圧が異常に上昇すると阻血障害を生じます。

▶原　因
　激しい運動，強い打撲，骨折の出血による圧迫，ギプス固定など
▶治　療
　安静，挙上が大切ですが，症状が強いとき，または筋内圧が 30 mmHg 以上あるときには早急に筋膜減張切開を行わないと壊死を生じ，最悪切断に至ることがあります。

CHART 49

疲労骨折は，脛骨上3分の1に最も多い
区画症候群では，時期を逸せずに筋膜減張切開を行わないと壊死を生じる

圧挫〈挫滅〉症候群 crush syndrome

　重量物などにより身体，特に四肢が長時間圧迫されて起こります．圧迫により循環障害が起こり，広範囲の筋肉の損傷を伴います．圧迫が高度になると，筋肉の壊死が生じ，ミオグロビンが筋肉から溶出し，ミオグロビン尿を生じ，急性腎不全を来します．
　輸液，感染予防のための抗菌薬の投与，血液透析などを行います．

ハーフタイム

スポーツ医学について
　昨今，「スポーツ医学」がある意味では脚光を浴びています．それに伴い，最近の若いドクターはすぐに「スポーツ医学をやりたい」と申し立てます．安易に．自分の経験を生かして，そのように志すのはいいのですが，何も知らずしてその道のプロのような顔をするのはいかがなものでしょうか．もし，本当にそれを望むならば，自分の時間を潰し，金銭のことを考えずにまず努力すべきでしょう．そして，仕事は診察室だけではなく，現場ですべきです．そう，ある映画の有名なセリフ「事件は現場で起きているんだ！」というやつです．ある意味では単なる根性論です．でも"スポ根"という言葉があるように，スポーツと根性は切り離せません．だから，スポーツ医学にも根性が必要なのです．諸君，世の中そんなに甘くはないですよ．

Ⅲ 疾患各論

Check Test

□ 1	大腿直筋は膝関節を伸展させる筋である。	○ 大腿直筋は大腿四頭筋の一つである
□ 2	内側広筋は膝関節の伸筋である。	○
□ 3	膝関節の運動は，屈伸と回旋の連合運動である。	○
□ 4	正常な膝関節は，伸展位で他動的に最も安定した状態となる。	○
□ 5	変形性膝関節症では，大腿四頭筋萎縮がみられる。	○
□ 6	変形性膝関節症では，関節辺縁骨棘がみられる。	○ 初期にみられる変化である
□ 7	変形性膝関節症では，軟骨下骨囊腫がみられる。	○
□ 8	変形性膝関節症では，びまん性骨萎縮がみられる。	× びまん性の骨萎縮は，膝を使わないときにみられる。ほかにRAでもみられる
□ 9	変形性膝関節症では，関節液混濁がみられる。	× 関節液の混濁は，炎症がある場合に生じやすく，リウマチ，感染，痛風などでみられる
□10	変形性関節症は，安静時にも激しい関節痛が持続する。	×
□11	変形性関節症は，関節破壊が著明である。	× Charcot関節のような無秩序で広範囲の破壊はない
□12	変形性関節症では，多数の関節遊離体がみられる。	× 通常遊離体は少ない
□13	Osgood-Schlatter病は，女性に好発する。	× 小学校高学年～中学校低学年の男子に好発する
□14	膝関節離断性骨軟骨炎の好発年齢は，15～20歳である。	○
□15	膝関節離断性骨軟骨炎は，大腿骨内側顆に好発する。	○
□16	膝関節離断性骨軟骨炎において，遊離体は最終的に滑膜に取り込まれる。	× 離断した軟骨は滑膜に取り込まれることなく関節ネズミとなって，膝関節の嵌頓症状を起こす
□17	膝蓋骨は，大腿四頭筋の効果を高める働きがある。	○
□18	前，後十字靱帯の断裂は，ばね現象の原因となる。	× 慢性期では，膝くずれ現象が主である
□19	靱帯損傷では，内側側副靱帯損傷が最も多い。	○
□20	膝前十字靱帯損傷はスポーツが原因で生じることが多い。	○
□21	前十字靱帯損傷では，後方引き出し現象がある。	× Lachmanテスト，前方引き出しテストが陽性となる
□22	半月板損傷の診断には，McMurrayテストが有用である。	○ Apleyテスト，McMurrayテストなどが有用である
□23	円板状半月板では，ばね現象がみられる。	○ 日本人に多い
□24	内側半月板でしばしば円板状半月板がみられる。	× 円板状半月板は外側に多い
□25	滑膜骨軟骨腫症では，多数の関節遊離体がみられる。	○
□26	離断性骨軟骨炎では，多数の関節遊離体がみられる。	× 遊離体は1個のことが多く，多くても数個である
□27	脛骨骨幹部閉鎖性骨折の治療では腫脹消退後に内固定術を行う。	○
□28	脛骨骨幹部閉鎖性骨折の治療では骨折部を切開し血腫を除去する。	× 血腫は自然吸収される
□29	脛骨骨幹部閉鎖性骨折の治療では骨髄腔の切削は最小限度にする。	○
□30	脛骨骨幹部閉鎖性骨折の治療では骨膜を温存して整復するのが望ましい。	○

8 膝関節

Check Test

☐31	下腿開放性骨折でまず行うべき処置は，骨接合である。	×	例外はあるが，受傷初期に観血的整復固定術を行うことは**禁忌**である
☐32	下腿開放性骨折でまず行うべき処置は，débridement である。	○	最初に行うべきことは洗浄・débridement である
☐33	疲労骨折は，長管骨には起こらない。	×	脛骨上1/3に最も多い
☐34	コンパートメント症候群では筋区画内圧の上昇がみられる。	○	
☐35	圧挫〈挫滅〉症候群では多尿がみられる。	×	ミオグロビン尿症による急性腎不全を来す
☐36	圧挫〈挫滅〉症候群では高ナトリウム血症を来す。	×	一般に希釈性の低ナトリウム血症をみることが多い

9 足関節と足

機能解剖

足関節 → 背屈時に腓骨は外旋かつ上方へ移動し，底屈時には内旋して下方へ移動します。
Lisfranc（リスフラン）関節 → 足根中足関節 ┐ この2つによって前足部，中足部，後足部に分
Chopart（ショパール）関節 → 横足根関節 ┘ かれます。
底　屈 → 下腿三頭筋（腓腹筋，ヒラメ筋）〜アキレス腱
背　屈 → 前脛骨筋，長母趾伸筋
内返し（縦アーチ指示） → 後脛骨筋
外返し → 長・短腓骨筋
靱　帯 → 脛・腓骨の間 → 前・後脛腓靱帯 ┐
外　側 → 前距腓靱帯，踵腓靱帯，後距腓靱帯 ├ 足関節はこれらの靱帯によって安定しています。
内　側 → 三角靱帯 ┘

総腓骨神経麻痺 → 前脛骨筋，長母趾伸筋の麻痺 → 足関節背屈不能 → 下垂足 drop foot

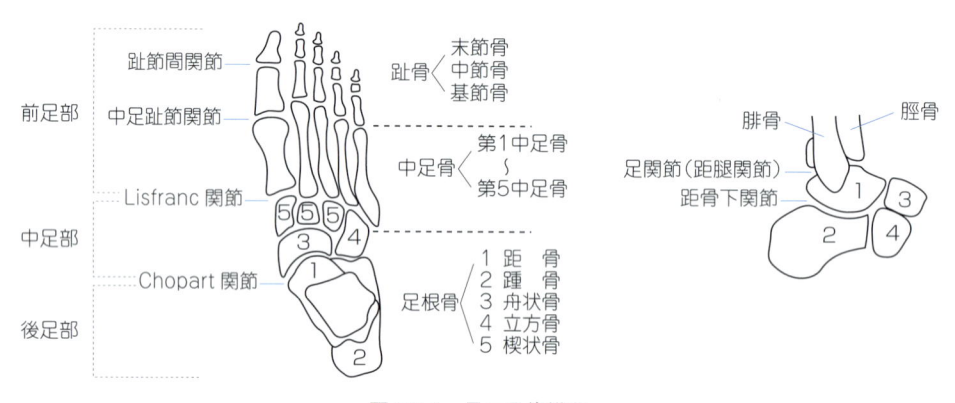

図3.9.1 足の骨格構造

▶主要な靱帯の機能
前距腓靱帯，踵腓靱帯，後距腓靱帯：足関節の過剰な内反動揺を制御しています。
三角靱帯：足関節の過剰な外反動揺を制御しています。
前・後脛腓靱帯：脛骨と腓骨が離開するのを制御しています。

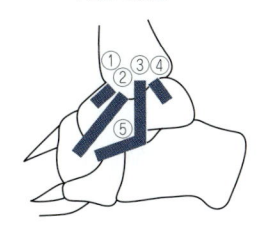

内側の靱帯　　　外側の靱帯

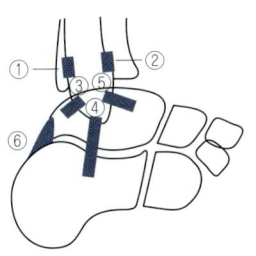

①前脛距靱帯　④後脛距靱帯　①後脛腓靱帯　④踵腓靱帯
②脛舟靱帯　　⑤底側踵舟靱帯　②前脛腓靱帯　⑤前距腓靱帯
③脛距靱帯　　①〜④三角靱帯　③後距腓靱帯　⑥後距踵靱帯

図3.9.2　足関節部の靱帯

先天性内反足

男児に多くみられます。片側，両側ほぼ同数です。
　最近は減少傾向にあります（先天性疾患は最近，すべて減少傾向にあると思ってよし。母体の栄養がよくなったから？）。
　4つの要素　→　内反，内転，尖足，凹足

▶治　療

　ギプスなどにより早期加療を行います。熟練したドクターがこまめに何回も矯正ギプスを巻き直します。
　Denis-Browne型装具も活用します。
　難治例には手術療法を行います。
　　→　ギプス矯正を行っても良い位置が得られないときは，観血的に治療します。生後6か月から1歳前後までが適応年齢とされますが，バリエーションは広いです。
　手術の適応は脛距角，距踵角，臨床症状などから判断します。
　尖足に対しては，後方解離術，アキレス腱延長などを行います。
　尖足および前足部内転では，後内方解離術などを行います。
　踵骨と立方骨の一部を楔状に切除するEvans骨切り術もあります。

▶遺残変形

　舟底足，扁平距骨，うちわ歩行，筋萎縮などがみられます。

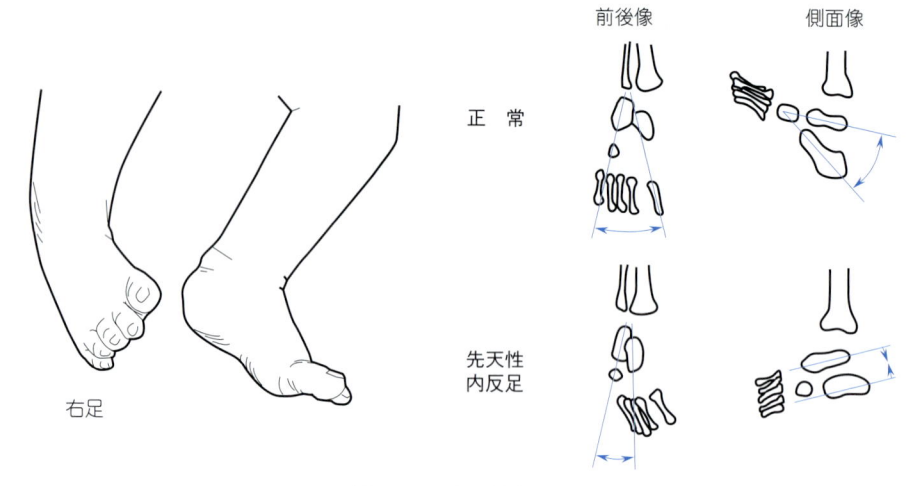

図3.9.3　先天性内反足

その他の先天性奇形

1 先天性外反踵足

足背が下腿前面に接触するぐらい反りかえります。先天性内反足より予後は良好です。
自然整復されるものが多いです。

2 足根骨癒合症

2個以上の足根骨が骨性，軟骨性，線維性に癒合します。
距踵間，踵舟間の癒合症　→　10歳前後から現れます。
治療は，癒合部切除術を行います。

3 第4中足骨短縮症

両側，思春期前後の女子に多くみられます。
延長術を行うこともあります。

4 外脛骨症

舟状骨内側，後脛骨筋腱内に発生する過剰骨です。
頻度は，約15％に及びます。足の過剰骨の中で最も多くなっています。
10～15歳頃に，スポーツ活動に関連して内果前下方に疼痛が生じます。

▶治 療
ストレッチング，安静，足底板，摘出術，骨接合術，ドリリング drilling

5 三角骨障害

距骨後突起の後方に出現する過剰骨です。
足関節底屈時，脛骨と踵骨との間に挟まれて疼痛を生じます。
治療としては，摘出術を行います。

6 母趾種子骨障害

第1中足骨骨頭の底部に現れます。
二分種子骨，骨壊死，疲労骨折を生じます。
脛骨側に多くみられます。

▶治 療
足底板，副腎皮質ステロイド薬の局所注射，摘出術

麻痺性変形

痙性麻痺　→　脳性麻痺，脊髄麻痺
弛緩性麻痺　→　二分脊椎，Charcot-Marie-Tooth 病，末梢神経麻痺
ともに，はっきりした歩行障害がみられます。

▶治 療
3関節固定，アキレス腱延長術，後脛骨筋移行術

扁平足

足の縦アーチの低下がみられます。
小児の扁平足は，一般的には無症状です。
中年期の肥満，加齢による筋力低下や靱帯の脆弱などによってアーチは低下します。
治療としては，足趾の筋力訓練，足底板の処方などが行われます。

Ⅲ 疾患各論

有痛性疾患

1 腓骨筋腱脱臼

腓骨筋腱溝や腓骨筋腱支帯の形成不全が素因ともされますが，スポーツ外傷としてよくみられます。

▶症　状
習慣性に移行して症状を起こします。倦怠感，鈍痛を生じます。足関節の背屈により随意的に脱臼します。
ときに弾撥音が聴かれます。

▶治　療
外傷性でも習慣性でも手術を要します。軟部組織による制動術，骨性制動術が行われます。

2 踵骨骨端症〈Sever 病〉

踵骨骨端に外力が働き，さらに度重なるアキレス腱の牽引力が加わって起こります。踵骨結節部に疼痛を呈します。10歳前後の男児に現れます。現在は真の骨端症とは考えられていません。
治療は，安静，足底板の着用などです。

3 アキレス腱滑液包炎

アキレス腱皮下滑液包と踵骨後部滑液包の炎症です。慢性化すると硬結を生じます。
ランニング障害，ときには歩行障害を生じます。
治療は，安静，ストレッチング，局所注射などが行われます。

4 踵骨棘・足底腱膜炎

踵骨隆起と足趾の足底部を結ぶ足底腱膜の起始部に起こる腱膜炎と骨膜炎です。中年女性に好発しますが，陸上の長距離選手もよく足底腱膜炎を起こします。
治療としては，副腎皮質ステロイド薬の局所注射，足底板，足のマッサージなどが有用です。

5 第1 Köhler（ケーラー）病

足舟状骨の無腐性壊死です。
分核化，扁平化，骨硬化像などがみられますが，2年くらいを要して自然治癒します。
4～8歳の男児に好発します。

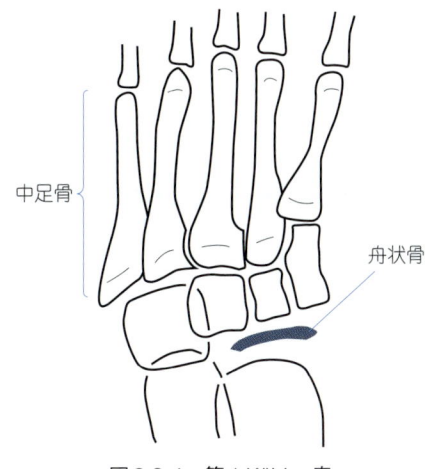

図3.9.4　第1 Köhler 病

6 足根管症候群 tarsal tunnel syndrome

足関節内果後下方，足根骨と屈筋支帯に囲まれた部位にて，脛骨神経が絞扼されます。

▶原　因
特発性，ガングリオン，骨隆起，外傷など
▶症　状
足底から足趾にかけて脛骨神経の枝（3本）の支配領域に放散痛や局所の疼痛，しびれを訴えます。
Tinel 徴候（損傷神経部位をたたくと感じられる知覚障害）は陽性です。
▶治　療
副腎皮質ステロイド薬注入，神経剝離

7 外反母趾 hallux valgus

中年女性，ときに若年者にもみられます。遺伝性がみられます。

▶外的要因
ハイヒール　→　日本でも最近増加
▶症　状
母趾 MTP 関節にて末梢が小指側に外反，内側は bunion（特有の滑液包炎の腫脹）を形成しています。
▶X線計測
外反母趾角　→　15°以上
第1・2中足角　→　10°以上
▶治　療
数々の矯正装具がありますが，本当に有効なものは少ないです。

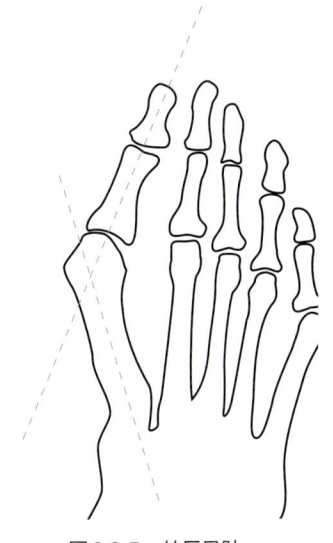

図3.9.5　外反母趾

・手術療法

軟部組織手術（McBride 法），骨切り術（中足骨頸部：Mitchell 法，中足骨基部：Mann 法など）を選択します。

8 Freiberg 病〈第 2 Köhler 病〉

中足骨骨頭の無腐性壊死です。第 2 中足骨に多くみられます。
10 ～ 17 歳の女子に多くみられます。
変形性関節症を生じやすいです。
治療は，足底板の処方などが行われます。

9 行軍骨折

中足骨疲労骨折。以前は新兵の行軍訓練で生じましたが，現在はスポーツ障害としてよくみられます。
第 2，3 中足骨骨幹部に多くみられます。
原因となるランニングなどを中止します。再びランニングができるまで 1，2 か月を要します。

10 Morton 病

趾神経が中足骨骨頭間で圧迫されます。
第 3，4 趾間に多くみられます。
中年以降の女性に目立ちます。狭い靴を履いていると生じやすいです。
治療としては，副腎皮質ステロイド薬の局所注射，骨間靱帯切離，神経腫切除などが行われます。

> **CHART 50**
> 先天性内反足は主に男児に，早期からギプス矯正する
> 外反母趾は，中年女性に多く，家族内発生あり

その他

1 関節リウマチ（p.54 参照）

外反母趾，槌趾，開張足，扁平足などがみられます。

2 痛風性関節炎（p.64 参照）

母趾 MTP 関節に好発します。

中年男性によくみられ，夜中に急激な疼痛発作が生じます。

③ 血友病性関節症 （p.213参照）

関節内出血を繰り返します。
足関節は膝関節の次に多く発症します。

④ 足部血行障害

a　Raynaud 症候群

微小動脈の発作的れん縮。強皮症や振動障害でみられます。

b　閉塞性動脈硬化症〈ASO〉

50歳以上の男性によくみられ，糖尿病に合併し，間欠性跛行を生じます。脊柱管狭窄症による間欠性跛行との鑑別を要します。

c　閉塞性血栓血管炎〈TAO〉

血栓によって四肢の小動脈が閉塞し，しびれ感や間欠性跛行を生じます。50歳以下の喫煙者に多く発症します。

⑤ 槌　趾

PIP 関節の屈曲，DIP 関節の伸展が生じます。
原因は，本態性，脳性麻痺，二分脊椎，Charcot-Marie-Tooth 病などです。

⑥ 陥入爪

爪甲の側縁が皮膚にくいこみ，感染・炎症を起こします。

⑦ 爪下外骨腫

爪下の末節骨に骨増殖が生じます。見逃して，難治性瘭疽と勘違いされがちです。

⑧ アキレス腱断裂

スポーツ外傷にて生じます。若年のスポーツマンにも起こりますが，成年・中高年の方が発生頻度が高くなっています。

▶症　状

「誰かに急に蹴られた」「ボールをぶつけられた」などと訴えます。
片脚起立できるほどの筋力はありませんが，足関節の底屈は可能です。

III 疾患各論

陥凹 → 踵骨付着部から3，4横指上で断裂することが多いのですが，この部位に触診で凹み，陥凹を触れます。

Thompson-Simmond squeeze テスト
→ 下腿三頭筋を両側からつまむと，通常は足関節の底屈が生じますが，本症では底屈がみられません。

▶治　療

保存療法
→ 2〜4週間の大腿からのギプス，さらに2〜4週間の下腿ギプス後に，後療法に移ります。断端間隙の少ないものは，尖足位に固定するだけでも癒合します。

手術 → 再断裂の危険性防止，スポーツへの早期復帰のためにはスポーツマンに対し，縫合術が推奨されます。

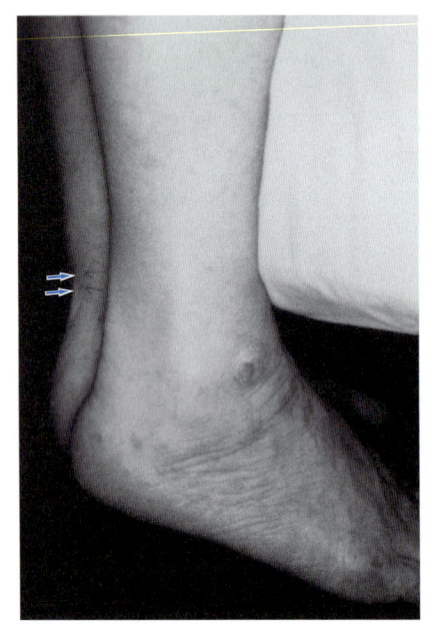

陥凹：↑

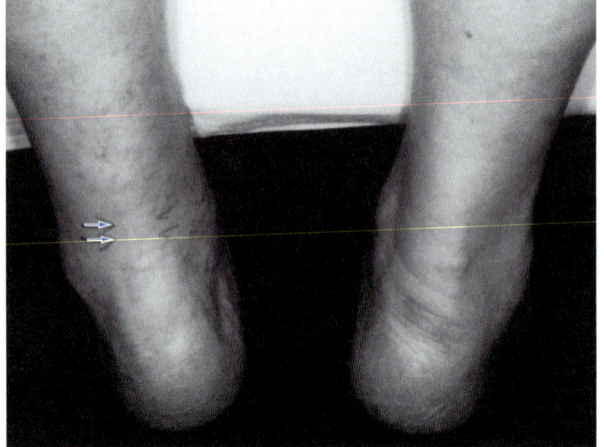

腫脹もあるが，陥凹がみられる：↑

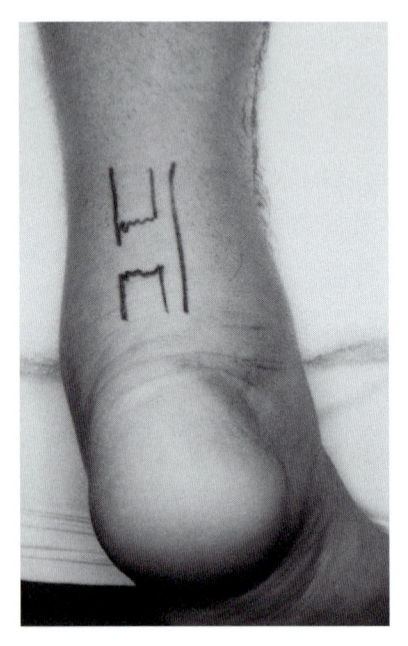

図3.9.6　アキレス腱断裂

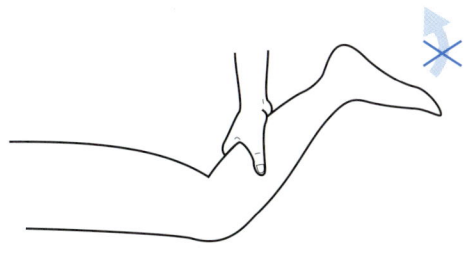

図3.9.7　Thompson テスト

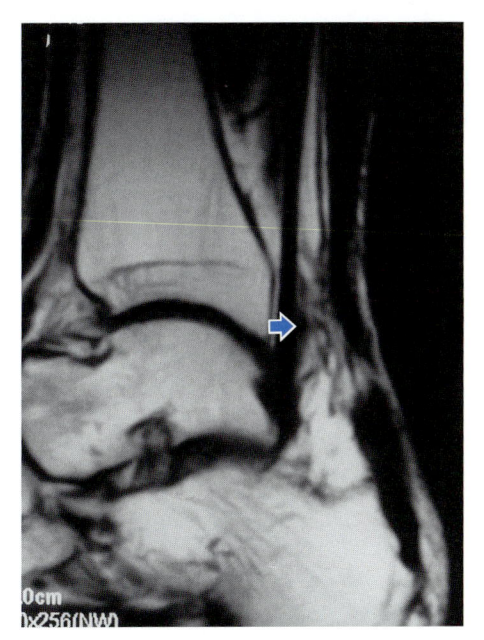

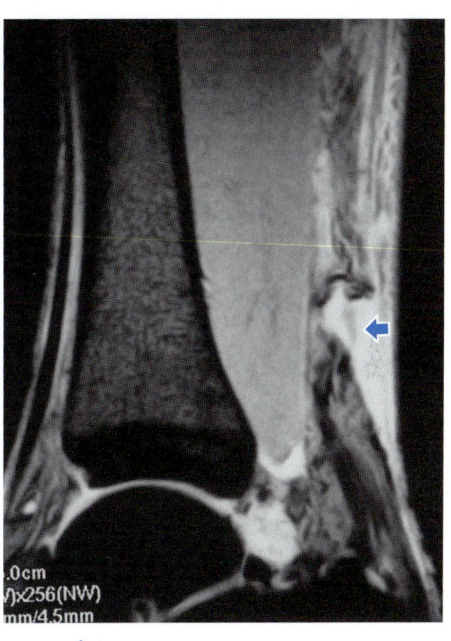

アキレス腱断裂部位：↑
図3.9.8　アキレス腱断裂・MRI

⑨ アキレス腱周囲炎・アキレス腱炎

過大な負荷，腱の変性，柔軟性低下などにより生じます。症状はアキレス腱部の疼痛，腫脹で安静や副腎皮質ステロイド薬の局所注射が有効です。

CHART 51

痛風は，高尿酸血症により生じる。中年男性に多い
　痛風性関節炎は夜間の激痛を特徴とする
アキレス腱断裂：「何かをぶつけられた」などと感じる
　力は弱いが，底屈はできる。スポーツ選手には手術を勧める

233

Ⅲ 疾患各論

外　傷

足関節果部骨折

墜落，転倒，スポーツ外傷にてよくみられます。
程度は様々であり，症例ごとの治療の選択が行われます。
内転骨折，外転骨折，外旋骨折などがあります。
強力な外旋骨折では，Cotton 骨折〈三果骨折：内果，外果，脛骨後果の骨折〉を来します。
正確な骨折の判断には断層撮影，3DCT などが有用です。
転位の程度により保存療法，または手術療法が選択されます。

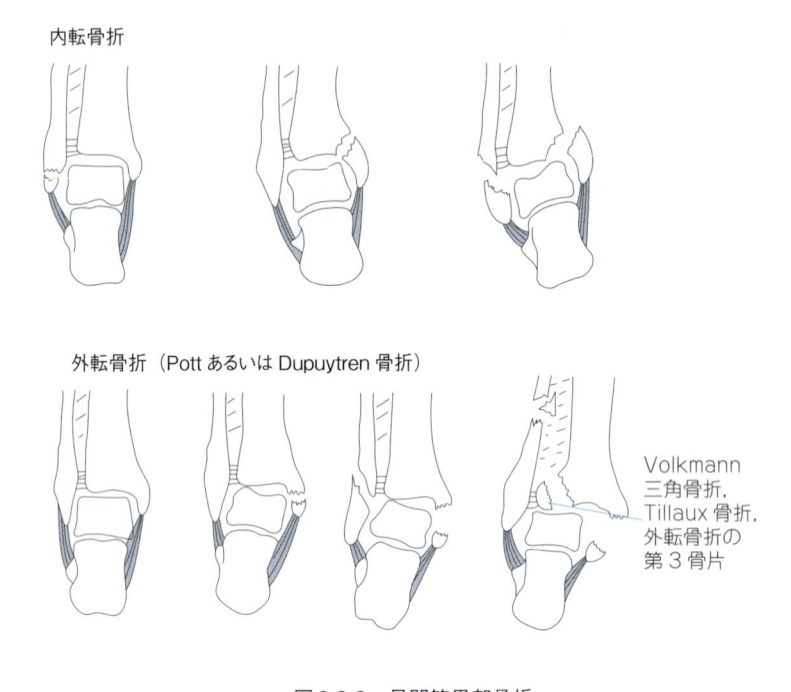

内転骨折

外転骨折（Pott あるいは Dupuytren 骨折）

Volkmann 三角骨折，Tillaux 骨折，外転骨折の第 3 骨片

図 3.9.9　足関節果部骨折

脛骨天蓋骨折〈plafond 骨折，pilon 骨折〉

　関節内骨折ゆえに正確な転位の把握が必要です。4 方向の X 線撮影や断層写真，CT などで確認します。
　踵骨からの直達牽引などにより整復します。解剖学的な整復を第一とします。骨片の大きさに合わせてスクリューや Kirschner 鋼線にて固定します。

足関節脱臼骨折

外方脱臼が最も多く，内方脱臼がこれに続きます。

a 外方脱臼

過度の外反と外旋により生じます。外果が折れ，距骨が外方に出ます。三角靱帯と脛腓靱帯の断裂を伴います。

まずは，徒手的に整復しますが，安定性が悪いときには手術を行います

b 内方脱臼

多くは内果骨折を伴います。

治療は，観血的整復内固定術を行います。解剖学的整復を目指します。

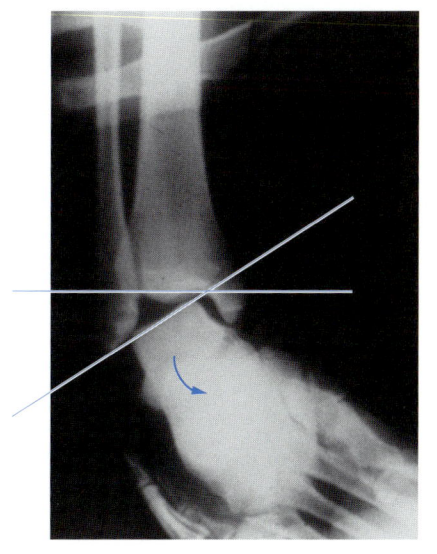

内反ストレスにて外方傾斜角は高度に増大 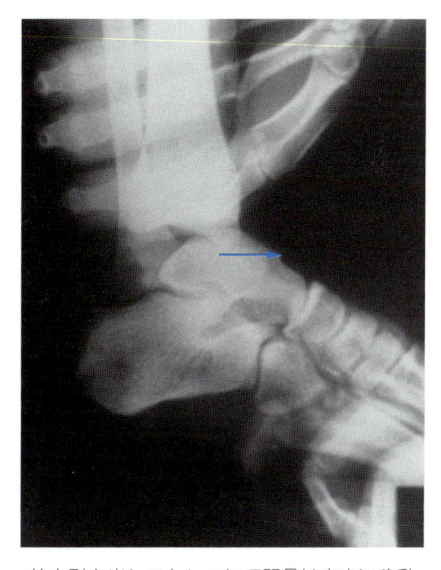　　　前方引き出しストレスにて距骨は高度に移動

図3.9.10　足関節靱帯損傷・ストレスX線像

足関節捻挫，靱帯損傷

スポーツ外傷の中で最も多いです。

足関節の内反〈内返し〉による前距腓靱帯，踵腓靱帯の損傷が最もよくみられます。最初に前距腓靱帯が損傷されます。外反〈外返し〉捻挫では，三角靱帯が損傷されます。重症例（Ⅲ度）では，関節の不安定性が生じます。

▶**参　考**：靱帯損傷の重症度
　Ⅰ度：不全損傷（関節の不安定性なし）
　Ⅱ度：靱帯の部分断裂（関節の不安定性軽度）
　Ⅲ度：靱帯の完全断裂（関節の不安定性著明）

▶**診　断**

ストレスX線が重症度の判定に有用です。

前方引き出し5mm以上，内反ストレス10°以上を陽性とします。

・損傷部位と圧痛
　　外果前下方：前距腓靱帯
　　外果下方：踵腓靱帯

▶**治　療**

急性期治療の大原則は，安静・冷却・圧迫包帯・患肢挙上，いわゆるRICE〈rest, icing, compression, elevation〉です。

靱帯損傷のいわゆるⅡ度（部分断裂）までは保存的に加療します。完全断裂に対しては，手術を行う場合と，ギプス固定にて（約4週間）治療する場合があります。

陳旧例　→　不安定性を訴える例では，特にスポーツ障害が大きい例において，のちに靱帯再建術が行われます。

距骨骨折・脱臼

高所からの飛び降り，過度の背屈などにより生じます。

▶**治　療**

解剖学的に整復します。距骨体部の阻血性壊死の危険性があります。

3か月の非荷重が行われることがあり，拘縮と骨萎縮が残りやすいです。

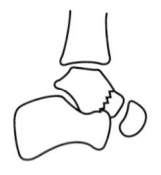

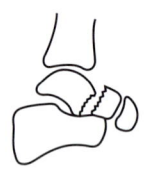

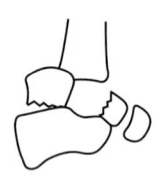

group 1　　　　　group 2　　　　　group 3

group 1：距骨体部に転位を認めない
group 2：足関節に転位を認めないが，距踵関節には転位を認める
group 3：距骨体部が，足関節や距踵関節から脱臼する
　　　　　距骨体部にも骨折線を認めることが多い

図3.9.11　距骨頸部骨折 Hawkins の分類

踵骨骨折

転落事故で生じやすく，ときに腰椎の圧迫骨折を伴います。
Sudeck 骨萎縮を起こしやすいです。

▶ X 線所見

距踵関節をみるには，Anthonsen 撮影を行います。
Böhler 角（ベーラー角）（通常は 20 〜 30°）の減少

▶ 治　療

難治性です。外反扁平足，骨萎縮，疼痛などの後遺症が残りやすいです。

保存療法 → 固定期間はできるだけ短くして，早期に可動域訓練を開始して骨萎縮を防ぎます。
大本法 → 徒手整復術。腹臥位にて踵骨を両腕で強く挟むように圧迫しながら徒手整復します。

▶ 手術療法

Westhues 法 → 踵骨隆起より後方骨片に太い釘を刺し，てこのように利用しながら整復します。
観血的整復内固定術
陳旧例 → 距踵関節固定術，腓骨筋腱剝離術，踵骨切除

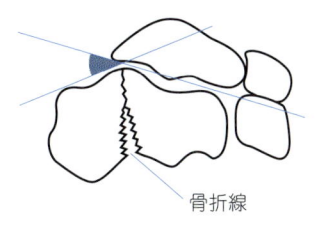

図 3.9.12　Böhler 角

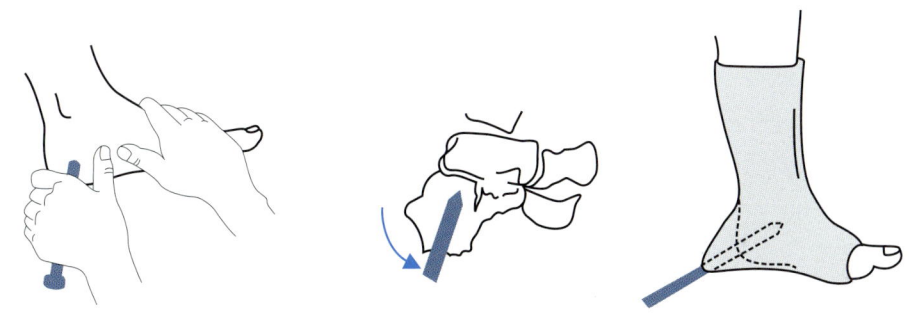

図 3.9.13　Westhues 法

Lisfranc 関節骨折・脱臼

Lisfranc 関節〈足根中足関節〉の骨折は高所からの転落，交通事故などで生じます。脱臼は前足部が上外側に転位，ときに第 1，2 中足骨間が左右に分離します。

▶ 治　療

整復は比較的容易。Kirschner 鋼線などを用いて整復位を保持します。術後は足底板を用います。

III 疾患各論

中足骨骨折

直達外力，介達外力によって生じます。
Jones 骨折　→　第 5 中足骨基部の横骨折
治療としては，転位があるときは，Kirschner 鋼線などを用いて観血的整復内固定術を行います。

足趾骨骨折

重量物を足趾に落としたときなどに生じます。
転位例では，手術が有用です。

CHART 52

　　足関節捻挫の救急処置は RICE
　　　R：rest 安静　　I：icing 冷却　　C：compression 圧迫
　　　E：elevation 挙上
　　距骨骨折は特に壊死に陥りやすい
　　踵骨骨折はときに難治性

9 足関節と足

Check Test

☐ 1	第1Köhler病の罹患部位は，足の舟状骨である。	○	
☐ 2	第2Köhler病〈Freiberg病〉の罹患部位は，第2中手骨骨頭である。	×	第2中足骨骨頭に発症する骨端症である
☐ 3	Freiberg病は，女性に好発する。	○	第2Köhler病ともいわれ，思春期の女子に多い
☐ 4	アキレス腱の完全断裂でも，足関節底屈は可能である。	○	ただし，力は弱い
☐ 5	アキレス腱断裂は，アキレス腱部を強打されて生じることが多い。	×	受傷機転は介達外力による
☐ 6	アキレス腱断裂では，患肢でのつま先立ちは不可能である。	○	
☐ 7	アキレス腱断裂では，断裂部に腫瘤を触れる。	×	腫瘤は触れず陥凹を触れる
☐ 8	アキレス腱断裂では，尖足位に固定するだけでも癒合する。	○	断端間隙の少ないものは，尖足位に固定するだけでも癒合する
☐ 9	アキレス腱断裂では，腱縫合を行うことが多い。	○	端々縫合を行う
☐10	足根管症候群では，母趾の背屈が障害される。	×	主にしびれを生じる
☐11	下垂足は，総腓骨神経麻痺で生じる。	○	前脛骨筋，長母趾および長趾伸筋，短趾伸筋，長・短腓骨筋を支配するため，麻痺すると下垂足となる
☐12	先天性内反足の男女比は，ほぼ同じである。	×	男女比は2:1である
☐13	先天性内反足は，内反変形のほかに前足部内転と尖足とを伴う。	○	その他，踵骨内反，凹足を伴う
☐14	先天性内反足の軽症では，自然治癒することもある。	×	放置すると変形，拘縮へと進行する
☐15	前脛骨筋は膝関節を伸展させる筋である。	×	前脛骨筋は足関節の背屈筋である
☐16	足関節の過剰背屈性は，前距腓靱帯の断裂を示唆する。	×	
☐17	足関節の外旋動揺性は，前距腓靱帯の断裂を示唆する。	×	
☐18	足関節の内反動揺性は，前距腓靱帯の断裂を示唆する。	○	踵腓靱帯の断裂も関与する
☐19	外果前下方の限局した圧痛は，前距腓靱帯の断裂を示唆する。	○	
☐20	踵骨骨折は，骨癒合後骨壊死を起こしやすい。	×	
☐21	踵骨骨折は，急性骨萎縮を起こしやすい。	○	Sudeck骨萎縮（外傷後に急性に発症する骨萎縮で有痛性）が起こりやすい
☐22	踵骨骨折は，歩行時の疼痛を残しやすい。	○	
☐23	踵骨骨折は，無腐性壊死を生じやすい。	×	踵骨骨折では圧迫骨折の形をとり，無腐性骨壊死はほとんどみられない。足部では，距骨骨折が無腐性骨壊死を起こしやすい
☐24	踵骨骨折では，X線写真で踵骨隆起関節角〈Böhler角〉は増大する。	×	
☐25	脛骨中下1/3骨折は，遷延治癒を起こしやすい骨折である。	×	治癒ははなはだ緩慢で，偽関節形成，変形治癒を来しやすい

和文索引

(太字:主要ページ)

【あ】

アイシング 198
アキレス腱炎 233
アキレス腱滑液包炎 228
アキレス腱周囲炎 233
アキレス腱断裂 231, 232, 233
アスピリン 92
アドリアマイシン 26, 89, 96
アポトーシス 3
アミロイドーシス 55, 60
アミロイド関節症 67
アミロイド骨嚢腫 67
アミロイド沈着 144
アルカリホスファターゼ 3
アルコール 185, 187
アロプリノール 65
亜脱臼 12, 66, 178, 181, 182
悪性関節リウマチ 60, 62
悪性骨腫瘍 17, 22, 89
悪性腫瘍 20, 37
悪性線維性組織球腫 86, 103, 104
悪性リンパ腫 87, 89, 100, 104
握雪感 52
朝のこわばり 54, 59
圧挫症候群 221
圧潰 180, 186
圧迫骨折 158, 237

【い】

Ⅰ型コラーゲンの変異 77
1型プロコラーゲンC末端プロペプチド 4
1型プロコラーゲンN末端プロペプチド 4
イオトロラン 21
イオヘキソール 21
イソニアジド 49, 166
イプリフラボン 84
イホスファミド 89
インドメタシン 210
インピンジメント症候群 118
インポテンス 175
易骨折性 83
異骨症 78
異所性骨化 20, 68
一次性変形性関節症 9
一過性大腿骨頭萎縮症 187

【う】

ウォーミングアップ 198
うちわ歩行 225
打ち抜き像 64, 101

烏口肩峰アーチ 115
烏口鎖骨靱帯完全断裂 112
烏口突起移行術 114
内返し 235
腕相撲骨折 119
運動麻痺 158
運動療法 26, 35, 36

【え】

エストロゲン 84
エタンブトール 49, 166
壊死 140, 180, 181, 182, 185
壊死性筋膜炎 52
壊疽 52
曳糸性 17, 18
遠隔皮弁 29

【お】

オステオカルシン 4
オステオン 3
オバケ手 146
凹足 225
黄色腫細胞 103
黄色靱帯肥厚 172
黄色ブドウ球菌 19, 45, 47, 50, 51, 167, 214
横骨折 11, 219
横紋筋肉腫 103
温熱療法 26

【か】

カナマイシン 166
カルシトニン 82, 84
ガス壊疽 37, 52
ガドリニウム造影剤 174
ガリウム 22
ガングリオン 68, 106, 144, 145, 229
下肢機能軸 195
下垂手 136, 144, 146
下腿骨骨折 219
下腿骨疲労骨折 220
化膿性関節炎 9, 18, 33, 50, 125, 214
化膿性股関節炎 45, 50, 182
化膿性脊椎炎 45, 167
加速歩行 13
加齢現象 172
荷重線 195
過剰骨 226, 227
過伸展牽引外力 157
牙関緊急 52
鵞足炎 207, 217
介達外力 219, 238
介達外力による骨折 11

介達牽引 27, 127
回旋位固定 152
回旋不安定性 152
回内筋症候群 145
海面骨 4
開脚歩行 13
開口障害 51
開張足 55, 230
開排位 178, 179
開排制限 178, 179, 180
開放骨折 11, 45, 47, 219
解離性知覚障害 173
外脛骨症 226
外骨化 4
外骨膜反応 87, 96
外在筋優位 128, 140
外傷性筋肉損傷 20
外傷性股関節脱臼 192
外傷性骨折 11
外傷性膝関節脱臼 218
外傷性脱臼 12, 126
外側側副靱帯 195
外側側副靱帯損傷 207
外側半月板損傷 202, 217
外側半月板断裂 202
外転骨折 234
外反 196, 235
外反膝 76, 196
外反肘 122
外反変形 214
外反扁平足 237
外反母趾 55, 68, 229, 230
外方脱臼 235
角膜混濁 77
核酸増幅法 49
肩関節 111
肩関節運動 111
肩関節周囲炎 117
肩関節前方亜脱臼 118
肩関節脱臼 114, 118
肩関節不安定症 114
肩腱板 111
肩腱板断裂 116, 117, 118
活性型ビタミンD 84
滑液 6
滑液包 6
滑液包炎 68
滑膜 5, 10
滑膜関節 5
滑膜血管腫 217
滑膜骨軟骨腫症 67, 186, 216
滑膜切除術 33, 59
滑膜肉腫 103, 104

鎌状赤血球貧血 185
完全骨折 11
完全麻痺 159
陥入 123
陥入爪 231
患肢温存手術 89
乾癬性関節炎 61
間欠性跛行 13, 70, 171, 173, 174, 231
嵌合骨折 190
嵌頓 201, 215, 216
寒冷曝露 70
寒冷療法 27
感染性関節炎 50
感染性偽関節 47
関節 5
関節液 6, 18
関節液検査 17
関節円板 5
関節可動域 14
関節可動域訓練 26, 35
関節可動域制限 55
関節鏡検査 22
関節鏡視下手術 34
関節強直 56
関節形成術 33
関節結核 49
関節血症 66, 106, 196, 203
関節固定術 33, 59
関節拘縮 10, 12, 79
関節障害, 非対称性の 61
関節水症 10, 22, 49, 66
関節穿刺 17, 18, 19, 214
関節造影 21
関節動揺性 55
関節内血腫 217
関節内出血 66, 213, 215, 231
関節内注射 26
関節軟骨 5, 9
関節ネズミ 67, 72, 197, 199
関節の構造 5
関節破壊 66
関節包 5, 10
関節遊離体 67, 72, 123, 186, 197, 216
関節リウマチ 6, 9, 17, 18, 33, 51, 54, 56, 83, 125, 142, 214, 230
関節リウマチの機能障害分類 58
関節リウマチの進行程度による分類 58
関節リウマチの診断基準 55
関節リウマチの分類基準 58
管壁細胞 106
緩解導入薬 59
環軸椎亜脱臼 56
環椎破裂骨折 157
観血的整復内固定術 188, 191, 218, 235, 237, 238
癌の骨転移 17, 23
癌の転移 88

【き】

ギプス 27
ギプス固定 10
ギプス包帯による圧迫 71
ぎっくり腰 170
基質 3
基本肢位 14
亀頭炎 62
亀背 48, 76
偽関節 12, 47, 119, 122, 128, 146, 148, 190, 219
偽痛風 18, 65, 66, 214
義手 38
義足 38
喫煙者 231
喫煙習慣 70
逆 Colles 骨折 131
逆 Phalen テスト 145
臼蓋角 179
臼蓋形成不全 178, 179, 182, 183, 187
急性化膿性関節炎 19
急性化膿性股関節炎 47
急性化膿性骨髄炎 45, 46
急性腎不全 221
急性腰痛症 170
急速破壊型股関節症 185
巨細胞 103
巨細胞腫 87
巨細胞動脈炎, 側頭動脈の 61
巨指症 138
距骨頸部骨折 236
距骨骨折 8, 236, 238
距骨脱臼 236
魚椎変化 83
魚椎変形 81
協調性訓練 36
狭窄性腱鞘炎 141
胸郭 162
胸郭出口症候群 70, 162, 163
胸椎 164
胸椎損傷 175
胸・腰髄損傷 159
胸肋鎖骨肥厚症 162
強直性脊椎炎 61, 62, 167
強直性脊椎増殖症 67, 167
強皮症 231
局所皮弁 29
棘上筋腱炎 118
棘上筋腱石灰沈着 115
棘突起骨折 157
金属プレート 119
金属融解 210
金療法 59
筋原性疾患 19
筋骨格系の診察 14
筋性斜頸 29
筋線維 6

筋電図 19
筋の構造 6
筋膜減張切開 28, 71, 220
筋力増強訓練 26, 35, 36

【く】

クラビクラバンド 112
クラミジア 62
クロマチン濃染 97, 100
グロムス腫瘍 105, 106
くる病 81, 82
くる病念珠 81
区画症候群 70, 220
空気造影 21
屈筋腱損傷 139
屈筋腱皮下損傷 139
屈指症 138, 141

【け】

ケラタン酸排泄増加 77
外科頸骨折 118
脛骨近位端骨折 218
脛骨高位骨切り術 210, 212
脛骨粗面の骨端症 199
脛骨粗面部の異常骨化像 198
脛骨天蓋骨折 234
痙性対麻痺歩行 13
痙性片麻痺歩行 13
痙性歩行 156, 157
痙性麻痺 64, 227
頸肩腕症候群 160
頸髄損傷 158, 159, 160
頸椎 151
頸椎カラー固定 154, 155
頸椎後縦靱帯骨化症 156
頸椎症 155
頸椎脱臼骨折 27
頸椎椎間板ヘルニア 153, 154, 155
頸椎捻挫 157
頸椎分節異常és 78
頸部骨軟骨症 155, 157
頸肋 111, 162
鶏歩 13
血液検査 17
血液生化学所見 88
血液透析による骨・関節症 67
血管炎 60, 62
血管腫 103, 105
血管造影 21
血管損傷 12
血管柄付き移植 34
血行障害 10, 37, 70, 71, 123, 140, 197
血行性化膿性骨髄炎 47
血行性感染 45
血清クレアチン 17
血清フェリチン値 60
血栓性静脈炎 70
血友病 18

血友病性関節症　66, 213, 231
結核結節　49
結核性関節炎　33, 50, 125, 215
結核性腱鞘炎　49
結核性脊椎炎　48, 166
結晶性滑膜炎　65, 214
結晶誘発性滑膜炎　66
月状骨周囲脱臼　146
月状骨軟化症　143
肩甲頸骨折　112
肩甲骨骨折　112
肩鎖関節脱臼　112, 113
肩峰下インピンジメント症候群　115, 116
牽引療法　27
腱移行術　30
腱移植術　30
腱延長術　30
腱鞘炎　22, 68
腱鞘巨細胞腫　106
腱・靱帯の構造　6
腱切離術　29
腱損傷　138
腱縫合術　30
顕微外科　34
幻肢痛　37
原発性悪性骨腫瘍　88, 95
原発性悪性骨・軟部腫瘍　86
原発性骨粗鬆症　8
原発性脊髄腫瘍　173
原発性良性骨腫瘍　86, 90

【こ】

コラーゲン　5
コラーゲン代謝異常　78
コルヒチン　65
コンタクトスポーツ　112, 118, 203
コンドロイチン硫酸　5
コンパートメント　220
コンパートメント症候群　28, 70
ゴールキーパー肘　125
ゴム腫性関節炎　49
ゴルフ肘　123
股関節　178
股関節骨折　188
股関節脱臼　188, 189
固定法　27
五十肩　117
口腔粘膜潰瘍　62
行軍骨折　230
好酸球性肉芽腫　95
抗核抗体陽性　60
抗癌薬　26, 89, 99
拘縮　12
後弓反張　51
後十字靱帯　195, 196
後十字靱帯損傷　204
後縦靱帯骨化症　20

後縦靱帯肥厚　172
後方押し込みテスト　204, 205
後方傾斜角　181
虹彩毛様体炎　60, 61
高圧酸素療法　47, 52
高圧注入外傷　138
高位麻痺　145
高身長　78, 79
高尿酸血症　17, 64, 66, 233
硬化性腸骨炎　187
硬性墜落跛行　182
硬膜外腫瘍　173
硬膜外注射　26
硬膜外ブロック　169, 170
硬膜内髄外腫瘍　173
絞扼性神経障害　126
絞扼輪症候群　138
酵素ホスホリボシルトランスフェラーゼ欠損　64
膠原病　70
鋼線引き寄せ締結法　33, 128, 218
合指症　138
極超短波療法　27
骨 Paget 病　82, 95
骨悪性線維性組織球腫　99
骨異形成症　76
骨萎縮　9, 46
骨移植術　31
骨壊死　8, 22, 71, 196, 209, 212, 227
骨化核　199
骨化性筋炎　68, 126
骨化遅延，管状骨の　78
骨過剰状態　8
骨芽細胞　3, 4
骨改変層　81
骨格筋　6
骨幹　3, 4
骨幹端　3, 4
骨幹端部　86
骨幹部　87
骨関節結核　48
骨関節梅毒　49
骨切り術　31, 32
骨吸収　8, 9, 45
骨吸収マーカー　4
骨吸収抑制薬　82
骨巨細胞腫　86, 91, 94, 95
骨棘　10, 124, 172, 209
骨形成　8, 9
骨形成不全症　20, 75, 77, 83
骨形成マーカー　4
骨減少状態　8
骨硬化　9, 45, 46
骨硬化像　45, 78
骨細胞　3
骨シンチグラフィ　22, 23
骨腫　93
骨腫瘍　11, 86

骨腫瘍の治療　88
骨髄炎　11, 20, 22, 45, 87
骨髄炎の治療　46
骨髄腔閉塞　78
骨髄腫　20, 86, 87, 88, 101
骨セメント　183
骨折　11, 20
骨折線　11
骨折の合併症　12
骨折の治癒形態　12
骨折の分類　11
骨接合術　33
骨穿孔術　31
骨組織球症　87
骨粗鬆症　9, 20, 56, 77, 83, 84, 131, 158, 172, 189, 191
骨増殖　66
骨代謝マーカー　4
骨端　3, 4
骨端核　4
骨端核の異常　78
骨端症　72
骨端線　4
骨端軟骨障害　60
骨端軟骨板　3
骨端部　87
骨頭壊死　188, 190, 192
骨頭下骨折　84
骨透亮像　9
骨軟化症　8, 20, 81, 82
骨軟骨骨折　18, 67, 208
骨軟骨腫　86, 87, 90
骨軟骨体　186, 216
骨肉腫　26, 37, 86, 87, 88, 95, 97
骨の構造　3
骨の脆弱性　77
骨の年齢　4
骨破壊　12, 45, 88, 186
骨盤　187
骨盤環不安定症　187
骨盤牽引　169
骨皮質の菲薄化　90
骨変化，高度な　77
骨片転位　218
骨膜反応　20, 46
骨癒合不良　189
骨溶解　9
骨量減少　9

【さ】

3分間上肢挙上負荷テスト　162
サイアザイド系利尿薬　17
サイトカイン　57
サラゾスルファピリジン　59
作業療法　28, 36
鎖骨骨折　112, 113
鎖骨バンド　112
坐骨神経損傷　188

243

挫滅症候群　221
細胞外基質　5
猿手　136, 144, 146
三果骨折　234
三角筋拘縮症　118
三角骨障害　227
三角線維軟骨複合体　131
三角線維軟骨複合体損傷　139
酸性ホスファターゼ　4, 17, 19, 88, 102

【し】

シクロホスファミド　89
シスプラチン　26, 89, 96
ショック　12, 191
ジャージ損傷　139
ジャンパー膝　198, 217
支持プレート　217
四肢近位部短縮型低身長　76
四肢切断　37
四肢知覚障害　166
四肢麻痺　159
弛緩性麻痺　227
肢位　14
指関節脱臼　147
指骨骨折　147
脂肪腫　103, 104
脂肪塞栓　12
脂肪肉腫　103, 104
視力障害　166
歯突起異形成　151
歯突起骨折　157
耳小骨硬化症　77
自己血輸血　28
自傷行為　64
自動運動　26
自律神経失調症　162
持久性訓練　35
持続洗浄　46, 50, 51
持続的他動運動　26
磁気共鳴画像　22
色素性絨毛結節性滑膜炎　18, 66, 106, 186, 215
色素沈着　105
軸椎関節突起間骨折　157
失調歩行　13
疾走型疲労骨折　220
膝窩嚢腫　216
膝蓋腱炎　198
膝蓋骨亜脱臼　208, 209
膝蓋骨下極　199
膝蓋骨骨折　218
膝蓋骨軸射　208
膝蓋骨脱臼　18, 208, 209
膝蓋靱帯炎　198, 217
膝蓋大腿関節　195
膝蓋大腿関節障害　209
膝蓋跳動　10, 209

膝蓋軟骨軟化症　207
膝関節（内）血症　18
実質性角膜炎　49
斜頸　151
斜骨折　11
尺側偏位　55, 59
若年性関節リウマチ　60
若年性側彎症　165
尺骨遠位端脱臼　131, 133
尺骨骨幹部骨折　131, 133
尺骨神経　136, 137
尺骨神経管症候群　145
尺骨神経麻痺　136, 145, 146
尺骨突き上げ症候群　131
尺骨動脈血栓　149
手関節・手指　136
手根管症候群　55, 67, 131, 136, 144, 145
手術材料　34
手術のし過ぎ　208
腫瘍陰影濃度　87
腫瘍結節　215
舟状骨骨折　146
習慣性脱臼　12
書痙　149
小顎症　60
小指・環指伸筋腱断裂　55
小脳性失調歩行　13
小脳変性症　13
掌蹠膿疱症　162
掌蹠膿疱症性関節骨炎　61
硝子軟骨　5
衝撃吸収作用　195, 196
衝撃的垂直圧迫外力　157
踵骨棘・足底腱膜炎　228
踵骨骨折　20, 237, 238
踵骨骨端症　228
上衣腫　173
上位頸椎損傷　157
上殿部の圧痛　168
上皮小体機能亢進症　8, 20
上腕骨顆上骨折　127, 130, 140
上腕骨下端骨折　126
上腕骨外側上顆炎　122, 126
上腕骨外側上顆骨折　122, 126, 128, 130, 145
上腕骨近位端骨折　118
上腕骨骨幹部骨折　119
上腕骨内側上顆炎　123
上腕骨内側上顆骨折　128
上腕二頭筋腱炎　117
上腕二頭筋断裂　117
常染色体優性遺伝疾患　76, 77
常染色体劣性遺伝疾患　77
褥瘡　159
心疾患　70
心身症　149
伸筋腱中央索断裂　141

神経移行術　30
神経移植術　30
神経芽細胞腫　88, 89
神経筋性側彎症　165
神経原性疾患　19
神経膠腫　173
神経根圧迫　21
神経根障害　153, 155
神経根造影　21
神経根の高位診断　154
神経鞘腫　105, 173, 174
神経線維腫　105
神経線維腫症　105
神経損傷　12
神経伝導速度　19
神経剝離術　30
神経病性関節症　66, 213
神経縫合術　30
真菌性関節炎　50
振動障害　149, 231
新生骨　180
人工関節　52
人工関節全置換術　59
人工関節置換術　33, 51, 190, 210, 212, 214
人工関節置換術後の感染　51
人工骨頭置換術　189
靱帯　6, 10, 195
靱帯損傷　235, 236

【す】

スカイライン像　208
スクリュー　188, 191, 234
ステロイド関節症　210
ストレスX線　114, 196, 203, 204
ストレステスト　206
ストレッチング　26, 35, 122, 123, 198, 199, 227, 228
ストレプトマイシン　49, 166
スパイク熱　60
スピロヘータ関節炎　50
スプリント固定　139
スポーツ外傷　200, 228, 231, 234, 235
スポーツ障害　187, 230
スワンネック変形　55, 56, 59, 141, 142
水治療法　27
水溶性造影剤　169, 195
垂直介達牽引　191
随意性跛行　49
髄核脱出　153, 154, 168
髄内腫瘍　173
髄内釘　33, 119
髄膜腫　173

【せ】

セメントレス人工関節　183
生化学検査　17

生検　19
生体材料　34
正中神経　136
正中神経麻痺　144, 145, 146
成人Still病　60
成長軟骨層　3
青色強膜　77
精神的ストレス　70
整復音　121, 178
赤沈　17
赤沈亢進　45, 50, 57, 167
脊索腫　86, 100, 101
脊髄圧迫症状　77
脊髄空洞症　22, 66, 213
脊髄腫瘍　22, 173, 174
脊髄症　156
脊髄砂時計腫　174
脊髄造影　21, 23
脊髄造影ミエログラフィ　154
脊髄損傷　20, 126, 159
脊髄麻痺　48, 77, 166
脊髄癆　66, 213
脊柱管狭窄　155
脊柱管狭窄症　76, 171, 174
脊柱管前後径　151
脊柱側彎症　164, 165
脊椎圧迫骨折　83
脊椎骨端異形成症　76
脊椎すべり症　171, 172
脊椎損傷　157
脊椎転移　102
脊椎の奇形　175
脊椎分離症　170, 171
脊椎変形　75
切開生検　88
切開排膿　46, 50
切除関節形成術　59
切断　138
切断術　37
切断部位　38
石灰化滑液包炎　68
石灰化板　212
石灰沈着性腱板炎　115
石鹸泡状陰影　91
尖足　225
先端巨大症　8
先天股脱　178
先天性外反踵足　226
先天性筋性斜頸　151, 152, 155
先天性頸椎癒合　151
先天性肩甲骨高位症　111
先天性股関節脱臼　13, 178, 179, 180, 182
先天性絞扼輪症候群　37
先天性膝関節脱臼　196
先天性脊椎骨端異形成症　75
先天性側彎症　165
先天性多発性関節拘縮症　79

先天性大腿骨欠損　180
先天性痛覚欠損症　213
先天性内反足　30, 225, 226, 230
先天性無痛覚症　66
先天梅毒3徴候　49
穿刺排液　216
線維芽細胞様細胞　103
線維腫　103
線維性アーチ, 回外筋の　144
線維性骨　94
線維性骨異形成症　75, 76, 87, 88, 94, 95
線維性骨皮質欠損　93
潜在性二分脊椎　175
潜水病　185, 187
遷延癒合　12
全身性特発性骨増殖症　67
全身の診察　13
前脛骨筋症候群　220
前脛骨筋の麻痺　13
前骨間神経麻痺　145
前十字靱帯　195, 196
前十字靱帯損傷　200, 203, 205, 207
前十字靱帯断裂　18, 204
前縦靱帯の骨化　67
前方脱臼　188
前方引き出しテスト　203
前方不安感テスト　114
前立腺癌　9, 17, 19, 20
前立腺癌の骨転移　88, 102
前腕骨骨折　131, 132

【そ】

ソーミー　154
阻血　140
阻血障害　220
阻血性壊死　12, 72, 180, 218, 236
阻血性拘縮　10, 71
組織球様細胞　103
爪下外骨腫　231
創傷の処置　28
装具　28
層板骨　94
総腓骨神経麻痺　224
造影検査　21
増殖性変化　209
足関節　224, 225
足関節果部骨折　234
足関節靱帯損傷　235
足関節脱臼骨折　235
足関節捻挫　235, 238
足根管症候群　229
足根骨癒合症　226
足趾骨骨折　238
足底腱膜炎　228
側彎症　28, 78, 79, 111
塞栓症　185
外返し　235

【た】

タナ障害　208, 217
田島二重水平マットレス　30
他動運動　26
多発性外骨腫症　75, 76
多発性骨腫瘍　87
多発性骨髄腫　17, 88
多発性骨端異形成症　75, 78
体幹短縮型小人症　76, 77
退行性変性　209
大胸筋先天性欠損　111
大結節骨折　118
大腿脛骨関節　195
大腿脛骨軸の角度　209
大腿骨顆上・顆部骨折　217
大腿骨頸部外側骨折　191
大腿骨頸部骨折　189, 192
大腿骨頸部内側骨折　8, 84, 189, 190
大腿骨骨幹部骨折　191, 192
大腿骨頭壊死　182, 185, 187, 188
大腿骨頭壊死症　185
大腿骨頭すべり症　181, 182
大腿神経伸展テスト　168
大動脈弁閉鎖不全　61, 77
大理石骨病　8, 75
第1 Köhler病　229
第2 Köhler病　72, 230
第4中足骨短縮症　226
脱灰　88
脱臼　12
脱出　168
玉ねぎの皮様陰影　20, 87, 96, 99
樽状胸郭　76
担空胞細胞　101
単純X線画像　20
単純性股関節炎　182
単発性骨嚢腫　94
蛋白細胞解離　18, 174
蛋白同化ホルモン　84
短頸　76
短母指伸筋　141
断端形成術　38
断端の合併症　37
弾撥現象　142
弾撥股　186
弾撥指　67, 142

【ち】

知能障害　64
恥骨骨炎　187
遅発性尺骨神経麻痺　122, 128, 130
中・下位頸椎損傷　157
中指伸展テスト　122, 123
中手骨骨折　147
中心性頸髄損傷　159
中心性脱臼　188
中性子　89

中足骨骨折　238
肘頭滑液包炎　125
肘頭骨折　128
肘頭疲労骨折　124
肘内障　121, 126
肘部管症候群　126, 145
長管骨　3, 4
長管骨骨端部の膨大　81
長母指外転筋　141
長母趾伸筋　169
長母指伸筋腱皮下断裂　131
超音波画像　21
腸脛靱帯炎　207, 217
跳躍型疲労骨折　220
聴力障害　77
直達外力　219, 238
直達外力による骨折　11
直達牽引　27, 127, 188, 191, 217
陳旧性腱断裂　30

【つ】

対麻痺　159
椎間関節肥厚　172
椎間板造影　21
椎間板造影ディスコグラフィ　154
椎間板ヘルニア　22, 26
椎体舌状突出　77
椎体椎間板炎　167
椎体辺縁分離　170
墜落〈墜下〉跛行　13
痛風　17, 18, 64, 66, 233
痛風結節　64
痛風性関節炎　18, 230, 233
使い過ぎ症候群　198
槌指　138, 139
槌趾　55, 230, 231

【て】

テクネシウム　22, 87
テニス肘　122, 123
テニス肘用バンド　123
デオキシピリジノリン　4
デブリドマン　28, 210
手の舟状骨骨折　8
低位麻痺　144, 145
低身長　77
転移性骨腫瘍　9, 86, 87, 102
転移性腫瘍　22
電気生理検査　19
電気療法　27
電撃傷　138

【と】

ドリリング　227
徒手筋力テスト　14, 26
投球肩　118
逃避性跛行　13
凍傷　138

透析アミロイドーシス　67
疼痛性側弯　168
疼痛誘発テスト　122
頭蓋陥入症　77
頭蓋直達牽引　158
橈骨遠位端骨折　131
橈骨近位端骨折　129
橈骨骨幹部骨折　131, 133
橈骨骨頭脱臼　131, 133
橈骨神経　136, 137
橈骨神経麻痺　119, 144, 146
橈尺骨癒合症　137
糖尿病　37, 52, 66, 70, 83, 167, 213
動脈内注入法　89
動脈瘤様骨囊腫　94
動揺関節　12
動揺性肩関節　115
特発性骨壊死症　71, 212
特発性側弯症　164, 167
特発性大腿骨頭壊死　71
突出　168

【な】

内固定　181
内骨化　4
内旋屈曲　180
内側上顆炎　124
内側側副靱帯　195, 207
内側側副靱帯損傷　124, 205, 217, 218
内側側副靱帯断裂　206
内側半月板損傷　205, 207, 217
内側半月板断裂　201
内転　225
内軟骨腫　86, 87, 90, 95
内軟骨腫症　75, 76
内反　196, 225, 235
内反膝　76, 196
内反ストレス　236
内反肘　121
内反変形　128, 209
内方脱臼　235
軟骨下骨壊死　123
軟骨下骨折　180
軟骨腫　86, 90
軟骨小体　186, 216
軟骨石灰化症　65
軟骨内骨化　4
軟骨肉腫　86, 90, 98
軟骨の生化学　5
軟骨帽　90
軟骨無形成症　75, 76, 172
軟性墜落跛行　182
軟部悪性腫瘍　22, 37
難聴　49, 77, 166

【に】

Ⅱ型コラーゲンの異常　76

二次性 Raynaud 症候群　70
二次性徴の遅れ　181
二次性変形性関節症　10
二次性無腐性壊死　71
二次的変形性股関節症　179
二重造影　21
二分種子骨　227
二分脊椎　227, 231
握り母指症　138, 142
肉芽　180
日常生活動作訓練　36
乳癌　9, 173
乳児側弯症　165
尿検査　17
尿酸塩　66
尿酸塩結晶　18
尿酸生成抑制薬　65
尿酸排泄促進薬　65
尿閉　175

【ね】

捻挫　12
捻髪音　52

【の】

ノンコンタクトスポーツ　203
脳血管障害　13, 70
脳性小児麻痺　13
脳性麻痺　165, 231
脳脊髄液検査　18

【は】

8の字包帯　112, 113
ハイドロキシアパタイト　22, 66, 88
ハムストリング　195, 203, 204, 207
バケツ柄断裂　201, 207
バックハンドエルボー　122
バニオン　68
バンコマイシン　51
パラアミノサリチル酸カルシウム　166
パルス療法　185
パロー仮性麻痺　49
パンヌス　54
はさみ歩行　13
ばね現象　200
ばね指　68, 142
ばね様固定　12, 129
破骨細胞　3, 4, 8
破骨細胞促進因子　9
破骨細胞の機能不全　78
破傷風　51
跛行　13, 181, 182, 187
馬尾腫瘍　174
馬尾性間欠性跛行　173
肺癌　173
肺塞栓　70
肺転移　96

246

配列異常 209
排便障害 175
廃用性萎縮 9
廃用性萎縮症候群 189
梅毒 66, 213
白ろう病 149
白血病 20
鳩胸 77
花むしろ模様 99, 103
針生検 88
反射性交感神経性ジストロフィー 131, 140
反張膝 196
反応骨 87
反復性膝蓋骨脱臼 209, 213
半月 6, 195
半月状切歯 49
半月板 5, 6, 22, 195
半月板骨化 203
半月板損傷 200, 207, 218
半月板断裂 200
半月板囊胞 203

【ひ】

ヒアルロン酸 5, 6, 26, 210
ビスホスホネート 84, 172
ビタミンB_{12}内服 126, 145
ビタミンK 84, 172
ビタミンD受容体の遺伝系 83
ビタミンD製剤 81
ビタミンDの代謝異常 81
ピリジノリン 4
ピロリン酸カルシウム 66, 214
ピロリン酸カルシウム結晶 18, 65
ピロリン酸カルシウム沈着症 65
ピンニング 94
びらん 57, 64, 187
引き寄せ締結法 33, 128, 218
皮下結節 105
皮質骨 3
皮膚移植 29
皮弁 29, 34
非イオン性水溶性ヨード造影剤 21
非骨化性線維腫 93
非ステロイド性抗炎症薬 26, 58, 65, 84, 169, 210
非対称性亜脱臼,環軸関節の 152
非定型抗酸菌症 49
肥満児 181
疲労骨折 11, 20, 22, 23, 170, 220, 227, 230
腓骨筋腱脱臼 228
腓骨神経損傷 207
微小外科 34
微生物学検査 19
膝関節 195
膝関節特発性骨壊死 71
膝くずれ 203

膝十字靱帯 22
肘外反角 121
肘関節 121
肘関節脱臼 129, 130
肘屈曲再建 160
肘の関節炎 125
表在性ブドウ球菌 51
瘭疽 143
病的骨折 11, 78, 94
病的脱臼 12
病理組織診断 88

【ふ】

フィラデルフィア 154
フォーク状変形 131, 133
フォアハンドエルボー 123
ブシラミン 59
プリン体 64
プレート 32, 33, 188
プレドニゾロン 26
プロスタグランジンE_1 70
プロスタグランジン産生抑制 58
プロテオグリカン 5
プロベネシド 65
ぶどう膜炎 61
不幸の3徴候 205
不全骨折 11, 190
不明熱 60
腐骨 45, 46
舞踏病アテトーゼ 64
風棘 48
副甲状腺機能亢進症 8, 20
副腎皮質ステロイド薬 26, 28, 56, 59, 60, 83, 88, 94, 115, 117, 122, 123, 125, 141, 142, 145, 158, 169, 185, 187, 210, 227, 228, 229, 230, 233
物理療法 26, 35, 36
舟底足 225
粉砕骨折 11, 129, 219
分回し歩行 13
分離症 171
分裂陥没型 218

【へ】

ヘモジデリン貪食 103
ヘモジデリンの色素沈着 66
ヘルニア高位診断 169
ベータートロン 89
ベーラー角 237
ベンズブロマロン 65
平滑筋肉腫 103
閉鎖骨折 11
閉塞性血栓血管炎 13, 37, 70, 231
閉塞性動脈硬化症 37, 70, 231
変形性関節症 10, 18, 26, 67, 77, 142, 144, 185, 230
変形性股関節症 13, 29, 33, 76, 78, 182, 184, 187

変形性膝関節症 6, 9, 33, 78, 209, 210, 211, 213, 214, 217, 218
変形性膝関節症変化 201
変形性脊椎症 76, 172
変形性肘関節症 125, 126
変形癒合 12
変性壊死 71
扁平距骨 225
扁平足 227, 230
扁平椎 77
偏光顕微鏡検査 18

【ほ】

ボクサー骨折 147
ボタン穴変形 55, 56, 59, 141, 142
ポリオ 165
ポリネック 154
ポリペプチド鎖 5
歩行 13
歩行障害 14
補体価 57, 60
母指CM関節脱臼骨折 148
母指CM関節変形性関節症 142
母指多指症 138
母趾種子骨障害 227
放射線感受性の高い腫瘍 89, 99, 100
放射線療法 89
蜂巣炎 52
縫縮術 114, 117

【ま】

マイクロサージャリー 29, 34, 138
麻痺性尖足 30
麻痺性変形 227
膜性骨化 4, 8
末梢神経伝導速度 19
慢性化膿性骨髄炎 46
慢性骨髄炎 37

【み】

ミエログラフィ 169, 173, 174
ミオグロビン尿 221
耳鳴り 166

【む】

ムコイド変性 68
ムコ多糖症 75
ムコ多糖症Ⅳ型 77
ムチランス型 RA 55, 214
むち打ち損傷 157, 160
無腐性壊死 71, 143, 229, 230
無分離すべり症 171

【め】

メチシリン耐性黄色ブドウ球菌 19, 45
メチシリン耐性黄色ブドウ球菌感染 51

メトトレキサート　26, 59, 89, 96
メロレオストーシス　9, 20
めまい　166
免疫学検査　17
免疫抑制薬　59

【も】

モザイク様組織構造　82
毛髪線の低位　151
網膜剥離　77

【や】

野球骨折　119
野球肘　123, 124
薬物中毒　52
薬物療法　26

【ゆ】

癒合椎　165
有茎皮弁　29
有痛性分裂膝蓋骨　199
遊離移植　29
遊離体　67, 72, 123, 186, 197, 216
遊離皮弁　29
誘発筋電図法　19
弛み　183

【よ】

腰椎　168
腰椎前彎　76

腰椎損傷　175
腰椎椎間板ヘルニア　13, 168, 170, 174
腰椎捻挫　26, 170
腰椎分離症　174
腰痛　81, 172
腰部脊柱管狭窄症　13, 75, 172
溶血性貧血　17
溶骨性転移性腫瘍　88
横止め髄内固定　217, 219

【ら】

ラスピング　201
らせん骨折　11, 219
螺子　33

【り】

リーメンビューゲル法　179
リウマチ結節　125
リウマチ性脊椎炎　156
リウマチ性多発筋痛症　61
リウマトイド因子　17, 57
リウマトイド結節　55, 56
リウマトイド疹　60
リニアック　89
リハビリテーション　35, 59, 158
リファンピシン　49, 166
リンパ浮腫　56
リンパ濾胞　54
理学療法　26, 35

離断性骨軟骨炎　67, 72, 73, 123, 124, 125, 126, 197, 198, 199
良性骨芽細胞腫　86, 93, 94
良性骨腫瘍　88
良性骨腫瘍の悪性変化　102
良性軟骨芽細胞腫　87, 92
淋菌性関節炎　50

【る】

流注膿瘍　48, 166
類骨腫瘍　92, 95
類骨腫　20

【れ】

れき音　209
冷膿瘍　48, 166

【ろ】

ロイコボリン　96
ロイコボリンレスキュー　96
ロッキング　123
瘻孔造影　21
肋軟骨膨隆　162
肋骨オール状変形　77
肋骨隆起　164

【わ】

鷲手　136, 146
腕神経叢損傷　112, 160
腕神経叢麻痺　160

欧文索引

(太字：主要ページ)

【A】

α角　179
α鎖　5
achondroplasia　75, 76, 172
ACL　195
ACP　4
acromegaly　8
acute on chronic 型　181
ADM　89, 96
Adson テスト　162, 163
AIDS　104
Albright 症候群　94
Allis 徴候　178
ALP　3, 4, 17, 88, 96
amyloidosis　55
aneurysmal bone cyst　94
angiography　21
angioma　105
ankylosing spondylitis　61
anterior apprehension test　114
anterior cruciate ligament　195
Anthonsen 撮影　237
Antoni A type　105
Antoni B type　105
ape hand　144
APL　141
Apley テスト　201
apprehension　203
apprehension 徴候　208
arteriosclerosis obliterans　70
arthrodesis　59
arthrography　21
arthrogryposis multiplex congenita　79
arthroplasty　33
AS　61
ASO　37, 70, 231

【B】

β_2-ミクログロブリン　67
Baker 嚢腫　68, 216
ballooning of cortex　94
bamboo spine　61
band pattern　186
Bankart 病変　114
Bankart 法　114
Barlow テスト　178
Barton 骨折　132, 133
baseball elbow　124
Bence Jones 蛋白　17, 88
Bennett 脱臼骨折　148
blood pool　87

Blount 病　197
Böhler 角　237
bone atrophy　9
Bouchard 結節　142
brace　28
brachial plexus injury　160
Bristow 法　114
Brodie 骨膿瘍　47
Buerger 病　37, 70
bunion　68, 229
Bunnell 埋没交叉縫合　30
buttonhole deformity　55, 141
buttress plate　217

【C】

Ca　88
café au lait 斑　94
calcified plate　212
Calvé 線　179
Candida　50
Capener 徴候　181
Caplan 症候群　56
carrying angle　121
cartilage cap　90
cast　27
Catterall 分類　181
CDDP　89, 96
CDH　178
CE 角　179, 183
cervical disc herniation　153
CF rescue　96
chair テスト　122, 123
Chance 骨折　158
Charcot 関節　66, 213
Charcot-Marie-Tooth 病　227, 231
Charnley 式人工股関節　183
Chiari 骨盤骨切り術　183
Chiari 法　179
chicken-wire calcification　92
chondroma　90
chondrosarcoma　98
Chopart 関節　224
chordoma　100
class 分類　57
click　178, 201
click 徴候　178
Clostridium 属の嫌気性菌　52
Clutton joint　49
Co-Cr-Mo 合金　34
Cobb 角　165, 167
Coccidioides　50
Codman 三角　20, 87, 96
Codman 体操　35

cold in hot　186
collar and cuff 法　119
Colles 骨折　20, **131**, 133
complete　159
congenital dislocation of the hip　178
congenital muscular torticollis　151
continuous passive motion　26
Cotrel-Dubousset　165
Cotton 骨折　234
CPA　89
CPM　26
crepitation　209
crescent sign　180
CRP　17
CRP 亢進　45, 50, 57, 167
crush syndrome　221
Crutchfield 型　158
Crutchfield 牽引　27
CT 画像　21
cubitus valgus　122
cubitus varus　121
Cushing 症候群　83

【D】

D-ペニシラミン　59
dashboard injury　204
débridement　28, 33, 51, 210
Déjérine 徴候　168
Denis-Browne 型装具　225
de Quervain 病　68, 136, 141, 142, 144
diaphysis　3, 87
diffuse type　66
disease modifying antirheumatic drugs　59
distal realignment　208
DMARD　59
Drehmann 徴候　181, 182
drilling　227
drop arm 徴候　116
drop hand　144
dual energy X-ray absorptiometry　84
dumbbell-typed tumor　174
Dupuytren 拘縮　140, 144
Dupuytren 骨折　234
DXA　84

【E】

EB　166
Eden テスト　162, 163
EHL　169
Ehlers-Danlos 症候群　75, 76, 79, 196

249

Ellis-van Creveld 症候群　75
Elmslie-Trillat 法　208
enchondroma　90
Ender ピン　191
EPB　141
ependymoma　173
epiphysial plate　3
epiphysis　3, 87
erosion　57
Evans 骨切り術　225
Ewing 肉腫　20, 86, 87, 89, 99, 100
Ewing sarcoma　99
extrinsic plus　128, 140
extrusion　168

【F】
fair　15
fat pad sign　127
felon　143
Felty 症候群　56
femoral nerve stretch test　168
femorotibial angle　195
fibrillin 異常症　78
fibrous cortical defect　93
fibrous dysplasia　94
Finkelstein テスト　136, 141, 142, 144
foraminal-compression test　153
Forestier 病　167
fracture of olecranon　128
Frankel 分類　159
free flap　29
Freiberg 病　72, 230
Frohse arcade　144
Froment 徴候　136, 145
FTA　195, 209

【G】
Gage 徴候　181
Galeazzi 脱臼骨折　131, 132, 133
ganglion　68, 106
Garden 分類　190
Garré 硬化性骨髄炎　47
Gaucher 病　185
GCT　91
Gerdy 結節　207
giant cell tumor of bone　91
giant cell tumor of tendon sheath
　106
giving way　203
glioma　173
Glisson 牽引　27
glomus tumor　105
golden period　138
good　14
gout　64
grating テスト　208, 209
Guyon 管症候群　145

【H】
hallux valgus　55, 229
hammer toe　55
hamstring　195, 203
Hand-Schüller-Christian 病　95
hanging cast 法　119
hangman fracture　157
Harrington rod　165
Hawkins の分類　236
Hawkins-Kennedy の手技　115
head at risk 徴候　181
head shaft angle　181
Heberden 結節　142, 143, 144
hemangioma　105
Herbert screw　146
heterotopic ossification　68
high energy injury　188
high tibial osteotomy　210
Hill-Sachs 病変　114
Hippocrates 法　114
HLA-B27　61, 62
honeycombed　94
Horner 症候群　160
HTO　210
Hutchinson triad　49
Hüftlendenstrecksteife　168
Hüter 三角　130
Hüter 線　130
hypothenar hammer 症候群　149

【I】
IFM　89
IL-1　9, 57, 59
IL-6　57
iliac flaring　77
impingement 徴候　115
INH　166
in situ pinning　181
instrument surgery　171, 173
interlocking nailing　191
isometric point　203

【J】
Jackson テスト　153
Jefferson fracture　157
joint tuberculosis　49
Jones 骨折　238
JRA　60

【K】
Kaposi 肉腫　104
Kessler 変法　30
Kienböck 病　72, 143
Kirschner 鋼線　27, 32, 33, 127, 132, 147, 234, 237, 238
Klippel-Feil 症候群　78, 151
KM　166

Kocher 法　114
Köhler 病　72, 229, 230
Küntscher 釘　119, 191, 219
Küntscher intramedullary rod　33

【L】
Lachman テスト　203
lamellar bone　94
Langerhans 細胞性骨組織球症　95
Langerhans cell histiocytosis　95
Langhans 巨細胞　49
Lansbury の活動指数　57
Larsen 症候群　75
Lasègue テスト　168
lateral collateral ligament　195
lateral thrust　209
LCC　178
LCL　195
LDH　17, 88, 96, 168
Lederhose 病　140
Lesch-Nyhan 症候群　64
Letterer Siwe 病　95
ligament　195
lining cell　106
lipoma　104
liposarcoma　104
Lisfranc 関節　224, 237
Lisfranc 関節骨折・脱臼　237
living graft　34
LNS　66
localized nodular synovitis　66, 215
localized type　66
locking　201, 207
loosening　51, 183
Lorenz ギプス固定　179
Love 法　169
low set hair line　151
lumbar disk herniation　168
lumbar spinal canal stenosis　172
luxatio coxae congenita　178
Lyme 病　50

【M】
Madelung 変形　137
Maffucci 症候群　76, 91
malalignment　209
malignant fibrous histiocytoma　103
malignant fibrous histiocytoma of
　bone　99
malignant lymphoma　100
mallet finger　138
Mann 法　230
manual muscle testing　14
Marfan 症候群　78, 79, 165, 196
matrix　3
McBride 法　230
MCL　195
McLaughlin 法　117

McMurray テスト 201
MED 78
medial collateral ligament 195
median nerve 136
median nerve palsy 144
meningioma 173
meniscus 195
meniscus injury 200
metallosis 210
metaphysis 3, 86
metastatic bone tumor 102
MFH 99, 103, 106
microsurgery 34
Mikulicz 線 195
Milwaukee brace 28, 165
Mitchell 法 230
MMT 14, 26
Monteggia 脱臼骨折 131, 132, 133
mop end tear 203
Morley テスト 162, 163
morning stiffness 54
Morquio 症候群 77
Morton 病 230
MRA 60
MRI 22
MRSA 19, 45, 47
MRSA 感染 51
MTX 59, 89, 96
multiple epiphyseal dysplasia 78
mycobacterium marinum 49
myelography 21
myeloma 101
myositis ossificans 68, 126

【N】

N テスト 203
nail-patella 症候群 75
nail plate 191, 217
needle biopsy 19, 88
neurilemoma 105, 173
neurofibroma 105
neurofibromatosis 105
nidus 92, 95
no man's land 139
nonossifying fibroma 93
nonsteroidal anti-inflammatory drugs 26, 58
normal 14
notch plasy 203
NSAID 26, 28, 58, 169

【O】

O 脚 76, 81, 196
Ollier 病 76, 91
onion peel appearance 20, 87, 96, 99
open biopsy 19, 88, 96
OPLL 20, 156, 157, 167
orthosis 28

Ortolani 法 178
Osgood-Schlatter 病 72, 73, 198, 199, 217
ossification of posterior longitudinal ligament 156
osteochondritis dissecans 72, 197
osteochondroma 90
osteogenesis imperfecta 77
osteoid osteoma 92
osteolysis 9
osteoma 93
osteomalacia 81
osteomyelitis 45
osteonecrosis 8
osteopetrosis 8
osteophyte 10
osteoporosis 83
osteosarcoma 95
osteosclerosis 9
over treatment 208
over use 125
over use syndrome 220
overhead 牽引 179

【P】

P1CP 4
P1NP 4
Paget 病 9
painful arc 徴候 116
Panner 病 72
pannus 54
Papineau 法 47
Parkinson 病 13
Parkinson 歩行 13
Parrot pseudoparalysis 49
PAS 166
patella tendon bearing 219
Pavlik 法 179
PCL 195
PCR 法 49
pedicle flap 29
Pellegrini-Stieda 病 205
Perthes 病 72, 73, 180, 181, 182
Peyronie 病 140
PGE_2 9
Phalen テスト 136, 145
physaliphorous cell 101
physical therapy 35
piano key 徴候 112, 113
pigmented villonodular synovitis 66, 106, 186, 215
pilon 骨折 234
pinning 191
pivot shift テスト 203
plafond 骨折 234
PMMA 34, 183
Poland 症候群 111
polymethyl methacrylate 183

poor 15
pop 203
posterior cruciate ligament 195
posterior sagging 204
posterior tilt angle 181
Pott 骨折 234
Pott の 3 徴候 48
Pott 麻痺 166
Preiser 病 72
protrusion 168
pseudogout 65
PTB 219
pulled elbow 121
punch biopsy 19
punched-out lesion 64, 101
Putti-Platt 法 114
PVS 66, 67, 106, 186, 215
pyogenic spondylitis 167

【Q】

Q 角 208
Queckenstedt 陽性 18

【R】

RA 17, 54, 56, 58, 59, 60, 141
radial nerve 136
radial nerve palsy 144
rapidly destructive coxarthropathy 185
rasping 201
Raynaud 症候群 70, 231
RB 法 179
RDC 185
reflex sympathetic dystrophy 131, 140
Reiter 症候群 62
resection arthroplasty 59
rest, icing, compression, elevation 236
RF 57
RFP 166
rheumatoid arthritis 54
rib hump 164, 165, 167
RICE 236, 238
rickets 81
Riemenbügel 法 179, 182
Roos テスト 162
root sleeve 154
Rosen T12 96
rotator cuff 118
rotatory fixation 152
RSD 131, 140
Rush ピン 119

【S】

Salter 法 179
sandwich vertebra 78
Scheuermann 病 72

251

Schmorl 結節　170
Schwann 細胞　105
schwannoma　105, 173
screw　33
screw-home movement　195
seat belt fracture　158
SED　76
sensory only　159
Sever 病　72, 228
Shenton 線　179
Sinding-Larsen-Johansson 病　72, 199
Sjögren 症候群　56
skin flap　29
SLR テスト　168, 174
SM　166
Smith 骨折　131, 133
soap bubble appearance　91
soap bubbled　94
solitary bone cyst　94
spicula　87
spinal cord injury　159
spinal cord tumors　173
spina ventosa　48
spine injury　157
splay foot　55
split compression タイプ　218
spondyloepiphyseal dysplasia　76
spondylolisthesis　171
spondylolysis　170
spondylosis deformans　172
Sporotrichum　50
Sprengel 変形　111
Spurling テスト　153, 155
stage 分類　57
Steindler 法　160
steroid arthropathy　210
Still 病　60
storiform pattern　99, 103
straight leg raising test　168

Sudeck 骨萎縮　20, 237
sulcus sign　115
sunburst pattern　20, 87, 96
sunray spicula　20, 87, 96
supracondylar fracture of humerus　127
swan-neck deformity　55, 141
swimmer shoulder　118
synovectomy　33, 59
synovial osteochondromatosis　67
synovial sarcoma　104

【T】

^{99m}Tc-MDP　22
TAO　70, 231
tarsal tunnel syndrome　229
tennis elbow　122
tension band wiring　33, 128, 218
TFCC　131
TFCC 損傷　139
Thompson テスト　233
Thompson-Simmond squeeze テスト　232
Thomsen 手技　122, 123
thromboangiitis obliterans　70
thumb spica cast　146
tidemark　5
Tietze 病　162
Tillaux 骨折　234
Tinel 徴候　229
TNF-α　9
tophus　64
total joint arthroplasty　59
trace　15
Trendelenburg 徴候　178
Trendelenburg 歩行　13
Trethowan 徴候　181
triangular fibrocartilage complex　139
tuberculous spondylitis　48, 166

【U】

U 字型副子　119
UHMWPE　34
ulnar drift　55
ulnar nerve　136
ulnar nerve palsy　145
underarm brace　165

【V】

Valleix 圧痛点　168
vanillylmandelic acid　88
VCM　51
VMA　88
Volkmann 拘縮　12, 71, 128, 130, 140
Volkmann 三角骨折　234
von Recklinghausen 病　105, 165

【W】

well leg raising test　168
Westhues 法　237
whittling　61
Williams 体操　169
Williams 法　35
wooden board sign　168
woven bone　94
Wright テスト　162, 163

【X】

X 脚　196
xanthochromia　18

【Y】

Yergason 徴候　117

【Z】

Z 延長術　140
zero　15

チャート医師国家試験対策 [7] 整形外科	
1985年7月4日	第1版第1刷発行
1986年6月23日	第1版第2刷発行
1987年6月29日	第2版第1刷発行
1989年1月20日	第2版第5刷発行
1990年1月31日	第3版第1刷発行
1991年12月25日	第3版第4刷発行
1992年12月10日	第4版第1刷発行
1995年12月14日	改訂第1版第1刷発行
1998年11月6日	改訂第1版第5刷発行
2001年1月31日	改訂第2版第1刷発行
2002年5月20日	改訂第3版第1刷発行
2007年5月30日	改訂第4版第1刷発行

編 集　CHART Series 編集委員会
発行所　株式会社　医学評論社
　　　　〒169-0073　東京都新宿区百人町1-22-23
　　　　新宿ノモスビル4F
　　　　TEL　03(5330)2441（代表）
　　　　FAX　03(5389)6452
　　　　URL　http://www.igakuhyoronsha.co.jp/
印刷所　大日本法令印刷株式会社

ISBN 978-4-87211-800-1　C3047
© 2007　Printed in Japan

チャート医師国試対策シリーズ		
1 麻　酔　科 改訂第3版	定価	3,780 円
2 耳鼻咽喉科	改訂中	
3 泌 尿 器 科 改訂第3版	定価	3,780 円
4 放 射 線 科 改訂第3版	定価	4,200 円
5 皮　膚　科	改訂中	
6 精　神　科 改訂第3版	定価	3,360 円
7 整 形 外 科 改訂第4版	定価	3,990 円
8 眼　　　科	改訂中	
9 産 婦 人 科 改訂第5版		
①産科	定価	4,200 円
②婦人科	近刊	
10 小　児　科 改訂第4版	定価	4,200 円
11 公 衆 衛 生 改訂第12版	定価	3,990 円
12 救 命 救 急 改訂第3版	定価	3,780 円
13 脳神経外科 改訂第3版	定価	4,410 円